BIBLIOTHÈQUE DES FAMILLES ET DES PAROISSES

ENCYCLOPÉDIE DE LA SANTÉ

LA SANTÉ DES MÈRES ET DES ENFANTS

PAR

Le Docteur Jules MASSÉ

PARIS
AUX BUREAUX DE L'ENCYCLOPÉDIE
RUE DU REGARD, 1 — HÔTEL RÉCAMIER

1855

T

LA SANTÉ

DES

MÈRES ET DES ENFANTS

ENCYCLOPÉDIE DE LA SANTÉ

Dr Jules Massé
1 Rue du Regard

PARIS. — IMP. SIMON RAÇON, ET COMP., RUE D'ERFURTH, 1.

BIBLIOTHÈQUE DES FAMILLES ET DES PAROISSES

ENCYCLOPÉDIE DE LA SANTÉ

LA SANTÉ
DES
MÈRES ET DES ENFANTS

PAR

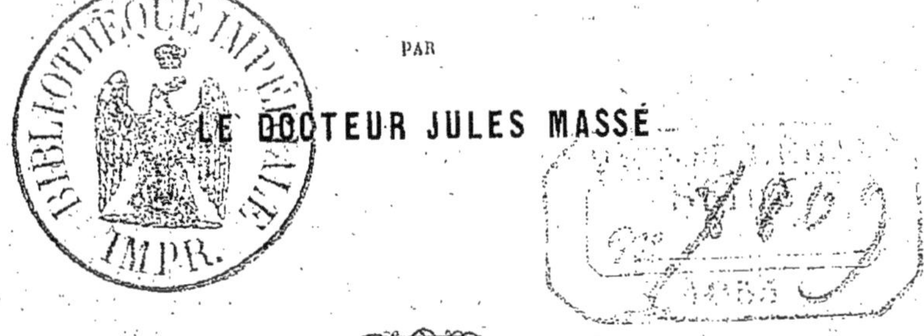

LE DOCTEUR JULES MASSÉ

PARIS
AUX BUREAUX DE L'ENCYCLOPÉDIE
RUE DU REGARD, 1, HÔTEL RÉCAMIER

1855

A MADAME JULES MASSÉ

C'est à toi, ma bien chère amie, que je dédie ce petit ouvrage; un peu par calcul, beaucoup par reconnaissance.

En te l'adressant, en effet, n'est-ce point avertir le public que j'y ai apporté tous les soins, tout le dévouement dont je suis capable? n'est-ce point annoncer, certifier, démontrer, en quelque sorte, que, pour écrire un pareil livre, à l'expérience, aux réflexions et aux recherches du praticien, j'ai joint les attentions minutieuses d'un père de famille, la tendresse et les douces préoccupations du plus heureux des maris?

Et puis, n'est-ce point à toi que je dois de

connaître les joies si douces du foyer domestique et le bonheur de cette existence à deux qui double les plaisirs et rend les maux plus supportables?

Car, il serait maladroit de le dissimuler, tout n'est point rose dans la vie, et les joies dont je parlais tout à l'heure se payent au poids de mille inquiétudes.

Certes, rien n'est plus charmant pour une jeune famille que l'arrivée d'un petit enfant, rien n'est plus réjouissant que la naissance de ces gracieux rejetons, apportant avec eux tout un trésor de consolations, d'illusions et d'espérances; mais, par contre, que de soucis, que de tourments, que d'anxiétés occasionnent ces petits anges!

Tu connais déjà par expérience une partie de ces inquiétudes! L'obligation de confier nos enfants à des femmes étrangères, à des nourrices, la nécessité de changer tout à coup la première de ces nourrices parce que son lait était devenu trop rare ou trop liquide, bref, manifestement insuffisant; et puis cette atteinte de croup, cette petite fièvre éruptive, les chutes, les bobos, les cris, les larmes, les insomnies... Oh! tu l'as vu, ma chère Marie, la route maternelle est parsemée de pierres et de ronces, remplie de difficultés et entrecoupée d'obstacles quelquefois bien décourageants.

On parle souvent des chagrins moraux occasionnés par la famille, des soucis relatifs à l'avenir social ou intellectuel des enfants; à mon avis, tout cela n'est rien à côté des anxiétés presque matérielles que font surgir, chez des parents, la mauvaise santé ou la maladie d'un petit enfant.

Si un enfant n'annonce pas beaucoup d'intelligence ou s'il révèle des passions naissantes, on s'en préoccupe, sans doute, mais on s'en console vite. Ne faut-il pas que les organes se forment et se complètent, avant que l'esprit se développe?

Si le marmot est capricieux, colère ou gourmand, on se dit qu'il sera facile d'y remédier :

— à l'aide d'un bon tuteur ne parvient-on pas toujours à redresser les contorsions naissantes d'un tout jeune arbrisseau?

Mais, si l'arbuste s'étiole et languit, le jardinier perd courage; de même, si l'enfant tombe malade, la mère pleure, le père s'épouvante, toute la famille est aux abois.

Alors on court, on interroge partout, on écoute tout le monde! on veut agir. Et, comme la peur est mauvaise conseillère, on agit sans discernement, souvent même on aggrave le mal en travaillant à le guérir.

Moi j'ai pensé qu'en de semblables circonstances un livre comme celui-ci, modeste, bourgeois, mais rempli de minutieux conseils, serait une bonne fortune pour les parents en général, et pour les mères en particulier.

Déjà j'ai publié, dans plusieurs journaux, un petit nombre des articles réunis dans ce volume, et ils m'ont valu de si vifs remercîments, et ils ont été si gracieusement proclamés utiles par quelques mères reconnaissantes, que je me suis décidé à compléter mon œuvre. En la complétant, j'ai voulu te la dédier.

Si les renseignements consignés dans cet ouvrage préviennent bien des maladies et parviennent à sauver la vie de quelques petits enfants, tu auras ta part dans ce succès; ce sera pour toi une secrète et bien douce consolation, et pour moi la meilleure de toutes récompenses.

Dr JULES MASSÉ.

PETIT AVANT-PROPOS

I. — Ne craignez point les redites.

« Mon cher docteur, m'écrit un de mes amis de province, vous avez déjà un bon nombre de souscripteurs à votre *Encyclopédie de la santé;* mais soyez persuadé qu'une fois vos douze volumes terminés, vous aurez un bien plus grand nombre encore d'adhérents.

« D'abord, par le temps de fausses promesses où nous vivons, bien des incrédules ont demandé, d'un air dubitatif, si vous tiendriez toutes les vôtres, si vous iriez jusqu'à la fin, etc.

« Et puis on craint les redites, le double emploi. Moi, qui vous connais, je suis bien persuadé du contraire ; mais j'ai cru bon de vous avertir, tout en vous disant : Courage et persévérance! »

J'avoue que ces avertissements ne m'ont point étonné, je m'y attendais. En me décidant à ne publier mes douze volumes que par série de quatre volumes chaque fois, j'obéissais, d'une part, à une nécessité toute matérielle; de l'autre, j'étais déterminé par la crainte, peut-être puérile, de ne trouver que bien peu de souscripteurs en mettant en vente douze volumes en même temps.

Ce n'est pas petite affaire que de faire imprimer douze volumes de trois cent vingt-six pages chacun, contenant, en moyenne, quinze cents lettres à la page! Il ne suffit pas de donner le texte à l'imprimeur; une fois que la copie — c'est le terme consacré — a passé par les mains des compositeurs, elle vous est rendue en épreuves, et, soit dit sans calembour, c'est une rude épreuve pour l'auteur; non-seulement il a sa prose à revoir, à corriger, à parfaire, mais il a les fautes typographiques à redresser, les erreurs à éclaircir, les non-sens à combattre.

Ensuite viennent les détails de la mise en page, l'obligation d'une révision nouvelle, la surveillance du tirage, séchage, brochage, etc. On s'imagine trop généralement que l'impression d'un livre est la chose la plus simple du monde, et quand on a visité l'Exposition universelle, on croit naïvement qu'on doit faire confectionner un livre aussi facilement, aussi promptement, que l'on a vu coudre une paire de guêtres ou estampiller des milliers de boutons! — Hâtons-nous lentement, a dit Boileau; il me semble qu'en donnant huit volumes de mon *Encyclopédie* dans une même année, — si l'on réfléchit que j'ai bien d'autres occupations, — on ne m'accusera ni de paresse ni d'une trop grande lenteur.

Pour la crainte des fausses promesses, je la conçois, je la pardonne; tant d'ébouriffants prospectus encombrent la carrière, et, pour me servir d'une expression un peu triviale, mais que l'on comprendra, *tant d'industriels ont gâté le métier!*... Mais chacun a ses droits, ses titres dans ce monde, et, bien que la précaution ne soit pas aussi littéralement prise pour nous autres que pour les militaires, chacun de nous a sa feuille de route, en quelque sorte, ses bonnes ou mauvaises notes, ses états de services.

Or, depuis que, prenant la plume — plus par devoir que par caprice, plus par courage que par ambition, —je suis descendu dans l'arène des écrivains et j'ai combattu de mon mieux dans le champ clos de la publicité, j'ai prouvé deux choses, ce me semble : la première, que je n'avais pas peur; la seconde, que, si je n'étais pas fort, j'étais du moins franc et sincère. Jamais je n'ai manqué à mes promesses, je me suis même fait l'esclave de l'exactitude. Or, si l'on a surnommé l'exactitude la politesse des rois, c'est probablement parce qu'elle est souvent coûteuse et difficile....

Au reste, nous avions si bien prévu les craintes en question, que, pour en ôter le plus grand des prétextes, notre modeste administration a pris et prendra toujours l'important parti, tout en enregistrant les souscripteurs, de n'accepter d'argent que pour les volumes mis en vente.

Quant aux redites redoutées, mes huit premiers volumes prouveront péremptoirement, j'espère, que c'était une crainte chimérique. Si j'ai répété deux et jusqu'à trois fois une même recommandation, un même conseil, non-seulement dans des volumes séparés, mais peut-être dans le même volume, c'est que j'ai cru cette répétition nécessaire. — Il est certains avis bons, non-seulement à donner, mais à redonner, parce que, suivant l'une des expressions pittoresques de Récamier : Il est bien des clous qu'on n'enfonce pas avec un seul coup de marteau.

En me décidant à publier l'*Encyclopédie de la santé*, j'ai eu le soin d'arrêter mon plan ; j'en ai même donné le programme.

Certes, il m'eût été facile, pour abréger ma besogne, de faire imprimer, dans un volume spécial, une partie de ce que j'avais déjà fait imprimer dans des volumes plus généraux ; bon nombre d'auteurs usent et abusent de cette rubrique paresseuse. Mais je me suis gardé de les imiter ; pour rendre un ouvrage plus complet, j'ai pu rappeler dans une succincte analyse ce que j'ai écrit dans d'autres volumes, c'est même ce que je veux faire dans cet avant-propos ; mais, pour les démonstrations, les explications, les détails, je renvois aux écrits cités.

II. — Pourquoi santé des mères et des enfants? — Plan. — Division.

Nous avons réuni dans un seul volume ce qui avait rapport à la santé des mères et à la santé des enfants. Pourquoi? — Parce que, sous le nom de mère, nous envisageons d'abord la mère assez heureuse pour être nourrice, et que de la santé des nourrices dépend souvent la santé des nourrissons ; — parce que toutes les maladies des enfants se répercutent, en quelque sorte, sur leurs mères; — parce qu'il n'est pas une femme, digne du titre de mère, qui ne s'inquiète bien plus de la maladie des siens que de ses maladies à elle, en sorte que l'on peut dire, avec grande raison, que la santé des mères est inséparable de la bonne santé des enfants.

Désireux d'être aussi méthodique, c'est-à-dire aussi clair, aussi élémentaire que le sujet l'exige, nous avons résolu de diviser notre travail en deux parties distinctes : la partie hygiénique et la partie médicale. Dans la première, nous parlerons des précautions à prendre pour prévenir les maladies; dans la seconde, nous traiterons des maladies les plus communes dans le jeune âge; ce sera un petit traité minutieux et pratique, que nous intitulerons de cette pittoresque expression, jadis adoptée par un professeur régent de la Faculté de médecine de Paris : MÉDECINE MATERNELLE.

Avant d'aborder ce travail, qu'il nous soit permis d'analyser ou plutôt d'indiquer très-succinctement ce que nous avons dit dans d'autres ouvrages, non-seulement sur la question hygiénique, mais sur la question médicale.

III. — Ce que nous avons dit ailleurs relativement à l'hygiène.

Déjà, dans la *Santé des Femmes*, nous avons traité en détail l'hygiène : de la petite fille, l'hygiène de la jeune fille, l'hygiène de la femme plus âgée. Nous n'avons rien dit des précautions à prendre pour une femme en état de gestation, et même, dans ce volume, nous n'en voulons pas faire un chapitre particulier, une question spéciale.

Sauf deux ou trois recommandations particulières, — l'obligation de porter une ceinture abdominale pendant la grossesse, l'abstinence des fatigues intellectuelles et physiques, la fuite des secousses matérielles et morales, la nécessité de résister un peu à ces désirs tyranniques que l'on a vulgairement appelés des *envies*, — l'hygiène de la femme grosse doit être l'hygiène ordinaire : du bon air et un peu d'exercice, une alimentation régulière, que ne doivent modifier ni les caprices souvent fougueux de l'estomac, ni les vomissements déterminés par la grossesse, qui ne durent pas très-longtemps ; quelques bains domestiques, après les quatre premiers mois révolus; un bon lit et plus de sommeil qu'à l'ordinaire : telles sont mes seules prescriptions.

Quant à l'hygiène de l'enfance, nous nous y sommes arrêté et complu bien des fois dans notre *Cours populaire*.

— Nous avons dit les précautions à prendre pour les yeux de l'enfant au berceau, et la manière dont il faut placer son berceau pour empêcher le marmot de devenir louche.

— Nous avons dit les soins de propreté nécessaires à ses oreilles comme à la peau tout entière; nous avons même conseillé de laver, tous les matins, le corps entier avec de l'eau tiède, à peu près comme on a l'habitude de laver le visage et les mains.

— Nous avons touché à la question du vêtement, et nous avons esquissé l'article du maillot, sur lequel nous reviendrons encore.

— Nous avons parlé du lit qu'il faut préférer pour les petits enfants, et nous avons dénoncé comme imprudente, comme souvent pernicieuse, l'habitude qu'ont certains parents, de faire coucher les enfants avec eux.

— Nous avons détaillé les soins que réclament les pieds et les mains, démontrant l'obligation de bonnes chaussures et les inconvénients des gants fourrés, qui causent souvent des engelures et prédisposent aux crevasses.

— A propos du goût, nous avons averti qu'il n'est pas très-sage d'en vouloir absolument vaincre toutes les répugnances.

— Après avoir raconté en détail toutes les évolutions dentaires, avoir prévenu des accidents que peut déterminer la pousse des premières dents, nous avons flétri, comme elle le mérite, la sottise de certains hochets.

— Nous avons indiqué les soins à prendre de la voix, et le ridicule trop généralement adopté de certaines prononciations enfantines.

— Enfin nous avons tonné contre les intelligences de serre-chaude et les enfants-phénomènes.

Bien entendu, nous ne recommencerons pas la besogne faite; mais nous supplions tous ceux qui daigneront nous lire de vouloir bien aussi consulter sur tous ce sujet nos travaux antérieurs.

Pour la partie médicale, même demande.

IV. — Ce que nous avons dit ailleurs relativement à la médecine maternelle.

Il est bien clair que, pour soigner et souvent même pour traiter elle-même ses enfants, une mère est obligée de savoir soigner les autres malades; il faut qu'elle puisse exécuter ponctuellement et habilement toutes les prescriptions médicales.

C'est pourquoi je l'engage à consulter ce que j'ai écrit dans l'*Art de soigner les malades*,

Sur les tisanes, les cataplasmes, les fomentations, les embrocations, les potions, les pilules, les purgatifs, les vomitifs, comme sur les sangsues, les vésicatoires, cautères, pansements, etc.

Dans la *Santé des Femmes*, j'ai traité de plusieurs maladies, et ce que j'ai dit serait non-seulement inutile, mais déplacé dans le présent volume.

Enfin, le livre intitulé *Trois maladies réputées incurables* contient tous les renseignements nécessaires aux familles, non-seulement sur les affections nerveuses d'une certaine gravité, mais sur les dartres de différentes natures, et surtout sur ces affections scrofuleuses qui attaquent, minent, détériorent et quelquefois même assassinent tant de petits enfants.

Nous y renvoyons en toute confiance, en prévenant par conséquent que, dans les pages qui vont suivre, nous ne dirons rien ou presque rien de toutes ces graves questions.

LA SANTÉ

DES

MÈRES ET DES ENFANTS

PREMIÈRE PARTIE

HYGIÈNE

HYGIÈNE DU PREMIER JOUR DE LA VIE

I. — Des inquiétudes exagérées; leurs inconvénients, leurs remèdes.

Avez-vous jamais bien examiné la scène émouvante et pittoresque d'une famille entière attendant la venue d'un petit enfant? C'est très-certainement, dans la vie de famille, un des événements les plus perplexes, une des plus attendrissantes péripéties. Pendant neuf mois entiers, père et mère, parents et amis, ont caressé la plus douce des espérances; pendant neuf mois, on a bâti projets sur projets, et l'on a dressé une foule de petits châteaux avec ces cartes éphémères qu'on appelle désirs. Que de fois, au coin du foyer ou dans l'intimité du ménage, on a causé éducation, plan de conduite, carrière à donner. Lancé sur l'océan des possibilités, l'espoir, comme un frêle esquif, a subi bien des coups de vent, a supporté bien des bourrasques; mais enfin, voici le port, le petit drame touche à son terme, et chacun, content, inquiet, ému, attend avec impatience le dénoûment tant désiré.

Le médecin vient d'arriver: Il est tout drôle, cet homme-là: il est calme au milieu des inquiétudes générales; tout le monde parle avec des points d'exclamation, et lui joue avec les breloques de sa montre. Il prend tranquillement sa prise de tabac! Décidément les médecins ont le cœur ossifié par l'habitude. Mon Dieu! c'est l'explication que l'on donne à l'impassibilité médicale; mais je vous certifie que cette explication est une sottise, un commérage, un préjugé. Quand un pilote dirige un abordage, il doit être attentif et calme; il doit ne pas s'émouvoir des dangers possibles, ne pas s'effrayer des difficultés menaçantes. Quand un cocher conduit un cheval difficile, il est astreint à une minutieuse surveillance; mais il ne doit s'inquiéter ni des faux pas que l'animal peut faire, ni des obstacles qu'il pourrait rencontrer. Or la naissance d'un petit enfant est entourée de craintes et de dangers; je dirais le contraire sans profit pour les trembleurs, on m'objecterait madame une telle morte en couches, ou l'enfant du voisin, décédé avant d'avoir vu le jour; mais c'est parce qu'il y a danger qu'il faut tâcher de calmer ses alarmes, c'est parce qu'il y a des craintes qu'il faut imposer silence à l'effroi.

Je le redirai au curieux traité de la médecine des passions, la peur est, de toutes les affections morales, la plus contagieuse. Logique ou déraisonnable, absurde ou motivée, elle a des effets épidémiques extraordinaires. Elle tombe souvent comme la foudre; mais on a beau ouvrir la fenêtre, elle ne s'échappe jamais par la croisée. Elle fait brèche à tous ceux qu'elle trouve, elle blesse tous ceux qu'elle approche, elle vole une dose notable de résistance à tous ceux qu'elle peut toucher. Or, au milieu des émotions qui précèdent la naissance d'un enfant, il est quelqu'un qui doit conserver toute son énergie, tout son courage, toutes ses forces : c'est la mère! Si vous tremblez, vous la ferez trembler aussi; si vous pleurez, vous l'attendrirez mal à propos; si vous avez la peur sur le visage, vous risquez de la lui mettre au cœur. Elle est déjà trop prédisposée aux inquiétudes, la pauvre femme! de funèbres aventures lui reviennent en mémoire; et puis, il n'est rien de comparable aux désirs maternels, et l'on tremble toujours de ne point obtenir ce que l'on souhaite avec une grande ardeur. Donc, il faut que tout le monde imite le médecin : on doit cacher toute apparence d'anxiété et se draper, en quelque sorte, dans un imperturbable sang-froid.

Il est plusieurs moyens d'arriver à l'apparence, au moins, de la tranquillité : tout d'abord il faut imiter ce religieux laboureur, qui, après avoir bien travaillé, après avoir labouré et semé ses champs, s'en va prier tout simplement celui qui fait croître et mûrir. Il n'est rien qui donne de l'aplomb comme la confiance en Dieu.

Ensuite on peut détourner ses yeux du péril pour ne contempler que l'espérance. Il faut opposer aux quelques chances d'accidents les chances multipliées de succès. Il est un fait prouvé, démontré par les plus savantes statistiques, il est une sorte d'axiome que les familles doivent connaître et ne jamais oublier : *Sur cent naissances, quatre-vingt-dix-neuf s'accomplissent sans causer, sans occasionner même le plus petit accident.*

Enfin, si le raisonnement, si la religion sont insuffisants pour maîtriser des craintes, d'ailleurs fort naturelles, le plus prudent est de s'éloigner. En pareille circonstance, quiconque ne peut cacher sa peur doit au moins se cacher lui-même.

II. — A l'enfant, une fois au monde, il faut de l'air vif et pur.

L'air est le premier besoin de la vie, l'air est notre premier comme notre dernier aliment. — Aussi voyez avec quelle prodigalité la Providence a répandu l'air sur le monde : pas une cavité où l'air ne pénètre, pas un interstice où il ne se glisse. Il entoure la surface du globe d'une couche tellement épaisse, qu'on n'en a jamais touché la dernière limite. Eh bien, l'air, élément indispensable à l'existence, est précisément la seule chose que l'enfant peut s'approprier de lui-même aux premiers jours de la vie : il est donc important de le mettre en contact avec un air vif et pur.

Ainsi :

— Il faut porter ce petit enfant loin des curieux, loin de la foule ; si la chambre est encombrée, il faut aller dans une autre chambre, il faut chercher un autre milieu. On sait assez que l'air se trouve promptement corrompu dans un appartement rempli de monde. A chaque temps de respiration, nous consommons une dose d'air, c'est-à-dire qu'à chaque *aspiration* nous aspirons un peu d'air pur, et qu'à chaque *expiration* nous exhalons un air azoté, chargé de gaz et de miasmes délétères. Or les poumons d'un nouveau-né ont besoin, pour fonctionner, d'être stimulés par un air parfaitement épuré.

— Si la saison le permet, on peut ouvrir une fenêtre et soumettre le nouveau-né à l'action de l'air extérieur. Cette façon d'agir serait imprudente non-seulement l'hiver, mais pendant les pluies d'automne et même pendant les nuits trop fraîches du printemps.

— Dans les chaumières, où souvent les fenêtres sont si petites (faute dont nous avons un peu rudement parlé dans le *Cours d'hygiène*), on peut ouvrir la porte du logis. Dès qu'on ouvre porte ou fenêtres, je conseille de les ouvrir toutes grandes; car les croisées entr'ouvertes, les portes entre-bâillées, donnent passage à des vents coulis qui peuvent devenir dangereux, même au milieu des chaleurs de l'été.

III. — Dangers des poêles; bienfaits de la flamme.

L'enfant réclame un air vif et pur, mais il redoute un air trop froid : la frêle créature n'est point faite encore aux rigueurs atmosphériques; elle ressemble à ces fleurs délicates qui ne supportent pas les soufflets de la bise, un instant de refroidissement suffirait pour la faire périr. Aussi, été comme hiver, il est d'usage d'allumer du feu : ce feu sert à chauffer les langes, à dégourdir l'eau nécessaire pour la toilette; dans l'hiver, il donne à l'habitation une douce et supportable température. J'ai dit douce et supportable, car je n'approuve ni les poêles ni les calorifères : ce genre de chauffage raréfie l'air et le rend insalubre d'une part, et de l'autre il entraîne presque forcément à des exagérations de chaleur. Combien de petits enfants n'ont pu voir le jour, parce qu'à l'instant de leur naissance on a rempli, bourré, allumé un de ces poêles de fonte si communs chez certaines classes? Le poêle a rougi comme un charbon dans une fournaise, il a ronflé, tonné comme s'il voulait se plaindre et avertir du rôle méchant qu'on lui imposait; personne n'y a pris garde, en sorte que, jetés dans un milieu *étouffant*, les petits enfants y étouffent, c'est-à-dire qu'ils ne peuvent parvenir à respirer; ou bien encore ils sont pris de congestions cérébrales, accidents qui les enlèvent en quelques instants.

Ce qu'il y a de préférable, c'est la falourde dans une cheminée, la flamme petillant dans l'âtre, le feu clair dans le foyer, — pas de bois vert, mais surtout pas de feuilles, pas de paille, rien de ce qui peut faire une trop épaisse fumée. Choisissez un fagot, un cotret bien sec, du bois blanc qui flambe vite. Voici les avantages qu'il procurera : une chaleur douce et bien suffisante, un moyen de stimuler la peau et par conséquent la circulation du nouveau-né, enfin un ventilateur naturel, un épurateur efficace, un excitant salutaire. Vous savez que le feu, dans une cheminée, ne peut avoir lieu sans courant d'air ; or ce courant d'air purifie l'atmosphère de l'appartement et il donne à l'air une vivacité que j'ai dit urgente, indispensable.

IV. — Moyen d'aider à l'établissement de la respiration.

La première respiration s'établit d'ordinaire d'une façon naturelle et facile ; l'enfant ouvre la bouche : l'air pénètre dans la cavité buccale, franchit le détroit de l'arrière-bouche et va jusqu'au fond des poumons. Le nouveau-né, alors, se met à crier, et son premier cri a beau signifier la douleur, il retentit profondément au fond du cœur de tous ceux qui l'entendent. C'est le signal de la vie qui commence ; c'est la prise de possession du monde extérieur ; c'est un véritable cri de triomphe ! mais parfois le petit enfant reste là, pâle, inerte, décoloré : il faut porter secours à sa nature trop débile ; il faut mettre en pratique tous les moyens capables d'aider au grand acte respiratoire.

Examinons :

1° On couche l'enfant sur un lit ou sur des genoux ; on applique sur sa poitrine et sur le creux de son estomac une main tendue à plat et dont tous les doigts doivent rester serrés les uns contre les autres; on exerce une légère compression sur les parois de la poitrine et du ventre, puis on les laisse tout à coup se dilater naturellement; on alterne pendant quelque temps ces mouvements de compression et de dilatation, on imite ainsi le jeu du soufflet pulmonaire, et on établit un mouvement analogue au mouvement naturel de la respiration. Grâce à ce mouvement, l'air pénètre dans les poumons, les stimule, et la merveilleuse machine ne tarde pas à marcher toute seule.

2° A l'aide d'un tube ou d'un simple tuyau de plume, on insuffle de l'air dans la bouche du petit enfant; on peut même le lui insuffler par les narines. Cette opération est délicate; il faut bien se garder de souffler avec exagération. Le moyen le moins périlleux, celui qui est à la portée de toutes les intelligences, c'est d'insuffler l'air *bouche à bouche*.

3° On excite les narines en les titillant avec la barbe d'une plume, car la respiration s'engage immanquablement si l'on est assez heureux pour produire un éternument.

4° On stimule la peau du nouveau-né, soit en l'approchant d'un feu bien enflammé, soit en lui appliquant des linges bien chauds autour du corps, soit en frottant les pieds avec une brosse, soit enfin en appliquant quelques coups secs avec les doigts sur les parties les plus charnues.

Dans toutes ces manœuvres, point de désordre, point de trouble, point de confusion! les cris et la précipitation font perdre la tête. On a vu des parents ahuris couvrir le visage de l'enfant avec les langes en désordre, et étouffer innocemment le pauvre petit être qu'ils cherchaient à faire respirer.

V. — La première toilette.

Au moment où l'enfant vient de naître, toute sa peau

2.

est recouverte d'un enduit blanc, collant, graisseux. Il est important de l'en débarrasser : en effet, cette matière se rancit promptement au contact de l'air et de la chaleur ; par son âcreté, par sa dessiccation, elle développe sur la peau des rougeurs et des boutons dont la démangeaison est à redouter. Pour l'enlever, on peut se servir d'une éponge fine et d'une eau tiède aiguisée avec une liqueur alcoolique ; mais souvent l'épaisseur et la ténacité de cet enduit sont telles, que l'eau, ne pouvant le dissoudre, devient insuffisante pour le détacher ; on doit alors prendre de l'huile avec la pulpe des doigts, et partout où il est nécessaire, faire de douces et salutaires onctions. Ces onctions terminées, on lave le corps entier avec de l'eau tiède, et l'on essuie avec un linge cotonneux bien sec et bien chaud.

Pour le lavage, je le sais, chaque pays, chaque famille même, a sa manière particulière : ici, on lave avec de l'eau de savon ; là, c'est avec de l'eau aromatisée ; plus loin, on se sert de vin étendu d'eau ; mais toutes ces variantes sont sans importance dès qu'elles sont précédées des onctions que j'ai recommandées.

VI. — Le premier pansement.

Tout le monde sait arracher une fleur, mais tout le monde ne sait point la cueillir, demandez cela aux jardiniers. C'est tout un art que de savoir couper une tige convenablement ; c'est un art aussi que la cueillée d'un petit enfant ; c'est un art que la section, puis le pansement de ce que les chirurgiens appellent *cordon ombilical.*

Malgré ce qu'en aient écrit certains auteurs, la ligature du cordon est indispensable : négligée, elle peut avoir de graves inconvénients ; bien faite, elle n'a que des avantages.

Il faut, pour cette ligature, prendre un morceau de fil résistant : on le ploie en plusieurs doubles, on le cire avec précaution; enfin, on fait un nœud à chaque extrémité pour l'empêcher de se mêler. Quant à la ligature, il est nécessaire de ne la serrer que médiocrement : trop serré, le fil couperait le cordon en tout ou en partie, et il ne fermerait plus suffisamment la porte à la sortie du sang. Dans la crainte d'un tel accident, il faut visiter souvent la ligature dans les premières heures de la naissance; il le faut surtout si l'enfant pâlit, si sa respiration semble se suspendre; car une nouvelle ligature, arrêtant l'hémorragie, empêchera une catastrophe.

Une fois le cordon bien lié, on l'enferme dans une compresse de linge fin, et on le maintient en place avec un mouchoir plié en cravate, assez long pour faire deux fois le tour du corps. Afin d'éviter les épingles et pour n'avoir pas un nœud trop grossier, on fait coudre aux deux bouts du mouchoir deux morceaux de ganse qui servent à faire une rosette.

Ce petit bandage doit être un peu serré, et c'est pour cela que j'indique un mouchoir plutôt que des bandes de linge. Les bandes se plissent, forment corde, coupent ou étranglent. Au contraire, le mouchoir, restant en place, protége l'ombilic contre les premiers efforts de la respiration, contre les cris fréquents de l'enfant. On comprend qu'aux premiers jours de la vie les efforts manquent de mesure; l'enfant qui crie n'est pas retenu par la crainte de se nuire. Il faut, en soutenant le ventre, prévenir la hernie ombilicale, si prompte à se former dans les premières semaines.

VII. — L'habillement.

La layette est là toute prête, le petit berceau attend son

possesseur. Je n'ai point à entrer dans les détails de tous ces préparatifs, c'est l'affaire des gens du métier, et je ne puis convenablement descendre jusqu'à décrire les paillassons de fougère, jusqu'à compter les langes et les drapeaux. Ce que je dois recommander, c'est d'agir promptement, c'est de remuer le petit enfant avec délicatesse : agir promptement, car le nouveau-né pourrait attraper froid; remuer avec délicatesse, car l'enfant est une sensitive qui se blesse du moindre contact. — On ne froisse pas un enfant sans lui faire du mal, et les gaucheries des maladroits prédisposent souvent la frêle créature aux difformités, aux déviations.

Il y a tout d'abord deux choses à passer, deux vêtements à revêtir : une petite chemise de toile à manches courtes, fendue en arrière; puis une camisole de laine ou de coton, taillée sur le modèle de la chemise. On peut les mettre, les passer toutes les deux à la fois : pour cela, on passe les manches de la chemise dans les manches de la camisole; puis, quand il s'agit d'y entrer les bras de l'enfant, on ramasse les manches ensemble, on en forme une espèce d'anneau, et l'opération, devenue facile, est en quelque sorte escamotée.

Après cela viennent les langes, couches ou drapeaux; avec les langes, une petite couverture de coton ou de futaine complète les pièces nécessaires du maillot. Il faut, pour le premier jour, choisir les couches les plus douces, des langes de toile un peu usée; il faut, malgré l'habitude et le dire de certaines commères, éviter d'employer les épingles, pour retenir tout cela une fois mis en place. Il n'est pas un médecin qui ne soit à même de constater les inconvénients des épingles. — Elles s'échappent ou elles piquent, et l'on cite des enfants qui les ont avalées en suçant machinalement leur maillot.

On aura bien soin que le maillot ne soit pas serré,

autrement il empêcherait les mouvements de la poitrine. « Il ne faut pas oublier, écrit un auteur moderne, que, si la poitrine était gênée, la respiration pourrait être suspendue, et l'effort de l'enfant impuissant contre la constriction. Au premier moment, la lutte peut encore se soutenir, mais peu à peu la face se colore, le cerveau s'engorge ; dès lors, le défaut d'influx nerveux produit l'immobilité des muscles intercostaux (muscles de la poitrine) et la respiration s'éteint ! »

VIII. — La coiffure.

Le nouveau-né est habillé, mais sa tête est encore découverte, cette tête d'enfant, si pittoresque avec sa grosseur disproportionnée, avec ses cheveux naissants. Gare aux secousses, gare aux chocs ! la boîte osseuse qui renferme le cerveau n'est point encore tout à fait complète, elle est parsemée d'anfractuosités que l'on nomme fontanelles ; il faut la manier avec la plus grande précaution. On la recouvre d'abord d'un béguin de flanelle, puis d'un second béguin de toile, et enfin d'un bonnet piqué ou d'un bonnet de tricot. — Bien des gens attachent cette coiffure sous le menton de l'enfant avec les brides qu'on y prépare ; c'est une faute, une imprudence : trop serrées, ces brides gênent la respiration ; attachées même lâchement, elles se tendent souvent outre mesure et s'opposent au jeu de la circulation ; mieux vaut cent fois fixer le bonnet à la brassière avec des rubans de fil, posés pour cet usage. Ces attaches doivent être peu tendues, afin de laisser à l'enfant la liberté des mouvements.

IX. — Le coucher.

Pressons-nous, car l'enfant se fatigue ; il a déjà subi

tant de secousses, il s'agite, il se débat, il crie; vite, son berceau, et qu'on l'y couche. Le sommeil, à cet instant de la vie, est le plus efficace des réparateurs.

1° Il faut un lit doux et chaud, parce que la chaleur est indispensable au nouveau-né. S'il est besoin d'une chaleur artificielle, le moyen préférable est la bouteille de grès remplie d'eau chaude et prudemment enveloppée d'un vieux linge.

2° Il faut coucher l'enfant sur le côté, afin que les mucosités qui s'échappent des narines puissent s'écouler et laisser libre passage à l'air nécessaire pour la respiration.

3° Enfin il faut le placer loin de la lumière, bien à l'abri des courants d'air, mais dans un milieu, cependant, où l'air soit en suffisante quantité.

Maintenant, dors paisiblement, petit enfant : mille tendresses, mille espérances, veillent sur ton berceau; nous te retrouverons au réveil et tu seras encore l'objet d'importantes recommandations.

DE L'ALLAITEMENT MATERNEL

I. — Les phrases sont inutiles.

J'ai toujours levé les épaules devant les belles phrases débitées sur les avantages de l'allaitement maternel. La Providence n'a-t-elle pas mis dans le cœur d'une mère un admirable instinct d'amour et de tendresse, une force presque invincible qui la pousse à nourrir son enfant, plus efficacement que tous les discours du monde? Rousseau, le cynique Jean-Jacques Rousseau lui-même, s'est mêlé de traiter un pareil sujet! Oh! il y a mis tout son talent, il a trouvé des mots à grand effet, il a su accumuler les périodes redondantes. Rousseau, parlant d'amour maternel, me fait l'effet d'un incrédule célébrant la religion. — Tout beau, tout beau, messieurs les philosophes! vous êtes des hommes de génie, c'est possible; mais vous me paraissez commettre un sacrilége en touchant à certaines questions. — Quand le philosophe de Genève vient gourmander les mères, je suis tenté de lui demander à l'oreille pourquoi il a jeté ses propres enfants à l'hospice des enfants trouvés.

II. — Toutes les mères doivent-elles nourrir?

C'est pour une semblable question qu'il convient de

sermonner, d'aiguillonner l'amour maternel. Effectivement, toutes les mères sont naturellement portées à nourrir, et pourtant il en est un bon nombre qui doivent avoir le courage de se dérober à cet instinct. Les forces humaines ont été inégalement réparties, et il est des femmes dont la santé débile ne peut offrir à un enfant qu'un nourrissage insuffisant et malheureux; d'un autre côté, il est de pauvres mères qui ne pourraient plus gagner leur vie, qui seraient contraintes de quitter leur profession si elles voulaient nourrir leur enfant : il faut le confier à une autre. Elles doivent se résoudre à ce sacrifice; elles peuvent s'y résigner sans scrupule, car, au vœu de la nature, aux phrases creuses de certains moralistes, elles ont une chose à opposer : la volonté du bon Dieu, qui les a fait naître et vivre dans la condition qu'elles occupent! Quand on parle de devoir, il ne s'agit point de jeter en l'air quelques grands mots, de faire du sentiment à perte de vue; mettons les points sur les *i* : il faut de l'argent pour élever le petit enfant; il faut de la santé, non-seulement au père qui doit alimenter le ménage, mais à la mère de famille, qui sera le premier guide, le plus efficace soutien de l'enfant une fois développé. Il ne s'agit pas de se mettre dans la misère sous prétexte qu'on veut être bonne mère et qu'il faut tout sacrifier au nouveau-né. Le nouveau-né, hélas! ne tarderait point à en souffrir.

III. — Des qualités physiques nécessaires pour nourrir.

Une mère qui veut nourrir doit faire consciencieusement son examen sanitaire; elle doit se poser cette question : Si j'avais besoin d'une nourrice, confierais-je mon enfant à une nourrice de mon tempérament, à une femme dans l'état de santé où je suis moi-même?

Je sais qu'avant la réponse à faire il faut mettre le dévouement maternel dans la balance. L'allaitement fait par la mère est préférable à l'allaitement étranger; c'est parfaitement vrai; j'ai vu des mères sèches, malingres, minables même, élever leurs enfants et avoir des nourrissons frais et roses comme des enfants Jésus. Mais il est un point médical dont je dois avertir en passant; je le discuterai plus longuement dans mon cours de médecine; il est certaines maladies que l'on dit héréditaires, c'est-à-dire qu'elles se transmettent de génération en génération.

Certes, je ne veux point jeter au sein des familles des inquiétudes exagérées et des soucis ridicules. On dit la goutte et la maladie de poitrine essentiellement héréditaires, par exemple; cela veut dire tout simplement que le fils d'un goutteux ou d'une poitrinaire est plus disposé que tout autre aux tortures de la goutte, aux accidents de la phthisie; mais de la disposition à la chose, il y a longue distance. Je connais des enfants de phthisiques qui sont taillés comme des Hercules, qui sont vigoureux comme des athlètes; seulement je dis qu'il faut scrupuleusement éviter toutes les causes qui favorisent les mauvaises prédispositions.

Or l'allaitement est une cause de transmission de maladie, s'il en fut jamais : la mère qui nourrit son enfant se fond en quelque sorte avec lui et lui donne, avec l'aliment, quelques-unes des prédispositions morbides qu'elle couve elle-même fort innocemment.

En conséquence, avant de nourrir, il faut rechercher si l'on ne porte pas un germe de ces maladies prétendues héréditaires :

— Les dartres;

— Les humeurs froides, glandes, ulcères, etc.

— Les affections de poitrine, etc., etc., etc.

Il faut examiner si l'on est bien portant soi-même, car une mère vraiment tendre ne peut consentir à nourrir son enfant d'un lait charriant les principes délétères des maladies qui l'affligent elle-même.

Au surplus, il y a une chose toute simple à faire, c'est de consulter un médecin et de se conformer absolument à la décision de son expérience.

IV. — Quand l'enfant doit-il prendre le sein pour la première fois?

Dès que l'enfant s'éveille, dès qu'il se plaint, il faut le présenter à sa mère, car c'est le cri de la nature, c'est le signal d'un nouveau besoin, l'alimentation. Nombre de conseillères inexpérimentées plaident pour le retard, elles vont chercher un peu d'eau sucrée dans un verre, et, le présentant avec un aplomb magistral :

— Tenez, disent-elles avec autorité, faites boire quelques cuillerées de ce liquide à l'enfant, cela lui préparera l'estomac!

Le nouveau-né n'étant point guidé par son instinct, ne sait boire ni au verre ni à la cuiller, il avale peu ou point, quelquefois il avale de travers; partant, il se remet à crier de plus belle. Alors les *doctoresses* prêchent la patience, en un mot retardent le plus possible le premier allaitement. C'est une faute; car, si l'on attend trop longtemps, les seins s'engorgent, une légère inflammation se met de la partie et rend les organes nourriciers d'une sensibilité excessive. Dans cet état, ils ne se prêtent qu'avec douleur à la bouche du petit enfant, et le succès de l'allaitement peut être compromis.

C'est le plus ordinairement cinq à six heures après sa naissance que l'enfant réclame son premier aliment. Pourquoi désobéir à la nature? Soyez tranquille, le premier lait, le lait des premiers jours a été dosé, préparé par cette admirable Providence qui ne fait rien que de parfait, et l'enfant y a droit dès qu'il le demande; s'il n'a pas toutes les qualités nutritives qu'il aura plus tard, il devient un doux et facile purgatif qui débarrasse les entrailles du nouveau-né.

V. — Comment doit se placer la mère? comment doit-elle placer son enfant?

Notre désir est de renseigner l'inexpérience et nous ne devons reculer devant aucun détail important. La mère ne peut donner à boire en restant tout à fait couchée; il faut qu'elle se mette sur son séant. On soutiendra son dos, s'il est besoin, avec des oreillers ou des coussins quelconques. C'est dans la station assise que l'allaitement est le plus facile.

Ainsi placée, la mère prendra son enfant, et, le soutenant d'une main qu'elle passera sous le siége, de haut en bas, elle relèvera le tronc et la tête du nouveau-né avec l'avant-bras, qui, tenu en plan incliné, devient une sorte de lit tout naturel; de l'autre main, la mère pourra guider la tête et diriger les mouvements instinctifs de son cher nourrisson.

VI. — Détails physiologiques sur la succion.

Bien des gens du monde s'imaginent que la succion se fait avec les lèvres : les lèvres hument, aspirent, mais c'est tout. Chez les grandes personnes, le système musculaire étant bien développé, la pression et l'aspiration des lèvres peuvent avoir une certaine efficacité; mais, chez l'enfant, les lèvres sont débiles et n'ont qu'un rôle à remplir, c'est celui de fermer la porte à l'air extérieur et de s'appliquer sur l'auréole du sein, comme les bords d'une ventouse. C'est avec la langue et le palais que l'enfant doit opérer la succion, et, quand son instinct ne le lui dit pas, il faut le lui apprendre en mettant le bout du petit doigt dans la bouche. C'est, du reste, le seul moyen de s'assurer s'il saisit bien le mamelon, d'où doit jaillir sa nourriture.

Placez le petit doigt dans la bouche d'un nouveau-né, portez-le jusque sur le dos de sa langue, vous vous rendrez parfaitement compte de l'acte que je veux expliquer. La langue se creuse en gouttière, enlace le bout du doigt et le porte contre le palais; ainsi pressé, le doigt est encadré extérieurement par les lèvres, et l'on sent de petites pressions qui expliquent, ou du moins représentent les mouvements de la succion. La succion ne s'exerce qu'à l'aide d'aspirations successives.

Un enfant qui tette ne peut donc pas respirer par la bouche, il faut qu'il respire par le nez. En conséquence, il faut bien veiller à ce que les narines ne soient pas gênées dans leur action. Des mères novices s'imaginent hâter la succion de leur enfant en lui pressant la tête contre le sein, et, si elles ne les étouffent pas, c'est que l'enfant, qui a déjà son instinct de conservation, crie, se débat et lâche le mamelon pour respirer l'air qu'il sent lui manquer. Mais alors il ne tette pas, et la maman se désole et toute la famille est aux abois.

Résumons-nous. Pour qu'un enfant tette avec efficacité, il faut qu'il tette, non pas seulement avec les lèvres, mais avec la langue et le palais, et il faut que rien ne s'oppose à sa respiration par les narines.

VII. — La section du filet est-elle souvent nécessaire?

Toutes les fois qu'un enfant refuse le sein, les personnes peu éclairées ne manquent pas de dire que le frein de sa langue est mal fait; elles ne savent point chercher d'autre cause. Bien plus, il en est qui pensent que la section du filet est une opération nécessaire à tous les enfants. Erreur et sottise! Le vice de conformation qui exige la section du filet est un cas rare, et l'homme de l'art est seul capable de juger de la nécessité d'une pareille opération.

Au reste, voici la règle : toutes les fois que l'enfant peut apporter la pointe de sa langue jusque sur les lèvres, le frein de sa langue est parfaitement conformé; par contre, si la pointe de la langue est enchaînée sur le bord des gencives, il est urgent de faire examiner la bouche du nouveau-né par un médecin ou par une sage-femme expérimentée.

VIII. — Des causes qui peuvent empêcher l'enfant de teter. — Remèdes.

Il arrive souvent que l'enfant, au lieu de crier pour appeler la nourrice, reste assez longtemps dans une sorte de sommeil qui frise un peu la léthargie. La famille l'examine avec sollicitude et guette son réveil avec une sorte d'anxiété; le petit marmot ne fait pas un mouvement! enfin il entr'ouvre ses yeux encore voilés, il agite imperceptiblement les lèvres. — Voilà! voilà! crient les inquiets... Il est réveillé, il faut le faire boire! Et on le prend dans son berceau, on le porte à sa mère, qui l'embrasse avec transport et qui se met en devoir de le nourrir.

Malgré toutes ces secousses, l'enfant, après deux ou trois mouvements, ferme les yeux et se rendort encore!

— Il ne veut pas teter, crie la maman; mon Dieu! mon Dieu! qu'allons-nous devenir?

— Il vous faut de la patience, madame : point de trouble, point d'effroi. Attendez quelques heures de plus, un jour entier peut-être, et vous verrez votre nourrisson, frétillant comme tous les autres, saisir le sein avec avidité.

Ce sommeil prolongé tient souvent aux commotions que l'enfant a subies au moment de son arrivée dans ce monde;

le cerveau du nouveau-né se trouve dans un état de stupeur ; quelques gouttes d'infusion de feuilles d'oranger, des serviettes brûlantes autour des membres inférieurs sont les moyens, la plupart du temps, suffisants pour retirer l'enfant de cette espèce de léthargie.

D'autres fois, l'enfant refuse le sein à cause de faiblesse, et il dort pour faire provision de forces. On reconnaîtra cette débilité au pouls qui bat à peine, au cœur dont les vibrations sont lentes et lointaines ; et, la cause une fois connue, on pourra aider la nature et stimuler l'enfant par quelques légers excitants : par exemple, on lui fera boire un peu d'eau sucrée, rougie avec quelques gouttes de vieux vin.

IX. — Retards forcés ; conduite à tenir.

« Malgré toutes les tentatives les mieux dirigées, dit notre savant confrère M. Richard (de Nancy), il arrive parfois qu'un enfant ne parvient pas à teter sa mère. Trois ou quatre jours s'écoulent, la fièvre de lait survient et le globe mammaire, durci par la turgescence laiteuse, se prête moins que jamais alors aux essais de l'allactation. » Pour le coup, l'épreuve est bien forte, et chez la pauvre mère ce n'est plus de l'impatience, c'est du désespoir.

Encore une fois il faut du calme et de la raison. Les pleurs, les regrets, les récriminations, échauffent la tête, activent la fièvre et ne font que retarder encore le moment de l'allaitement. A quoi bon rechercher, dans cette circonstance, si le mamelon est trop court, si, allaitant pour la première fois, la mère s'y est mal prise ; le fait est que, dans la fièvre de lait, le mamelon s'efface et la mamelle, tuméfiée outre mesure, devient d'une sensibilité qui s'offenserait d'être tourmentée par la bouche des enfants ; s'entêter à vouloir continuer les essais en pareils moments, c'est rechercher des gerçures et affronter des inflammations presque toujours suivies d'abcès.

Si la mère veut réussir à nourrir son enfant, il faut qu'elle suspende toute tentative d'allaitement. Elle se soumettra à la diète, au repos, elle couvrira sa poitrine de mousseline; en un mot, elle agira tout comme si elle ne devait pas nourrir et comme si elle voulait faire passer son lait. Voici ce qui arrivera infailliblement :

« Quelques jours s'écouleront, et le sein se ramollira. Il perdra cette dureté extrême et cette sensibilité aiguë dont la fièvre de lait l'avait doué; le mamelon ressort à mesure que la mamelle elle-même s'affaisse, et, rendu ainsi à sa condition normale, le lait en sort sans peine. »

Je dirai, en traitant du nourrissage artificiel, comment, lorsqu'on suspend l'allaitement, on doit nourrir le petit enfant.

X. — Intervalle nécessaire entre chaque allactation. — Danger de l'irrégularité.

Un grand nombre de mères donnent le sein à leur enfant sans régularité, sans calcul. Le marmot se met à crier, vite on lui donne le sein; on veut l'endormir et s'en débarrasser, on lui donne le sein encore; il souffre, il a peur, il crie, toujours le sein : c'est la plus imprudente des prodigalités.

Il y a de par le monde de ces hommes irréfléchis qui administrent leur fortune sans la moindre expérience; ils ont de l'argent dans leur tiroir, à quoi bon calculer et craindre? Aux gens sages qui leur prêchent l'ordre ils répondent :

— Est-ce que j'en ai besoin? Et, secouant la tête avec jactance, ils jettent en l'air cette antithèse populaire :

— Quand il n'y en a plus, il y en a encore.

Après avoir été successivement vidé, rempli, rempli, vidé, un jour le tiroir reste à sec ! alors nos prodigues empruntent, courent chez les usuriers, et sur ce chemin ils arrivent vite à la ruine, abîme redoutable où souvent, emporté par le torrent fangeux de la misère, on roule de catastrophe en catastrophe jusqu'à l'hôpital ou la prison.

Eh bien, les mères prodigues de leur lait imitent ces gens prodigues de leurs richesses. Aux premiers jours de cette irrégularité, personne ne s'en inquiète, personne ne s'en aperçoit. Au contraire, l'enfant pousse comme un champignon, et sur ses joues rondes et fraîches semblent s'épanouir toutes les fleurs de la santé ; mais attendez, voilà la mère qui maigrit, voilà le nourrisson qui vomit et qui pleure : ce sont les mauvaises affaires qui commencent. Trop heureuse la jeune famille qui, sur cette pente dangereuse, se raccroche aux branches et n'arrive pas jusqu'à ce torrent dévastateur qu'on appelle scrofule, rachitisme ou phthisie.

L'explication est facile à donner, facile à comprendre.

Une mère qui donne à teter à chaque instant du jour et de la nuit finit par épuiser ses forces ; le lait, puisé en trop grande abondance, devient séreux et peu nutritif. Pour parvenir à son état de perfection, le lait a besoin de séjourner longtemps à la mamelle, autrement il ressemble à du petit-lait, et l'enfant digère mal un lait mal préparé, tant et si bien que le nourrisson se fane et languit au sein d'une mère épuisée, qui se repent trop tard de sa conduite.

« L'intervalle entre chaque allactation est d'abord de trois à quatre heures environ, de sorte que la mère donne le sein environ huit fois dans la période d'un jour. Elle doit distribuer son temps de manière à allaiter six fois dans la journée et deux fois dans la nuit. »

C'est toujours M. Richard qui s'exprime de la sorte, et puis il ajoute : « Nous ne permettons pas aux mères qui veulent nourrir de supprimer l'allaitement pendant la nuit, elles ne doivent alléguer ni la douce habitude du sommeil paisible, ni les obligations auxquelles le monde engage, et la fatigue qui les suit. Le soin du nourrissage n'admet aucun partage; personne ne peut servir deux maîtres à la fois. »

Jusqu'au troisième mois, l'enfant a besoin de teter plusieurs fois dans la nuit, et jusque-là il faut, s'il est possible, que la mamelle lui suffise. Après ce terme seulement, la force des organes digestifs lui permettra d'accepter une autre nourriture. Toutefois, en donnant le sein deux fois dans la nuit, cela doit être assez, et, en mettant un intervalle de cinq heures entre les deux allactations, la mère peut jouir d'un sommeil assez long pour être réparateur.

XI. — Peut-on imposer des habitudes à l'enfant encore au berceau?

Sans aucun doute; et l'expérience le démontre tous les jours.

Je voudrais que toutes les mères fussent bien convaincues de cette vérité, et, pour me faire comprendre, je leur demande la permission de me servir d'une comparaison.

Qui n'a point élevé, dans sa vie, un de ces petits animaux que la Providence semble nous avoir donnés pour récréation? Qui n'a point eu des oiseaux ou bien un chat, ou bien un chien? Tous ces animaux sont des bêtes, c'est-à-dire des êtres sans intelligence, sans autre mobile de leurs actions que leur instinct vital, autrement dit que leur désir de la vie. Eh bien, tous ces animaux savent se soumettre à l'empire de l'habitude.

Or nous pouvons considérer les enfants à la mamelle, ces petits anges dont l'âme, dont l'intelligence dort encore, nous pouvons les considérer comme de charmants et gracieux animaux. Tant pis si les mamans, trop susceptibles, se fâchent de l'assimilation : au point de vue vital ou physiologique, elle est exacte.

L'enfant se souvient comme le petit chien se souvient, l'enfant obéit comme le chat et l'oiseau obéissent, et, avec un tant soit peu de volonté, on obtient d'un petit enfant la docilité qu'on obtient des animaux domestiques.

Je me souviens d'une conversation que j'eus, il y a plusieurs années, avec une de nos sommités médicales. M. le docteur Foville est un des hommes les plus méthodiques que je connaisse; point de manies, point de minuties, point d'excentricités, cependant. Il est père d'une assez nombreuse famille, et un jour que j'admirais les joues rondes et fraîches, l'air éveillé et bien portant du dernier de ses enfants, il ne me répondit que par ces mots :

— Le régime!

— Qu'entendez-vous par ce régime?

— Mais... des promenades au grand air, un sommeil de huit à neuf heures et surtout une grande régularité dans les repas.

— J'imagine qu'un pareil régime est encore de fraîche date, puisque l'enfant n'a que deux à trois ans.

— A deux ou trois mois mes enfants savent obéir, et déjà les repas, le repos, la promenade, tout est régularisé.

— Mais.... mais.... dites-moi, quand l'enfant pleure, pour un caprice, pour une gourmandise?

— On lui résiste, on le laisse pleurer.

— Quand on le couche et qu'il ne veut pas?

— Il crie et on le laisse crier.

— Et vous ne lui donnez ni convulsions, ni attaques de nerfs?

— Pas le moins du monde. Je lui impose l'obéissance! quand il a bien crié, il se tait; il recommence plusieurs fois, et puis, une fois dominé, il se soumet parfaitement. Vous voyez comment cette manière d'agir est profitable.

Le fait est que le marmot était rose et potelé comme un des anges de Rubens.

Quoi que vous fassiez, l'enfant prendra des habitudes; et, si vous avez la faiblesse de ne pas lui en imposer de bonnes, soyez certains qu'il en prendra de mauvaises.

XII. — Des gerçures; leurs causes, leurs remèdes.

J'ai parlé des dangers qu'offrait à l'enfant un nourrissage sans régularité. J'ai dit que l'enfant qui tetait à chaque instant finissait par mal digérer un lait qui n'était point suffisamment préparé; mais je n'ai pas dit tous les inconvénients que cette prodigalité pouvait avoir pour la mère. Non-seulement l'enfant languit au sein d'une mère qu'il épuise, mais, livré à cette habitude, il se fait un jeu cruel d'user sa patience et sa peine, et, sans teter, il reste suspendu à la mamelle, qu'il imprègne de sa salive; le mamelon, sans cesse humide, s'irrite d'abord, et puis une légère inflammation amène de la chaleur, tend la peau qui se fend; et, en un mot, il survient des gerçures.

Ce n'est pas là, sans doute, l'unique cause des gerçures. Il est des enfants dont les gencives sont fort dures, il en est même qui ont des dents, et la pression de ces corps résistants sur un mamelon, du reste, fort susceptible, fort irritable, suffit souvent pour l'entamer.

De plus, chez les mères qui nourrissent pour la première fois, l'organe nourricier n'est point toujours parfaitement préparé, l'auréole est trop courte, le mamelon exige des tiraillements énergiques, etc., etc.

Au reste, quelle que soit la cause des gerçures, elles n'en constituent pas moins une petite maladie fort douloureuse.

Je sais que l'amour maternel est d'un courage à toute épreuve, et que, sans avouer leurs tortures, bien des mères, malgré des gerçures énormes, continuent à vouloir nourrir ; il est donc nécessaire de les prévenir que tout ce courage dépensé mal à propos peut être la cause d'une grave maladie : il ne s'agit de rien moins que d'un abcès au sein.

— Un abcès ? pour un bobo ! une petite fente ! une crevasse !

Mesdames, vous qui maniez si souvent des épingles et des aiguilles, vous avez eu peut-être le malheur, quelquefois, de vous piquer le bout du doigt. Cette piqûre n'a fait au doigt qu'une douleur assez légère ; mais elle a amené un peu de gonflement, un léger travail inflammatoire, elle a été la cause d'un tout petit abcès que l'on nomme mal-blanc. Eh bien, ne vous souvenez-vous plus que, pendant ce mal de doigt, il vous est venu du mal sous l'aisselle ? — A la surface du corps, immédiatement sous la peau, rampent des milliers de petits vaisseaux blancs qu'on appelle vaisseaux lymphatiques ; ces vaisseaux lymphatiques aboutissent à des centres, petits corps durs qu'on appelle ganglions, et, quand les vaisseaux lymphatiques trempent dans un milieu enflammé, ils absorbent souvent quelques parcelles malsaines qui, portées, charriées dans les ganglions, y déterminent une inflammation redoutable. Il n'est aucun organe dans tout le corps humain qui s'enflamme plus vite que les glandes : on dirait d'une poignée d'étoupe qui prend feu à la moindre étincelle. Or le sein est une glande, faites-y bien attention ; et, [illegible] que la piqûre du doigt, portant loin d'elle son a[illegible] action irritante, engorge les glandes de l'aisselle, [illegible] même, une simple gerçure extérieure peut développer dans la mamelle des engorgements, des abcès !

J'ai dit que les crevasses étaient souvent causées par les tiraillements inévitablement exercés sur un mamelon trop aplati. Il est des femmes, celles qui nourrissent pour la première fois surtout, qui n'ont pas le bout de sein convenablement saillant; il est nécessaire, dans ce cas-là, de se préparer plusieurs mois à l'avance à cette maternelle fonction. Ainsi :

— A plusieurs reprises, dans le courant de la journée, on trempe les bouts des seins dans l'eau tiède;

— On les presse ensuite entre les doigts, pour tâcher de les allonger : — point de violence, point de brusquerie; mais de la résolution et beaucoup de patience.

— Enfin, de temps en temps, on frotte tout le mamelon avec une liqueur fortifiante, un peu de rhum ou un peu d'eau-de-vie.

J'ai dit encore que les crevasses étaient souvent causées par l'humidité laissée sur le mamelon; en conséquence, chaque fois que l'enfant quitte le sein, la mère doit avoir soin de bien essuyer, bien sécher le bout qui vient d'être humecté, pressuré.

Dès que les gerçures commencent, il faut examiner si elles sont légères ou profondes. Dans le premier cas, on y obvie très-facilement à l'aide d'un petit instrument que l'on nomme bout de sein; dans le second cas, il est indispensable de suspendre l'allactation du côté attaqué.

XIII. — Des bouts de sein artificiels.

Les bouts de sein ou mamelons artificiels sont des espèces d'entonnoirs en bois ou en métal, terminés par un embout d'une certaine résistance, mais assez doux, assez flexible pour ne point blesser la bouche des petits enfants.

Rien qu'à voir cet instrument, il est facile d'en comprendre l'usage.

On coiffe la mamelle avec ce petit chapiteau; on le place de manière à ce que le mamelon naturel réponde au mamelon artificiel, et, de cette façon, l'enfant peut teter sans blesser la peau du sein, sans irriter ni agrandir les crevasses déjà formées.

Dans certains bouts de sein artificiels, le mamelon est fait en liége; dans d'autres, il est en ivoire flexible : c'est M. Charrière qui a imaginé d'employer ainsi l'ivoire, auquel il donne la mollesse et la flexibilité de la gélatine. Il en résulte des bouts de sein plus solides, plus incorruptibles et plus durables; ils offrent à la bouche de l'enfant une substance assez élastique pour n'être pas aplatie, et assez dure pour n'être point brisée pendant l'allaitement. Bref, il se rapproche, autant que possible, de la nature même du mamelon ou bout de sein maternel.

Pour entretenir la flexibilité de l'ivoire, il faut, après s'en être servi, entourer le mamelon d'un linge humide, ou mettre dans l'intérieur un morceau d'éponge et de linge mouillé.

J'ai eu l'occasion de constater plusieurs fois que l'emploi du bout de sein artificiel coupait court à tous les accidents, et permettait aux gerçures une prompte cicatrisation. Inutile, je pense, d'avertir les mères qui auront recours à cet instrument qu'il réclame la plus grande propreté. Il faut le démonter et l'essuyer après chaque allactation; car, s'il y séjournait la moindre quantité de lait, ce lait s'aigrirait, et pourrait rebuter le petit nourrisson dès les premières aspirations.

Il n'est pas nécessaire que le mamelon maternel entre jusqu'au fond du mamelon artificiel, car l'enfant pourrait encore le pincer en pinçant l'ivoire. Pour l'empêcher du reste, on met dans l'intérieur du tube flexible un petit tube inflexible, et la succion s'opère sans le moindre inconvénient.

XIV. — Le nourrissage peut se faire d'un seul côté.

Quand les gerçures sont profondes, il n'y a point à balancer, il faut de ce côté-là suspendre l'allactation, c'est-à-dire qu'il ne faut plus donner à boire avec la mamelle gercée jusqu'à ce qu'elle soit parfaitement guérie.

Le nourrissage continuel d'un seul côté peut être aussi abondant et aussi profitable que le nourrissage par les deux seins. Le lait, en effet, n'est pas le produit de la force isolée de chaque mamelle, chacune d'elles le puise à une source commune ; et, quand il y a nécessité de suspendre les fonctions de l'une, l'organisme donne à l'autre toute seule la force qu'elle eût partagée entre les deux.

XV. — Danger des courants d'air et des refroidissements.

Les seins qui nourrissent sont d'une extrême susceptibilité, et un courant d'air ou l'impression d'un air froid et humide, tombant tout à coup sur le sein mis à nu, peut déterminer de fort pénibles accidents : c'est là, en effet, l'origine, la cause la plus ordinaire des dépôts laiteux.

Ces malheureux dépôts sont rarement solitaires ; après le premier, il en vient un autre, et puis un autre : c'est à décourager la patience la plus vigoureuse.

La mère, atteinte d'un dépôt, supporte alors un mal dont la douleur est aiguë, mais dont la marche est lente ; elle l'aggrave par l'inquiétude que lui cause un enfant qui profite mal de son sein.

— Pauvre mère ! il faut prendre un grand parti ; il faut, sinon suspendre tout allaitement, du moins, comme pour les gerçures, il est indispensable de suspendre le nourrissage du côté qui souffre. Soyez docile, soyez tranquille surtout pour votre cher nourrisson ; je viens d'expliquer tout à l'heure qu'il avait bien suffisamment d'une seule fontaine, et bientôt vous le verrez reprendre, comme une fleur, après une pluie d'orage, se relève aux rayons d'un soleil de printemps.

DES NOURRICES

I. — Des circonstances où il faut y avoir recours.

Dès qu'une mère est d'une constitution par trop délicate, quand surtout elle a éprouvé quelques-unes des maladies réputées héréditaires, ou qu'il existe de ces maladies dans sa famille; quand, enfin, elle est frappée d'une affection aiguë qui fait disparaître son lait ou le dénature d'une façon dangereuse, il n'y a point à tergiverser, elle doit prendre le parti de confier son petit enfant à une femme étrangère.

De même encore, quand la jeune mère, tenue par des occupations incessantes, n'a pas le temps nécessaire pour s'occuper suffisamment de son enfant, elle doit avoir recours à une nourrice.

— Docteur! docteur! une nourrice peut-elle remplacer une mère? Nous sommes très-occupées, mais nous prendrons sur notre sommeil; — qu'importe la délicatesse de notre tempérament? l'amour maternel n'est-il point capable de centupler les forces? — Nous avons été malades, mais nous ne le sommes plus: — de grâce, laissez-nous nourrir nos enfants.

— Non, mesdames, non; et c'est précisément par

amour pour ces chers petits anges qu'il faut vous décider à leur donner des nourrices, dussiez-vous vous séparer quelque temps de vos frêles et délicats rejetons.

Car, je l'ai catégoriquement expliqué dans le chapitre précédent, l'allaitement maternel exige des soins incessants, une santé excellente; si une mère a plus de dévouement pour son enfant que n'en aura jamais une nourrice étrangère, elle éprouve aussi à son sujet tant d'inquiétudes, tant de préoccupations, qu'il lui faut une résistance vitale considérable pour supporter toutes ces fatigues morales et physiques. Or, si elle est délicate, elle s'épuise, et alors elle est obligée de suspendre son allaitement, ou elle tombe.

Si encore elle était la seule victime! mais l'enfant lui-même ne tarde pas à se ressentir des fatigues de sa mère, et sur lui retentissent les moindres symptômes de maladie.

Quant aux mères occupées et qui ne peuvent avoir pour leurs enfants tous les soins nécessaires, il est utile qu'elles fassent leur sacrifice; qu'elles prennent promptement et courageusement le parti de confier ces enfants à une nourrice.

Ces dernières, par exemple, je les plains de tout mon cœur! parce que le plus souvent elles n'ont point assez de ressources pour appeler près d'elles la femme qui doit allaiter. Il faut qu'elles s'en rapportent complétement à cette étrangère, qui demeure à quinze, vingt, trente lieues même, et qui, pour une rétribution fort modique, consent à prendre toutes les charges du rôle maternel. Il y a tant de nourrices qui ne remplissent leur devoir qu'à moitié! Non-seulement je compatis à la douleur et au chagrin de la pauvre femme obligée de se séparer de son enfant, mais je conçois ses inquiétudes quand elle ne peut exercer aucune surveillance sur la nourrice qu'elle a choisie pour la remplacer dans ses maternelles fonctions. Je dirai plus bas les précautions à prendre en pareille circonstance et les moyens de remédier un peu à cette cruelle nécessité.

En ce moment, je dois supposer que les femmes obligées de prendre une nourrice peuvent choisir cette nourrice parmi les meilleures, et surtout peuvent la faire venir et partager avec elle les soins quotidiens, nécessaires au cher nourrisson.

II. — Qualités qu'il faut rechercher dans les nourrices. — Qualités physiques.

Une nourrice doit n'être ni trop jeune ni trop âgée, il faut au moins qu'elle ait vingt ans, car avant cette époque de la vie le développement de la femme peut n'être pas complet, et, malgré toutes les apparences de la plus belle santé, une nourrice qui n'a point encore vingt ans peut n'être pas assez forte pour résister aux secousses et aux fatigues du nourrissage.

Je vais même plus loin pour les mères qui n'ont point encore eu d'enfants, et qui n'ont, par conséquent, aucune expérience des soins incessants que réclament ces petits êtres; je veux une nourrice qui n'en soit pas à son premier enfant.

Mais, par contre, j'aurais peur d'une nourrice trop âgée, c'est-à-dire qui ait de beaucoup dépassé la trentaine; car il faut bien le dire, au risque de paraître malhonnête à bien des femmes : la femme de trente ans n'est plus jeune, et, au point de vue physiologique, la femme de quarante ans est déjà vieille.

Le rôle de nourrice est rempli ordinairement par des femmes qui en font une espèce de métier et qui embrassent cette carrière, comme une autre prend un état commercial. Il en résulte que de vingt à trente ans ces nourrices élèvent le plus d'enfants qu'elles peuvent. Elles gagnent de quoi acheter chez elles un lopin de terre, une petite maison, — quand le mari ne dépense pas, à mesure qu'il est gagné, tout l'argent envoyé par sa femme. Soit!

On conçoit cependant qu'une nourrice de trente ans, qui s'est usée dans les fatigues de plusieurs allaitements, soit tout à fait au déclin de ses forces, et qu'il serait imprudent, sous prétexte d'avoir chez soi une femme expérimentée, de choisir une nourrice de cet âge.

Avec la jeunesse il faut une bonne santé et une heureuse constitution. Ayez soin d'examiner les dents, les seins, le cou, les cheveux même.

Les nourrices brunes valent mieux que les blondes.

Il existe dans les campagnes tant de maladies scrofuleuses, tant d'abcès froids, tant de dartres, teignes, etc., que je vous engage à bien examiner le cou de la nourrice pour vous assurer qu'il n'y a aucune cicatrice, aucun reste des affections que je viens de mentionner. J'appelle là-dessus votre attention, attendu que très-souvent les femmes atteintes d'humeurs froides ont des figures plus ou moins agréables, des yeux intelligents, des lèvres vermeilles, en un mot, semblent porter sur leurs joues toutes les roses de la santé. Inutile d'ajouter, je pense, que les humeurs froides, provenant d'un tempérament exagérément lymphatique, indiquent non-seulement une nourrice sans résistance, mais une nourrice donnant un lait dangereux.

Il faut que les dents ne soient pas gâtées, que l'haleine soit douce, que la langue soit propre. Bref, il faut s'assurer que les digestions sont bonnes, faciles, et par conséquent réparatrices.

Craignez une nourrice trop grasse, mais ne la prenez pas trop maigre non plus, car l'un et l'autre de ces excès prouvent un certain vice dans les fonctions du tube digestif.

Quant aux seins de la nourrice, il est évident qu'ils doivent être l'objet d'un minutieux examen : ce sont les organes lactifères, ce sont les glandes chargées de fournir le liquide nourricier indispensable à votre enfant. Voyez donc si les seins sont convenablement développés, si les bouts de sein sont bien faits et s'ils laissent échapper facilement le lait fourni par les canaux galactophores.

J'ai souvent entendu dire, par des gens pleins d'expérience, que les petits enfants prenaient une sorte de ressemblance extérieure avec les femmes qui les nourrissaient; parce que, les voyant, les regardant sans cesse, ils finissaient par copier leurs grimaces et singer tous leurs mouvements. Sous ce point de vue, je ne voudrais pas d'une nourrice trop laide. Sans doute, je ne demande pas une beauté de premier choix, mais je redouterais un visage tout à fait disgracieux.

III. — Qualités morales.

Voilà déjà bon nombre de qualités nécessaires; ce ne sont pas cependant les plus importantes.

Avec la force physique il faut la bonne santé morale; il est des qualités intellectuelles, tranchons le mot, des vertus réelles, indispensables pour faire une bonne nourrice.

Et d'abord il nous faut le dévouement, c'est-à-dire de l'attachement et du cœur.

Chose assez remarquable, c'est la qualité la plus facile à trouver. Quand on réfléchit que cette nourrice est obligée de prendre le rôle d'une mère pour un petit être qui n'est point son enfant; quand on songe qu'elle a été contrainte, pour se faire nourrice, d'abandonner en quelque sorte son enfant à elle, de quitter son pays, sa famille, et que, pour une somme qui n'est jamais bien considérable, il faut qu'elle dépense les trésors d'une véritable affection, on est porté à regarder la chose comme impossible. Il n'en est point ainsi, je vous le répète : le dévouement est une des qualités morales les plus faciles à trouver chez les nourrices : par cela même qu'elles ont allaité un petit enfant pendant seulement deux ou trois jours; par cela même que le petit enfant les a empêchées de dormir, leur a donné de la fatigue et des soucis, elles se prennent pour lui d'une tendresse incroyable, elles finissent par aimer leur nourrisson tout autant que s'il était leur enfant.

Avec le dévouement, il faut de la patience.

Quiconque a vu les soins incessants qu'exige un enfant à la mamelle comprendra combien doit être patiente la femme qui l'habille, le déshabille, l'endort et le nourrit. De plus, le cours de la vie n'est pas toujours calme et tranquille, de temps en temps apparaissent des pierres et des obstacles qui changent le fleuve en torrent. La nourrice, transportée de la campagne dans une société différente de celle à laquelle elle était accoutumée, trouve dans ce nouveau monde bien des tracas inattendus et bien des caractères peu gracieux. Il faut qu'elle soit capable de tout subir sans découragement, sans mauvaise humeur, sans la moindre colère. La colère, en effet, est comme une tempête, qui peut faire sombrer en un instant les santés les plus florissantes ; mais surtout, chez une femme qui nourrit, la colère peut produire des désordres redoutables, elle peut dénaturer le lait, le faire tourner, comme on dit vulgairement, et occasionner de terribles abcès.

Ayez soin encore de choisir une nourrice un peu gaie, agréablement rieuse, adroitement joviale. Effectivement la tristesse, les idées noires, la désolation et les larmes produisent sur une organisation vivante de fâcheux résultats. Tout le système nerveux s'en trouve crispé, tiraillé, douloureusement offensé. Chez une personne triste, les digestions se font mal, le sommeil est incomplet et peu réparateur ; l'intelligence elle-même, comme un soleil radieux voilé par des nuages, se trouve manifestement obscurcie.

Il en sera de même chez une nourrice assaillie par des chagrins, entachée de mélancolie et de tristesse. Non-seulement les fonctions ordinaires de la vie se feront péniblement, mais la sécrétion du lait ne se produira qu'avec peine.

Ainsi, quand il s'agit de choisir une nourrice, laissez là toute idée de bienfaisance et de charité, redoutez une femme par trop malheureuse que l'inconduite d'un mari, la perte de quelque enfant, des embarras d'argent, font pleurer sans cesse. Ne m'objectez pas, en la faisant venir chez vous, que vous pourrez la soustraire aux causes qui la désolent, la distraire ou l'aider un peu. Faites-lui tout le bien que vous voudrez, mais ne jouez pas la santé de votre enfant, en le confiant à l'infortunée qui vous intéresse.

C'est qu'il faut bien le dire, le lait transmet en quelque sorte et les qualités physiques et les qualités morales, et, à ce sujet, je ne saurais mieux faire que de citer textuellement l'avis de l'un de nos praticiens les plus distingués.

« Assurez-vous, avant de choisir une nourrice, qu'elle a du zèle, de la patience et de la propreté. Celle qui serait oisive et négligente oublierait les soins de son état. Celle qui serait intempérante pourrait altérer son lait.

« N'appelez pas à nourrir votre enfant la femme que de tristes passions ont tourmentée, ni celle qui vient dans votre maison pour fuir les ennuis qui l'assiégent dans la sienne.

« Que la nourrice soit saine de cœur, car, si elle n'est pas d'un bon naturel, le lait ne peut être bon, même physiquement. Le lait, en effet, a sur les qualités morales de l'enfance une influence qu'on ne peut contester.

Rosenstein rapporte qu'un chien allaité par une louve devint, comme sa nourrice, un animal farouche. Il faudrait donc vous garder de confier votre enfant à une nourrice de mauvaises mœurs, à une femme acariâtre, haineuse et et vindicative.. »

IV. — Du lait et de ses qualités. — Le lait trop jeune ou trop vieux.

Il est évident que, si l'on prend une nourrice, c'est dans l'intention d'avoir ce qu'en terme technique on appelle une laitière. Ainsi, avec les qualités physiques et morales que je viens de recommander, il faut rechercher une femme capable de donner de bon lait. Ce lait se goûte, s'analyse et peut être examiné de plusieurs manières, nous le dirons tout à l'heure; mais le lait qu'il faut choisir pour un enfant qui vient de naître ne doit être ni trop jeune ni trop vieux. Expliquons-nous.

Il ne s'agit plus ici de l'âge de la nourrice, une vieille nourrice peut avoir un lait jeune, comme une jeune femme un lait déjà vieux. On appelle lait jeune, un lait d'une sécrétion toute récente produit par un accouchement qui n'est pas éloigné; on appelle vieux lait, un lait établi depuis quinze, dix-huit et vingt mois.

Eh bien, je crois qu'il est imprudent à une mère de choisir pour son enfant, même au moment de sa naissance, un lait tout neuf et par trop nouveau. La raison en est : 1° que la sécrétion laiteuse est encore imparfaite; 2° que vous courez bien des chances d'accidents maladifs, en prenant pour nourrice une femme trop récemment accouchée. Les suites de couches n'étant pas encore terminées, la nourrice choisie peut être prise de pertes, de fièvre, que sais-je? il peut se faire que son lait, après avoir paru abondamment quatre à cinq jours, disparaisse tout à coup ou se raréfie considérablement.

On conseille d'ordinaire aux personnes qui veulent faire l'emplette d'un cheval de choisir un animal qui a jeté sa gourme, parce que cette maladie produit parfois de tels accidents qu'elle compromet et déprécie tout de suite un cheval de grand prix. De même, quand il s'agit d'avoir une bonne nourrice, il faut attendre que cette femme soit bien portante et ne pas courir la chance de la voir prise tout à coup des maladies qui suivent parfois les labeurs d'un accouchement.

En conséquence, je trouve trop jeune un lait qui n'a pas au moins deux mois.

D'un autre côté, je trouve un peu trop vieux, pour un enfant qui vient de naître, le lait d'une femme accouchée depuis quinze à vingt mois. Je sais bien qu'on a prétendu que les nourrissons rajeunissaient le lait en quelque sorte; on voulait dire que les succions faites par un tout petit enfant, ayant un autre caractère que les succions faites par des enfants plus grands, influencent manifestement la sécrétion des glandes mammaires. Je crois l'assertion très-subtile, mais j'estime qu'elle nous vient des commères plutôt que des gens instruits et expérimentés; car il me semble à moi que plus un enfant qui tette est âgé, mieux il tette, plus il opère de vigoureuses succions. Si donc les succions énergiques étaient capables d'activer la sécrétion du lait, ce n'est point à un enfant de deux ou trois jours qu'il faudrait confier cette besogne.

N'exagérons rien cependant, et avouons qu'il est des circonstances où l'on ne doit point reculer devant un lait un peu âgé : c'est le cas où l'on connaît parfaitement la nourrice qui le donne et qu'on a pu en apprécier les soins, le dévouement, le bon caractère, en un mot, toutes les qualités. Car à toutes les conditions que j'ai déclarées nécessaires pour rendre une femme bonne nourrice, on doit comprendre qu'il en est bien peu de parfaites, et, quand on est assez heureux pour rencontrer dans cette classe, d'ordinaire si peu instruite, si négligemment élevée, des vertus fort difficiles à trouver, même dans un plus grand monde, on peut, ce me semble, passer sans scrupule sur l'objection du lait trop vieux. J'ai vu plus d'une nourrice faire deux nourrissages de suite sans qu'il en soit résulté de grands inconvénients.

V. — Bon lait et mauvais lait.

Il est certain que, pour reconnaître sûrement les qualités nourrissantes du lait de femme, il est nécessaire d'avoir minutieusement étudié cette question et d'avoir corroboré cette étude par de nombreuses expériences, par une pratique presque journalière, ce qui veut dire qu'il faut être médecin.

Le praticien, en effet, à l'aide des analyses chimiques, connaît tous les principes qui doivent entrer dans la composition de ce liquide vivant et nourricier. Il sait qu'avec la matière caséeuse non-seulement il doit exister une certaine proportion d'eau, mais un certain sucre qu'on appelle sucre de lait, et surtout une substance grasse, huileuse, qui nage au milieu du liquide, en globules plus ou moins arrondis. De même que la plus ou moins grande quantité de globules du sang prouve sa force et ses qualités nutritives, les globules butireux que renferme le lait démontrent sa vertu nourrissante; c'est aux études encore assez récentes des partisans du miscroscope que nous devons cette découverte.

On place une goutte de lait sous les verres grossissants de l'instrument en question, et l'on distingue les globules du liquide nourricier aussi commodément que l'on voit les grains de sable au fond d'une rivière limpide et transparente. Mais, pour procéder à cet examen et pour en tirer des conclusions pratiques, il faut l'habitude du microscope d'abord, puis il faut avoir examiné toute espèce de lait afin de comparer, d'apprécier et de reconnaître si les globules sont trop rares ou en suffisante quantité.

On n'a point toujours un médecin à sa disposition, et d'ailleurs tous les médecins n'ont point un microscope dans leur poche. En conséquence, pour reconnaître si le lait est pauvre ou riche, c'est-à-dire trop liquide ou suffisamment épais, on peut employer des moyens moins savants et moins sûrs, mais qui, tout bourgeois, tout prosaïques qu'ils sont, donnent assez de probabilité pour asseoir un jugement et prendre une détermination sage.

Ainsi : on fait projeter quelques gouttes de lait sur une large cuiller d'argent et l'on renverse la cuiller pour s'assurer de quelle façon coule le liquide. La matière bitureuse qui forme les globules du lait le rend plus ou moins gluant, suivant qu'elle s'y trouve en plus ou moins grande quantité, et fait que le liquide tient avec plus ou moins de ténacité sur les parois de la cuiller d'argent.

En ajoutant quelques gouttes de lait dans le récipient de métal, on l'examine, et l'on peut juger de sa plus ou moins grande transparence. Le lait trop clair n'est pas un bon lait.

On peut goûter le lait en y portant la langue. Le bon lait de femme doit être assez notablement sucré.

Ce n'est pas tout : on peut faire remplir la cuiller, et, l'exposant au-dessus d'une bougie allumée, on fait ainsi chauffer le liquide qu'il contient. Bien entendu on ne tient cette cuiller qu'à l'aide d'un morceau de linge ou avec un fragment de carton ; en un mot, on prend toutes les précautions nécessaires pour que le métal, doué d'une grande conductilité calorique, n'apporte pas à la main assez de chaleur pour brûler les doigts. Au bout de quelques minutes, on voit le lait fumer, puis onduler, puis bouillir, et, s'il bout facilement, on est sûr d'avoir affaire à un lait qui n'est point fermenté.

Au reste, c'est à l'œuvre que l'on reconnaît la bonne nourrice. C'est aux résultats du lait que l'on reconnaît sa bonne ou mauvaise qualité.

Il n'est point de nourrice qui, avant un engagement positif, refuse de donner le sein à l'enfant qu'on lui propose de nourrir. Or, si le nourrisson boit et boit avec avidité et paraît rassasié quand il a bu, si la mamelle ne se vide pas complétement cependant, si enfin, au moment où l'enfant la quitte, on voit s'en échapper un liquide assez abondant, on peut présumer que la nourrice est bonne laitière et que son lait est suffisamment nourrissant.

Si, au contraire, après avoir teté pendant plusieurs minutes, l'enfant, fatigué de ses succions, lâchait, puis reprenait pour abandonner encore; si, au lieu de s'endormir à la mamelle, il annonçait par ses cris qu'il n'est pas complétement rassasié, il serait de toute évidence que la nourrice n'a point un lait assez fort.

VI. — Surveillance nécessaire.

Notre choix est fait. Après un minutieux examen, après mille et mille questions, vous avez définitivement arrêté la nourrice et vous lui avez confié votre petit enfant.

Confié, entendons-nous bien. O vous qui êtes assez heureuses pour pouvoir garder près de vous la femme chargée de nourrir votre enfant, vous savez bien qu'il vous reste à remplir une bonne partie des fonctions maternelles, ce n'est pas vous qui allaiterez, qui emmailloterez, qui bercerez le nourrisson; mais vous serez contrainte de l'entourer, lui et sa nourrice, de votre attention et de votre sollicitude.

C'est à vous qu'il appartiendra de veiller à ce que la nourrice ait une alimentation sage et régulière ; comme, vous aurez soin de donner des ordres pour que votre cher enfant soit hygiéniquement tenu et nourri. C'est à vous qu'il appartiendra de veiller sur les mœurs de cette mère par intérim, qui, pour éviter toute chute, doit être adroitement soustraite à toutes les dangereuses occasions.

Mais il ne suffit pas d'indiquer les devoirs qu'il vous reste à remplir, il faut vous les expliquer minutieusement. Voyons donc ensemble quels doivent être les rapports de l'enfant à la nourrice.

Examinons le genre d'alimentation qui convient aux nourrices.

Disons enfin le genre de vie qui leur est le plus profitable.

VII. — Faut du lait, mais pas trop n'en faut.

Une nourrice doit présenter le sein à son nourrisson autant que ce dernier le lui demande ; mais il faut la prévenir que l'excès en tout est un mal, et que, de même qu'un régime alimentaire régulier est nécessaire aux grandes personnes, il est aussi nécessaire aux petits enfants.

Nous l'avons déjà dit à propos de l'*allaitement maternel*, l'allaitement doit être régularisé ; autrement il en résulte de graves inconvénients digestifs.

En conséquence, il faut prévenir la prodigalité et empêcher des fautes, malheureusement trop ordinaires. Les nourrices qui sont bonnes laitières en abusent souvent dans leurs rapports avec leur nourrisson, c'est-à-dire qu'elles leur présentent le sein à chaque instant du jour et de la nuit. J'ai déjà dénoncé cette faute comme dangereuse, et, si j'y reviens en ce moment, c'est que le mal est généralisé dans la classe des bonnes nourrices.

Les abondantes laitières, en effet, font parade de leur lait à peu près comme les gens riches font étalage de leur fortune. Et puis, chacune d'elles, tenant à contenter le petit enfant qui lui est confié, le fait teter à chaque instant sans sagesse, sans méthode, sans mesure L'enfant crie, parce qu'il s'éveille ou parce qu'il se trouve mal à l'aise dans ses langes humides; vite, on lui met le sein dans la bouche et l'on affronte ainsi plusieurs inconvénients : l'indigestion, qui se traduit par des vomissements successifs, vomissements de lait caillé dont les acidités restent dans le tube digestif, indigestion qui produit souvent, par contre-coup, des désordres intestinaux et des garde-robes trop abondantes.

L'enfant ferme les yeux et se rendort dès qu'il se sent l'estomac plein, car il cherche instinctivement, par cette existence de marmotte, à faciliter un peu ses digestions laborieuses. Or, pour ne point troubler ce nouveau sommeil, la nourrice se garde bien de changer et de nettoyer son nourrisson. Il ne faut pas réveiller le chat qui dort, dit le proverbe, et les nourrices prétendent qu'il ne faut jamais troubler le sommeil d'un petit enfant endormi. Alors on le laisse dans des langes malpropres, on se garde bien de reconstruire le maillot devenu fétide et plein d'humidités ; il en résulte que la peau du petit enfant se macère, se couvre de rougeurs, se fendille et s'écorche. Il en résulte que, l'atmosphère qui l'entoure recevant toutes les mauvaises odeurs qui s'exhalent du berceau, l'enfant ne respire, pendant son sommeil forcé, qu'un air épais et souvent impur. Cela n'empêche pas l'enfant de grossir, mais, prenez-y garde, son embonpoint n'est que de la bouffissure, ses chairs sont blanches, mais d'une mollesse excessive. Chacun s'écrie en voyant le marmot :

— Oh! le magnifique poupard! Oh! l'énorme et gracieux enfant!

Hélas! le superbe nourrisson n'a aucune résistance vitale, et, au moindre choc, au coup d'une simple diarrhée ou d'une petite fièvre, déterminée par le travail des dents, l'enfant s'étiole, s'abat et tombe; — la bulle de savon s'évanouit. En quelques heures, toutes les apparences de santé se trouvent fondues.

Une nourrice ne doit donner le sein que toutes les deux ou trois heures, cela dépend de l'abondance de son lait et de l'appétit de son nourrisson, et voici textuellement la loi posée par un accoucheur fort expérimenté :

« Six fois dans le jour, trois fois dans la nuit, telle est la règle qu'une mère doit exiger quand la nourrice ne s'y conforme pas d'elle-même. »

Cette prescription est relative aux trois premiers mois; mais, comme dès cette époque de la vie il est permis de donner à un petit enfant quelque autre aliment que le lait; par exemple, un peu de bouillon de poulet, un peu de gruau sucré, une panade excessivement légère, ce que les Bourguignons appellent du bouillon de pain, on conçoit que, dès ce moment, l'allaitement puisse devenir plus restreint et les moments d'allactation plus rares.

A côté des nourrices prodigues, il faut réprimander les nourrices trop avares. Il en est effectivement qui, dans la peur de s'épuiser, ne donnent à boire à leur nourrisson que le moins possible. Oh! quand elles sont devant les parents, dès qu'elles se trouvent en public, elles se résignent et présentent le sein aussitôt que le petit enfant annonce le besoin et l'appétit; mais, à peine ces femmes se trouvent-elles seules, qu'elles gorgent leur nourrisson de bouillie claire, de panade plus ou moins épaisse; elles vont même jusqu'à lui donner de véritable bouillon! Tout cela pour lui remplir l'estomac, bien entendu, pour prévenir les cris, empêcher l'amaigrissement, garder enfin toutes les apparences, en se dispensant de donner à teter autant qu'elles le devraient.

La fraude est si facile, qu'elle est plus commune qu'on ne le pense. Elle se commet surtout pendant la nuit ; et si pendant le jour, au moment de son réveil et de son coucher, la mère vient questionner pour savoir si l'enfant a bien bu, la nourrice répond toujours par l'affirmative, en lui montrant le marmot qui dort et en lui faisant remarquer combien il est gras et dodu.

C'est un mal ! un mal pour l'enfant, qui, recevant une nourriture trop forte pour lui et se trouvant encore avec un estomac incapable d'en opérer une complète transformation, peut être pris d'inflammation d'entrailles et subir des désordres intestinaux plus ou moins dangereux.

C'est un mal pour la nourrice, qui, ne présentant point assez souvent sa mamelle à l'excitation nécessaire de la succion, voit son lait diminuer et perd son aptitude de laitière.

Comment donc s'y prendre pour découvrir toutes ces fraudes et toutes ces fautes de parcimonie ou de prodigalité ? On ne peut tenir une nourrice à l'attache, l'obliger à coucher dans ses appartements et faire peser sur elle l'ennui d'un examen sans répit, les tortures d'une espèce d'esclavage.

Mais d'abord il est facile d'avoir sa police secrète, et de faire surveiller la nourrice, adroitement, par quelque serviteur de confiance. Nous reparlerons, au sujet des mœurs, de ce mystérieux, mais important moyen.

Il en est un plus simple et plus naturel : il faut avoir le soin d'inspecter minutieusement tous les langes du nourrisson, et, comme les garde-robes qui suivent des digestions difficiles deviennent bien vite verdâtres et surabondantes; comme, dans le cas d'excès ou d'avarice de lait, il survient les mêmes désordres, il ne s'agira plus que de rechercher si la nourrice donne trop à teter, ou si elle manque à ses devoirs, en ne donnant point à son nourrisson tout le lait dont il a besoin.

VIII. — Quelle doit être la nourriture d'une nourrice?

On ne doit point oublier que, d'ordinaire, la nourrice sort de la campagne et qu'elle y est accoutumée, sinon à une nourriture bien recherchée, du moins à une nourriture très-abondante; par conséquent, il ne faut point s'étonner de la voir manger beaucoup plus qu'on ne le fait à la ville.

Mais il faut prendre garde de la gâter, c'est-à-dire de la rendre gourmande, en lui donnant, à satiété, des plats faits tout exprès pour elle, des mets exquis et succulents. C'est, en quelque sorte, empiéter sur les fonctions du méchant tentateur, qui cherche toujours à nous attirer dans le vice par l'appât trompeur du plaisir. Vous donnez à votre nourrice non pas seulement quelque chose de réconfortant, vous lui présentez des aliments raffinés et vous lui dites : Mangez-en tant que vous voudrez. Cette femme s'exécute, trouve la tâche agréable à remplir, et, sous prétexte de vous obéir, elle devient gourmande à faire peur.

Alors elle peut engraisser et perdre son lait, et si, par malheur, elle vient à subir des indigestions, son nourrisson en éprouve un contre-coup désastreux.

Au nom de vos intérêts les plus chers, non-seulement dans l'intérêt de la nourrice, mais dans celui de votre enfant, ne dérangez rien des habitudes campagnardes de votre frugale laitière.

Donnez-lui de la soupe bien épaisse, criblée de légumes, remplie de pain, haute en goût, forte en couleur; laissez-lui manger du bœuf, du rôti, des pommes de terre et des carottes; laissez-lui le pain à discrétion, mais ne donnez pas trop de vin. Il faut du vin coupé avec de l'eau, c'est la boisson la plus convenable. Quant au vin pur, il échauffe, il anime, et même, en petite quantité, il est capable de produire sur ces organisations qui n'en ont pas l'habitude une exaspération intellectuelle, un bouillonnement de cerveau qu'il est toujours prudent d'éviter.

IX. — Exercice et gymnastique nécessaires.

N'accablez jamais une nourrice des ennuis de l'esclavage et tâchez de lui faire prendre en patience les lourds inconvénients de la servitude.

Hélas! elle est vraiment esclave, la pauvre femme, esclave de son enfant, d'abord, esclave de la position mercenaire que sa condition l'a contrainte d'accepter. A toute heure du jour et de la nuit, il faut qu'elle soit aux ordres du marmot qui crie, qui pleure, et dénonce déjà par mille petites méchancetés les caprices naissants de la nature humaine. Elle est esclave de tout votre entourage! des grands parents, des visiteurs et prétendus amis; esclave surtout de tous vos serviteurs, quels que soient leurs grades, c'est-à-dire de la cuisinière, du valet de chambre, de la femme de chambre, surtout. N'est-elle pas domestique comme eux, plus payée qu'eux, et cependant entrée dans la maison plus récemment qu'ils ne le sont tous? Sans doute, on ne le lui dit pas crûment, mais vous pouvez être bien certain qu'on le lui fait sentir.

Donc, voilà une femme, pourvue du plus grand nombre des qualités et vertus que j'ai demandées, déjà méritante à ce seul titre, une femme qui partage avec votre enfant son sommeil et sa vie, qui, par sa condition même, est contrainte de subir et d'écouter sans mauvaise humeur les recommandations minutieuses des grands parents, qui se trouve obligée de supporter chaque jour les rebuffades, jalousies et admonestations de tous vos domestiques, sous peine d'ennuis incessants et souvent même de fausses dénonciations. Vous m'avouerez que la tâche est assez rude, que la chaîne est assez lourde, et, comme cette chaîne n'est point d'argent massif (les appointements d'une nourrice sont ordinairement de quarante-cinq à cinquante francs par mois); non-seulement il est humain, honnête, mais il est nécessaire d'alléger cette chaîne le plus possible.

Cela revient à dire que la nourrice ne doit jamais vivre en recluse, et qu'il est urgent de l'entourer d'une considération toute spéciale. J'ai longuement parlé dans mon *Cours d'hygiène* des inconvénients de la vie sédentaire; il est donc inutile d'en traiter ici avec détail; mais on me permettra de faire remarquer que si l'immobilité et la réclusion sont contraires à la bonne santé d'une personne ordinaire, elles doivent l'être bien davantage à une femme obligée de nourrir, c'est-à-dire de dépenser chaque jour une partie de sa force, de son sang et de son activité.

Ainsi : je veux que la nourrice, habituée à l'air libre des champs, aille chaque jour se consoler de son exil volontaire dans une promenade, dans des courses où elle puisse respirer à l'aise; qu'elle aille se distraire un peu de cette existence de salon qui lui pèse, bien qu'elle n'en manifeste aucun chagrin, et qui pourrait finir par l'étioler, par la rendre morose et languissante.

Les mères, généralement très-minutieuses dans tout ce qui touche, dans tout ce qui a rapport à la santé de leurs enfants, tombent, au sujet des nourrices, dans les inconvénients ordinaires du scrupule; elles ne veulent pas les laisser sortir, parce qu'il fait trop frais, parce qu'il fait trop chaud; ou bien il y a de l'humidité, ou bien il y a de la poussière. De cette manière, c'est à peine si la pauvre nourrice peut aller promener trois à quatre fois par mois. Ce n'est point assez, et, je le répète, c'est une faute.

Croyez bien, mesdames, que les paysannes ne sont ni aussi susceptibles, ni aussi délicates que vous; songez qu'un peu d'humidité ne leur fait pas peur, et qu'elles pataugent dans la boue avec autant de plaisir, avec la même innocuité que tous ces marmots barbouillés qui manient le sable des jardins, et tripotent parfois jusque dans le ruisseau.

Quand le temps est évidemment mauvais, quand l'atmosphère est manifestement contraire, quand enfin la nourrice est obligée de rester chez vous, avisez au moyen de lui faire prendre un profitable exercice; voyez à ce que cette femme ne reste pas toute la sainte journée campée sur sa chaise, ou étendue dans l'un de vos fauteuils; inactive dans votre chambre, ou immobile près du berceau de son nourrisson. Qu'elle aide vos serviteurs à faire les appartements et à remplir toutes leurs fonctions, en un mot, qu'elle aille, qu'elle vienne, qu'elle porte, qu'elle frotte, qu'elle essuie et qu'elle balaye.

A toute cette besogne la nourrice trouvera double avantage : d'une part, un peu d'exercice et une gymnastique salutaire, de l'autre, des services rendus qui la lieront et la mettront bien avec tous les gens de votre maison, car, si j'ai parlé des jalousies des domestiques, il n'en faut pas conclure qu'une nourrice, pour éviter ces inconvénients, puisse être retirée en quelque sorte de la classe de vos serviteurs; n'allez pas la faire manger à votre table, ni la traiter comme une dame, vous la gâteriez, et très-probablement vous l'ennuieriez beaucoup. Comme le dit un auteur que j'ai déjà cité : « Une nourrice ne peut trouver de gaieté et de distraction que dans ses rapports avec les gens du rang qu'elle occupe elle-même. » C'est pourquoi, dans l'intérieur de la maison, elle doit être libre, et ses rapports avec la domesticité ne doivent pas être gênés.

X. — Surveillance pourtant! Surveillance!

De ce que votre nourrice a besoin de promenade, de grand air et de liberté, il ne faudrait point en conclure que la surveillance est inutile. Surveillance minutieuse, au contraire! mais surveillance adroite, politique; surveillance de haute police enfin : voilà ce que j'ai demandé, voilà ce que je demande.

Que jamais votre nourrice ne sorte seule avec son nourrisson. Cette femme a ses passions comme une autre, sa coquetterie comme ses semblables; elle peut faire de mauvaises rencontres, se laisser influencer par de niais compliments, et, bêtement, sans s'y attendre, se trouver tout à coup séduite.

Que, dans ses rapports avec vos domestiques et toutes les personnes qui habitent la même maison, votre nourrice soit surveillée sans affectation, sans démonstration de défiance, mais avec sollicitude. Je vous l'ai dit, vous ne pouvez guère exercer vous-même cette importante surveillance, et il est nécessaire que vous ayez parmi vos gens un serviteur de confiance qui vous avertisse, sinon de tout ce qui se passe, au moins des dangers qui se préparent et des périls menaçants.

XI.— Reconnaissance obligée.

Trop souvent les mères qui n'ont pu nourrir leurs enfants deviennent jalouses, en quelque sorte, de l'affection que ces petits anges manifestent pour leur nourrice; trop souvent, surtout quand la besogne est faite ou plutôt quand la mission est accomplie, en d'autres termes, quand le nourrissage est terminé, on renvoie la nourrice avec aussi peu de cérémonie qu'un serviteur dont on n'a plus besoin.

— Elle a nourri mon enfant, c'est vrai, elle l'a fait en conscience, avec tout le zèle et le dévouement nécessaires; mais je l'ai remerciée, je l'ai payée, nous sommes quittes; qu'elle parte et qu'il n'en soit plus question.

Ma chère dame, vous êtes dans l'erreur; non-seulement vous êtes injuste, mais, réfléchissez-y bien, vous allez donner à votre enfant, à cet être chéri, dont vous êtes si contente de recouvrer pour vous seule l'amour et les caresses, la première leçon d'ingratitude; et, sur ce sujet, je ne puis mieux faire que de transcrire à votre adresse les chaleureuses paroles écrites par un homme plein d'expérience et de sagesse.

« Il faut apprendre que la femme qui a nourri votre enfant n'est plus pour vous une étrangère; il faut croire qu'elle a contracté avec vous une véritable alliance et la regarder comme appartenant à votre famille, et, quand après plusieurs années elle viendra revoir l'élève qu'elle a remis entre vos mains, qu'elle puise dans son jeune cœur, toujours reconnaissant, un salaire bien plus doux que celui qu'elle a reçu de vous... Si une mère, jalouse des marques de tendresse qu'un enfant donne à sa nourrice, reçoit celle-ci avec chagrin, si elle la repousse comme une mendiante..., la nourrice retournera dans sa demeure rustique oppressée par le sentiment d'une telle injustice, et l'amertume de sa plainte détournera d'un métier stérile toutes les femmes sensibles, les seules qui soient propres à l'exercer. Ah! plutôt, qu'une bonne mère encourage le cœur de son fils dans une facile reconnaissance, qu'il apprenne combien il est beau d'être généreux, qu'il devienne l'ami de celle qui l'a nourri, le protecteur de ceux qui ont partagé en frères le lait et surtout les soins que la nature ne destinait qu'à eux. Alors cette espèce de patronage sera d'un exemple encourageant, et les mères faibles et languissantes au sein de nos cités trouveront à la campagne des femmes robustes et laborieuses qui les soulageront des soins qui accableraient leur faiblesse. »

XII. — Changement de nourrice.

Après avoir prêché la reconnaissance, réclamé de l'affection et de l'attachement; après avoir demandé de la surveillance et prescrit de fréquentes interrogations, je suis obligé de recommander de la sévérité, et même de la rudesse, pour certaines circonstances.

Ainsi, quand une nourrice se conduit mal, il ne s'agit point de la sermonner, de croire à son repentir, il faut immédiatement s'en séparer.

Quand une nourrice perd son lait ou devient malade, il est encore indispensable de s'en séparer.

Enfin, quand le lait de la nourrice, attaqué par un vice constitutionnel longtemps caché, mais qui se révèle tout à coup, devient non-seulement dangereux, mais redoutable; quand, à la suite de colère, de chagrin ou d'extrême frayeur, le lait se dénature, il n'y a point à tergiverser, la nécessité est pressante, il faut absolument une séparation.

— Mais nous aimons tant cette nourrice, l'enfant y paraît si attaché! et puis, quel parti prendre? Sevrer le nourrisson est encore impossible, prendre une autre nourrice est fort désagréable....

Tant pis, vraiment, tant pis, la santé de votre enfant avant tout. Je comprends que vous ne reculerez point quand vous saurez que le lait est infecté par une maladie intérieure. Eh bien, retenez-le, un lait dénaturé par des accidents nerveux ou les passions pénibles ou mauvaises dont j'ai parlé plus haut, est quelquefois tout aussi redoutable que le lait d'une femme atteinte d'humeurs froides.... A la suite d'une colère, d'une frayeur ou de toute autre commotion, le lait peut prendre des caractères si désastreux, qu'après en avoir bu trois à quatre jours on a vu des enfants devenir épileptiques ou se tordre dans des convulsions désolantes. Oserez-vous encourir par votre négligence de tels malheurs, de si grands accidents?

Quant au lait devenu trop pauvre, j'admets que sa suppression ne soit point aussi absolument nécessaire, attendu que si le nourrisson peut prendre quelque autre aliment, du gruau, du bouillon coupé, des fécules, on obtient une compensation qui ramène sa nourriture à la dose suffisante. Bien entendu, nous supposons l'enfant âgé de trois ou quatre mois; n'ai-je pas dit que, jusqu'à cette époque, les petits enfants ne pouvaient avoir d'autre nourriture que le lait de femme ou d'animaux? Donc, au lieu de renvoyer la nourrice et de la remplacer par une autre, on peut essayer d'un demi-sevrage, et tenter d'une certaine façon d'élever l'enfant sans la laitière indispensable.

Oui, mais il ne faut pas songer seulement au présent, il faut un peu prévoir l'avenir. Il est des circonstances critiques dans la première année de la vie humaine, il est des moments très-difficiles à passer pour la plupart des petits enfants. Telle est l'époque de la dentition; tel est le moment où survient une petite maladie d'entrailles. Alors, soyez-en bien sûrs, l'enfant, qui acceptait de légers potages, des fécules et du bon bouillon, refusera pareille nourriture, il ne prendra aisément qu'une seule chose, le lait de sa nourrice. Or, si ce lait est trop liquide et par conséquent insuffisant; si ce lait est en trop petite quantité, l'enfant se trouvera condamné à une dangereuse abstinence; en sorte que, attaquée d'une part par la maladie, minée de l'autre par un jeûne forcé, la vie de ce petit être, mise en grave péril, pourra fort bien y succomber.

Ainsi donc, changez de nourrice dès que votre médecin vous le conseille, dès que vos observations et votre propre expérience vous avertissent de cette nécessité. Pour cette grande affaire, il faut de la résolution et du courage. Vous ferez chercher une nourrice nouvelle, sans en prévenir la nourrice que vous voulez remplacer. Une fois le sujet trouvé et la nouvelle nourrice arrivée chez vous, vous avertirez l'ancienne, et dès ce moment-là vous la séparerez de son nourrisson. De l'autorité, de la fermeté, encore une fois! il vous en faut, et vous en aurez en songeant que vous remplissez un devoir impérieux, et que, très-probablement, par cette démarche, vous sauvez la vie à votre enfant. Que de fois, comme le disait un de nos confrères, on voit des enfants, tourmentés de colique et d'insomnie, dormir après avoir teté le sein d'une nouvelle nourrice! Que de fois on voit des petits malades se réveiller tout à coup guéris; des enfants malingres et couverts de boutons se rétablir et se revêtir comme d'une peau nouvelle, quelques jours après le changement de leur nourrice. Méditez, réfléchissez et concluez.

XIII. — Les nourrices chez elles.

Je vous en ai déjà prévenu, il s'agit d'un triste et pénible tableau ; j'ai à vous montrer des parents sans fortune, des ouvriers retenus par leurs travaux, obligés d'abandonner en quelque sorte, presque aussitôt leur naissance, les petits enfants que le ciel leur envoie.

Abandonner! ce mot est dur et me fait craindre que vous n'y voyiez une mauvaise action. Comprenons-nous bien.

Je n'appelle plus des parents les gens assez malheureux pour aller jeter à la charité publique les petits enfants qui leur sont nés; je n'ai pas à m'apitoyer sur le sort de ces gens sans entrailles qui vont confier leur naissante famille au hasard ou à l'hospice, qui l'abandonnent dans un tour ou dans la rue. On a, sur ce sujet, dépensé des discussions bien creuses, des paroles pleines de vues philosophiques et tout humides de philanthropiques attendrissements. Faut-il des hospices d'enfants trouvés? Oui, vraiment; car il faut des égouts dans une grande ville, et il est nécessaire que la société et ceux qui la gouvernent prennent leurs mesures pour venir remplacer des parents indignes de ce nom. Mais là s'arrête les considérations que nous avons à faire, et j'en reviens bien vite à ces familles ouvrières, honnêtes, aimantes, dévouées, qui sont obligées de mettre leur enfant en nourrice et de s'en séparer pendant un certain temps.

Comme c'est le manque de fortune qui oblige la plupart des parents à ce douloureux sacrifice, ces gens ne peuvent donner à la nourrice qu'ils ont choisie qu'une bien faible rétribution. Aussi cette nourrice reste-t-elle chez elle, à la campagne, dans son milieu ordinaire, et se livrant toujours à ses habituels travaux. Aussi la nourrice garde-t-elle en même temps et nourrit-elle du même lait son enfant à elle et le nouvel enfant qu'on lui confie.

Elle n'est pas bien riche non plus, et par conséquent elle va faire partager à l'enfant qu'elle nourrit toute sa gêne, et quelquefois toute sa misère. Au nom du ciel, au nom de votre amour, au nom de votre cher petit enfant, ô braves parents! qui êtes obligés d'envoyer votre enfant en nourrice, n'agissez point en aveugles, cherchez, interrogez, écrivez, allez aux renseignements, et voyons ensemble les nourrices qu'il faudra préférer et choisir.

XIV. — Choix à faire.

En premier lieu, ne prenez jamais une nourrice exagérément éloignée. Il faut que vous puissiez aller la voir chez elle, non-seulement pour y faire les remarques que je m'en vais vous recommander, mais pour exercer de loin en loin et d'une façon inattendue une espèce de surveillance.

Il faut que vous voyiez votre nourrice; il ne s'agit pas de la faire venir chez vous, de la prendre dans un bureau et de l'inspecter quand vous lui confierez son nourrisson. Ce jour-là elle sera proprement mise, peignée, lavée, prête, en un mot, à parader devant vous. Vous la croirez soigneuse parce qu'elle est proprement habillée. Vous la croirez dans l'aisance parce qu'elle porte une robe neuve et du linge qui n'est pas trop grossier. Hélas! vous pourrez très-bien être induit en erreur. Qui vous dit que ces habits lui appartiennent? que ses bas et jusqu'à sa chemise ne sont pas des linges d'emprunt? Qui vous prouve que cette femme est propre et soigneuse? Il faut aller la voir chez elle dans sa chaumière, dans son ménage, lui rendre plusieurs visites et le faire au moins une fois à l'improviste. A la manière dont est tenu le logis, aux quelques meubles qu'il renferme, aux habitudes de ses habitants, vous saurez si la femme qui se propose pour nourrir votre enfant est propre, soigneuse, honnête, et si elle n'est point dans une trop grande misère.

Et puis, n'est-il point nécessaire que vous inspectiez un peu, non-seulement la nourrice, mais le logis qui doit abriter votre petit enfant? Il ne faut point pour lui un séjour bas et marécageux, une chaumière par trop humide, pas plus qu'il ne faut une cahute enfoncée dans les sables d'un pays aride, fort éloignée d'une rivière ou d'un étang. Dans le premier cas, votre enfant, tout bien constitué qu'il est, pourrait prendre des humeurs froides. Dans le second, vous êtes certains que le nourrisson serait malproprement tenu. L'eau est si rare, et les lavoirs si éloignés!

Voyez les autorités du pays, le curé du village, le maire ou son adjoint. Sachez pertinemment quelles sont les mœurs de votre nourrice, quel est son caractère, quelle est enfin sa réelle situation de fortune.

Si des obstacles insurmontables vous empêchent d'aller vous-même faire cette inspection, tâchez d'y envoyer à votre place un ami dévoué qui puisse vous faire un rapport bien fidèle.

Ou bien, enfin, écrivez, et écrivez à plusieurs personnes à la fois. Écrivez au pasteur de la commune. S'il existe non loin du hameau un notaire, un juge de paix, des bonnes sœurs de charité, écrivez-leur, interrogez-les tous. Vous ne sauriez prendre trop de précautions.

XV. — Inspecteurs bien désirables.

Je me suis demandé souvent comment dans un pays comme la France, avec des administrations aussi bien montées que les nôtres, on n'était point encore parvenu à réglementer, à surveiller, à récompenser et, par conséquent, à inspecter la classe importante des nourrices.

Nous avons des inspecteurs de toutes les façons, et, soit dit sans vouloir offenser personne, nous avons des inspecteurs dont l'utilité paraît fort douteuse. Pourquoi n'avoir pas des hommes dévoués et sûrs qui viennent au secours des parents obligés d'abandonner leurs petits enfants à des nourrices éloignées, qui se substituent en quelque sorte à l'autorité des familles, qui encouragent ou réprimandent, qui avertissent ou dénoncent? C'est le premier pas vers une réforme de la plus haute importance. On finira peut-être par comprendre, qu'une bonne et intelligente nourrice, est plus méritante, plus digne même d'être récompensée, que l'horticulteur qui décore nos parterres ou que l'agriculteur qui sait bien engraisser nos bestiaux!...

DU SEVRAGE

I. — Grave moment!

C'est une époque critique, un moment difficile, qui, par conséquent, réclame une manœuvre excessivement délicate, que le sevrage. C'est de toutes les commotions humaines l'une des plus graves d'abord, parce que le sujet qu'elle frappe, âgé de douze, quinze ou dix-huit mois, ne peut avoir beaucoup de résistance, et ensuite parce que c'est un des coups les plus terribles qu'ait à subir le plus gros pilier de la vie animale, le tube digestif.

« Beaucoup d'enfants périssent à l'époque de l'accouchement, écrit le professeur Leroy, — ne pas confondre avec l'inventeur de la médecine de ce nom, — mais il en périt peut-être plus encore à l'époque où ils sont séparés des mamelles de leurs mères ou de leurs nourrices. »

Déjà, en effet, à son arrivée dans ce monde, le petit enfant avait eu à supporter une épreuve considérable, le passage de la vie fœtale à l'émancipation organique ; le sevrage est l'exact pendant de cette crise physiologique.

Plus de lait désormais ! ou du moins plus de ce lait humain, si facilement digéré par les petits êtres que nous envoie la Providence ! Et ce n'est pas là la seule privation. Il faut bien se mettre en tête que le nourrisson qui tette puise, avec l'alimentation qu'il suce, une chaleur naturelle et une résistance vitale que ne pourront jamais expliquer nos chimistes avec leurs analyses, leurs corps simples et composés, leurs réactifs, leurs fourneaux et leurs cornues.

Le lait de la femme, en effet, n'est pas seulement une nourriture d'une digestion facile, d'une prompte assimilation, c'est un liquide vivant et, par conséquent, extraordinairement énergique. C'est un aliment qui fournit aux besoins de la vie animale et travaille au développement de la vie intellectuelle. — Ne vous ai-je pas fait remarquer que les bonnes ou mauvaises qualités d'une nourrice se transmettent avec son lait? Donc, non-seulement le lait nourrit et développe le tube digestif, mais il agit sur toutes les fonctions humaines, sur la circulation comme sur le développement musculaire, sur le système osseux comme sur l'appareil compliqué qui constitue le système nerveux.

Par conséquent c'est une mesure importante et délicate à prendre que de savoir retirer avec précaution, au petit enfant qui prospère, sa nourrice et le lait bienfaisant qu'elle lui fournissait tous les jours.

Les médecins les plus expérimentés conseillent de ne sevrer un enfant qu'à l'âge d'un an ou un an et demi; c'est-à-dire quand il a subi les premières crises dentaires, autrement dit, quand il possède déjà ces premières dents blanches et pures comme de l'ivoire et que l'on a si pittoresquement appelées dents de lait. — Nous allons expliquer, modifier et commenter ce conseil.

Car enfin, pour tenter le sevrage sans inconvénient, pour l'exécuter sans le moindre danger, il faut des précautions, des transitions, de la sagesse, et ce sont toutes les précautions à prendre qui feront l'objet de cet entretien.

Il est des précautions relatives à la mère, il est des précautions relatives à l'enfant. En commençant par ces dernières, je suis certain de contenter toutes mes lectrices. Quelle est la mère, vraiment digne de ce titre, qui ne fasse passer la santé de son enfant avant la sienne? Quelle est même la nourrice tant soit peu dévouée qui ne cherche le bien-être de son nourrisson avant de songer à se soigner elle-même?

II. — Précautions relatives aux nourrissons.

Il en est de trois sortes :

Il faut, pour sevrer un enfant, attendre l'époque favorable.

Il est nécessaire de préparer au sevrage par des manœuvres transitoires.

Enfin, une fois que le sevrage est décidé, il faut y procéder avec une certaine sévérité.

III. — Attendre l'époque favorable.

L'époque précise du sevrage est assez difficile à indiquer. Elle dépend en même temps et du nourrisson et de la nourrice; elle doit varier suivant la santé de l'un et de l'autre.

Si la nourrice est faible, si son lait est par trop peu nourrissant, si surtout elle a subi les atteintes passagères, mais souvent terribles pour la sécrétion laiteuse, d'une fièvre locale ou générale, d'un chagrin inattendu, d'une peur que l'on ne pouvait prévoir et empêcher, il est urgent d'avancer l'époque du sevrage.

Si, au contraire, la nourrice est bonne laitière, mais si, malgré son lait vivifiant, l'enfant, retardé par un tempérament extralymphatique, par un vice héréditaire ou par une de ces maladies d'entrailles qui fondent souvent sur les nourrissons, est chétif, malingre, criard; si, comme je le disais à propos des nourrices, les dents sont en retard, si la surimpressionnabilité du nourrisson et certains mouvements nerveux bien reconnaissables font craindre des convulsions, il faut éloigner prudemment l'époque du sevrage.

Règle générale : c'est à la fin de la première année qu'il faut songer à sevrer un petit enfant. Un mois plus tôt, quelques mois plus tard, peu importe ; car, encore une fois, cette époque ne peut être précise comme une horloge ou comme une saison.

Le mot de saison me paraît une transition naturelle à une recommandation spéciale. J'ai déjà fait remarquer, dans mon *Cours d'hygiène*, qu'il est deux saisons défavorables à la santé et pernicieuses à bien des individus. Pourquoi? Parce que ces saisons apparaissent comme des saisons transitoires. Que le printemps, par exemple, nous conduit, au moyen d'oscillations souvent dangereuses, vers les grandes chaleurs de l'été ; de même que l'automne, avec ses pluies, ses brouillards et sa capricieuse humidité, semble nous disposer par saccades aux rigoureux frimas de l'hiver.

Cependant, — cela va sans doute étonner bon nombre de mes lectrices, — ce sont précisément les saisons de printemps et d'automne que je recommande de choisir pour l'époque d'un sevrage. Le précepte n'est pas de moi ; il est formulé par les gens les plus expérimentés en pareille matière ; mais il m'appartient de le commenter.

L'opération du sevrage est une manœuvre toute de transition, et très-probablement, par ce grand principe ainsi formulé : « Qui se ressemble s'assemble », le sevrage est aidé, facilité par une saison transitoire. — Première raison !

Oh ! sans doute, vous ne vous contenterez pas de cette seule raison ; je la livre sans y tenir beaucoup aux personnes réfléchies qui aiment à creuser un sujet; mais je crois parvenir à gagner plus sûrement la cause que je plaide en montrant les inconvénients que peut occasionner un sevrage fait pendant les grandes chaleurs de l'été, comme un sevrage opéré pendant les froids rigoureux de l'hiver.

Le sevrage n'est critique et difficile à supporter que par l'importance énorme que revêtent les grandes fonctions digestives, non-seulement chez les hommes faits, mais spécialement chez les jeunes sujets et surtout chez les petits enfants. Or il est très-facile de remarquer que, pendant les chaleurs alanguissantes de l'été, l'appétit disparaît, les digestions deviennent lentes et laborieuses, la nutrition, c'est-à-dire l'assimilation des principes réparateurs, est manifestement paresseuse. Qui est-ce qui a faim quand il fait bien chaud? Et qui n'éprouve pas, pendant les chaleurs, quelques malaises d'estomac?

En expliquant la digestion, j'ai dit qu'après l'ingestion des aliments une grande partie des forces vitales, un afflux sanguin, une concentration de chaleur, s'opéraient vers le centre digestif. J'ai même dit que ce phénomène donnait raison du petit frisson que bien des gens éprouvent après avoir mangé. D'un autre côté, j'ai tâché de faire comprendre pourquoi les bains et toutes les secousses médicamenteuses, capables d'attirer les forces vitales à l'extérieur, déterminaient si souvent des indigestions dangereuses.

Eh bien, pendant les chaleurs de l'été, l'atmosphère embrasée, agissant sur toute la surface du corps, empêche la concentration des forces vitales nécessaires à la transformation des aliments ingérés dans l'estomac, et, comme alors se produisent en miniature tous les inconvénients d'un bain et d'une action dérivative intempestivement faite à la peau, les fonctions digestives deviennent difficiles.

Le lait de la femme est, pour le nourrisson, un stimulant qui facilite les transformations alimentaires. Donc, en séparant ce nourrisson de la mamelle, en le privant pour toujours du lait qui faisait sa nourriture habituelle et qui l'aidait à digérer d'autres aliments, vous laissez tout son appareil digestif aux simples forces du petit individu, et vous concevez que, si ces forces, peu considérables d'une part, d'autre part, se trouvent affaiblies par les chaleurs de la saison, les transformations digestives en deviendront deux fois plus difficiles.

De même pour les froids aigus de l'hiver.

Je le sais, et vous avez pu le remarquer tout comme moi, l'hiver est rarement funeste aux fonctions digestives de l'organisation déjà faite d'un enfant en bonne santé, d'un jeune homme ou d'un homme dans la force de l'âge. La raison en est bien facile à comprendre. Les frimas deviennent, par la réaction vitale qu'ils nécessitent, un coup de fouet général, un stimulant par contre-coup. Ils tombent sur vous, ils vous fouettent les mains, le visage, ils enveloppent le corps tout entier, ils nous soutirent, en quelques instants, une partie de cette bonne chaleur vitale dont j'ai, dans un autre ouvrage, expliqué la formation. Mais alors la vie s'émeut, la circulation s'accélère, les forces vitales se multiplient, et c'est par cette raison que le froid devient profitable à bien des organisations. C'est par ce motif que, pendant l'hiver, les malheureux, les indigents, qui souffrent du froid, souffrent encore plus cruellement de la faim.

Mais remarquez que, dans une organisation faite, il y a du ressort, de la résistance ; que l'appétit pendant l'hiver, les bonnes digestions pendant le froid, sont un effet de réaction. Or, chez les petits enfants soumis aux secousses du sevrage, il est fort à craindre que la digestion, se trouvant empêchée dès la première secousse, ne puisse être facilitée par la *réaction vitale*, qui se développe, chez des gens plus forts, précisément pour résister à l'attaque perturbatrice des frimas.

IV. — Deux opinions bien différentes.

Je l'ai dit et répété dans tous mes écrits, notre nature humaine ne veut rien de brusqué et rien de brutal. En conséquence on ne doit pas s'étonner si je recommande de préparer un enfant au sevrage par de sages transitions.

Sans doute, pendant les trois premiers mois de la vie, le lait doit être l'unique nourriture de l'enfant; mais, dès cette époque, et à moins de contre-indications bien déterminées, mon avis est qu'il faut habituer peu à peu le nourrisson à des aliments d'un autre ordre.

Et ici j'ai besoin de me poser en juge devant une foule d'opinions si extrêmes, si dissemblables, qu'elles embarrasseraient bien des gens.

Croiriez-vous que l'un des médecins les plus distingués des siècles passés a été jusqu'à prétendre que le lait était une espèce de poison pour les petits enfants? que toutes les maladies qui entravent notre existence, toutes les catastrophes et morts prématurées qui désolent tant de familles, étaient causées par la faute des parents, qui avaient la faiblesse d'allaiter ou de faire allaiter leurs enfants!... Et, pour appuyer son assertion, le médecin donna une foule de raisons qui firent des prosélytes...

Suivant lui « le lait convient peu dans la jeunesse, il nuit manifestement aux vieillards, et, en général, les adultes le digèrent difficilement. Voyez, s'écrie-t-il, dans les montagnes de la Suisse et de l'Écosse, le lait est l'aliment presque unique. Or, dès que les habitants de ces contrées tombent malades, éprouvent la moindre indisposition, le lait qu'ils avalent ne digère plus, il se putréfie (c'est-à-dire qu'il tourne et se caille) dans l'estomac, et ceux qui l'ont pris ne se trouvent nourris que de petit lait. Comment ce lait pourrait-il être digéré par des enfants, quand il ne le peut être quelquefois par de robustes montagnards? Aussi l'observation a démontré qu'avec du lait seul on ne pouvait élever que difficilement les enfants. Le lait s'aigrit presque toujours, il développe un acide qui altère la bile, » etc., etc.

N'allez pas croire que je vienne dresser comme une objection les futilités scientifiques d'un inconnu, d'un ignorant présomptueux. Le médecin qui tenait le langage dont je viens de donner quelques extraits était l'un des plus marquants de son époque, un homme très-savant, et qui nous a laissé, sur d'autres sujets, des ouvrages marqués au sceau du génie. C'était l'illustre Vanhelmont, qui de la théorie voulut passer à la pratique, et qui, par un hasard malheureux, réussit à élever un enfant sans lui donner du lait, et fit constater que cet enfant était plus fort que ses autres frères et sœurs élevés d'une autre façon. Alors, émerveillé de son succès, il s'éleva contre l'allaitement, et il devint le professeur, le propagateur, l'apôtre, en quelque sorte, de cet absurde système qui contrecarre trop évidemment la nature pour être accepté par des hommes de bon sens.

Aux enseignements de Vanhelmont succéda une exagération toute contraire. Une école nouvelle se leva, qui, battant en brèche toutes les leçons des savants ses prédécesseurs, s'embarrassant peu des montagnes de faits accumulés par une expérience séculaire, prétendit que jusqu'à l'âge de trois, quatre et même sept ans, l'enfant devait être nourri uniquement de lait et de fécules! La raison qu'on en donnait était revêtue d'un caractère presque médical. Ces messieurs prétendaient que tout aliment animal, bouillon, gelées, viande bouillie ou rôtie, engendrait chez un enfant le germe d'une foule de maladies, et développait une fâcheuse prédisposition à tous les maux, ce qu'ils appelaient si prétentieusement la *putridité*.

Franchement, on se sent obligé de lever les épaules, on se trouve pris malgré soi d'un dédain forcé pour tous ces batailleurs scientifiques qui tombent d'un excès dans l'autre, et se croient obligés de soutenir le non, uniquement parce que leurs devanciers ont soutenu le oui. L'ancien docteur régent, Alphonse Leroy, dont j'ai déja eu l'occasion de citer quelques paroles, a répondu tout crûment aux craintes de la putridité.

Rien de plus ridicule! — L'homme est tout autant carnivore qu'herbivore. Je vous le demande : « Le lion et l'aigle voient-ils leurs petits mourir de maladies putrides, vont-ils ravager les blés pour leur donner une nourriture plus saine? Non, certes; car, si on leur donnait des graines, des farines, on verrait bientôt leur poil hérissé et leur peau couverte de gale. »

A côté de ces deux opinions contraires, il en est une encore différente, dont je me crois obligé de dénoncer, sinon les dangers, au moins les exagérations.

Celle-là prétend que l'homme, étant essentiellement carnivore, après avoir pris pendant deux ou trois mois seulement le lait de sa mère ou de sa nourrice, doit manger presque exclusivement des aliments tirés du règne animal. Cette dernière opinion, bonne à un certain point de vue, me semble par trop exclusive, et, dans quelques instants, après vous avoir parlé de la bouillie, ou du sucre et des panades, je vous dirai mon sentiment sur l'utilité des jus de viandes et de tout ce qui y ressemble, gelée, bouillon, etc.

Car, enfin, il ne suffit pas de montrer des erreurs et d'en faire ressortir les inconvénients, il ne suffit même pas d'indiquer pour le sevrage des transitions alimentaires, il est nécessaire d'entrer dans tous les détails de l'alimentation. Je l'ai fait jadis pour les hommes mûrs, voire même pour les adolescents et les vieillards; j'ai même touché un peu à l'alimentation de l'enfance (voir le *Cours d'hygiène*); mais, en ce moment, il me paraît essentiel d'être, sur ce sujet, plus minutieux, plus détaillé, plus précis.

V. — Nourriture mélangée.

Plus un estomac est sensible, plus il est délicat; et plus il est délicat, plus il exige une alimentation variée.

Il est bien, il est très-bien, il est même nécessaire, à mon avis, qu'un enfant, pendant les trois premiers mois de sa vie, ne soit alimenté que du lait de sa mère ou de sa nourrice.

Notez que j'ai dit nécessaire, et non point indispensable, car le docte Vanhelmont n'a rien découvert d'extraordinaire en faisant vivre un petit enfant sans lui donner à teter. Depuis des siècles on connaît ces expériences, et il est plus d'un homme célèbre qui n'a dû son existence et sa conservation qu'à cette nourriture bâtarde, presque médicamenteuse, que l'on appelle assez plaisamment la *nourriture au petit pot*. Mais sur cinq enfants élevés de cette manière, deux au moins en sont les victimes, et, des trois qui restent, deux encore en éprouvent des malaises et des prédispositions maladives incontestables. Au reste, j'ai trop vanté le lait dans mon *Cours d'hygiène* pour ne pas en être l'avocat convaincu, dans un chapitre relatif à l'alimentation des nouveau-nés.

Seulement je ne suis point exclusif et je suis l'ennemi instinctif de tout ce qui est système en médecine. C'est pourquoi, non-seulement j'admets, mais je recommande d'accorder à l'estomac des petits enfants, peu à peu, graduellement, successivement, hygiéniquement enfin, une nourriture différente des principes alimentaires puisés dans l'allactation. Je demande pour eux du lait de vache, des décoctions mucilagineuses, de la bouillie, voire même du bouillon, et, pour motiver cette demande, je veux examiner succinctement avec vous les avantages et inconvénients de tous ces divers aliments.

VI. — La bouillie.

Que n'a-t-on point écrit contre cet aliment vulgairement admis, vulgairement donné, et avalé presque toujours sans contestation comme sans inconvénient par des enfants à peine âgés de trois à quatre mois !

— Mais vous remplissez d'une colle indigeste l'estomac de ces pauvres nourrissons !

— Mais cette lourde bouillie contient très-peu de substances nutritives !

— Mais vous prédisposez tous les enfants à qui vous la faites avaler aux maladies d'entrailles, comme aux répercussions cérébrales !

— Mais ceci... mais cela...

Malgré toutes ces récriminations, l'usage de la bouillie se transmet de siècle en siècle comme les corsets, comme les stimulants alcooliques, comme les vêtements de laine et de coton, et vraiment les générations n'en sont pas plus appauvries. La bouillie se digère, se digère bien, se digère parfaitement bien.

La bouillie n'est indigeste que lorsqu'elle est mal faite. Il est essentiel de veiller à ce que la cuisson de cet aliment soit suffisamment prolongée.

Il est nécessaire que la farine destinée à cet usage soit préalablement séchée non-seulement à l'air, non-seulement au soleil, mais au four.

Une fois que la bouillie est sur le feu, il ne faut pas l'en retirer avant qu'elle se soit levée et gonflée plusieurs fois de suite.

Enfin, la bouillie, comme bien d'autres mets, doit être préparée peu d'instants avant d'être prise. Froide, elle est détestable ; réchauffée, elle ne vaut plus rien. Comme la plupart des autres mets, elle perd son arome en se refroidissant, et, de plus, elle se décompose.

Au reste, j'emprunte, au sujet de la bouillie, les paroles d'un homme fort expert en pareille matière.

« La farine de froment, dit M. Gardien, me paraît la meilleure de toutes les fécules pour la confection de la bouillie ; elle est très-nutritive, lorsqu'elle est bien torréfiée (c'est-à-dire bien cuite), elle absorbe promptement tous les acides de l'estomac. C'est un avantage que l'on ne trouve pas dans la bouillie préparée avec toute autre fécule. Je pense donc que cet aliment a plutôt dû être proscrit par quelques modernes d'après une théorie que d'après l'expérience. On a raisonné ainsi :

« Le lait contient une partie caséeuse qui se digère difficilement ; lorsqu'on donne aux enfants du lait de vache, la partie caséeuse est souvent rendue sous forme de caillot, sans être pénétrée par la bile et les autres liqueurs digestives. D'un autre côté, le gluten fait la base de la farine de froment. Or la chimie nous apprend que cette substance est très-peu soluble dans nos humeurs. Donc... etc.

« Tout cela est vrai, mais la conséquence qu'on en a tirée, savoir, que la bouillie dans la composition de laquelle entrent ces deux matières doit être indigeste et dangereuse pour un enfant dont l'estomac est si délicat, n'en est point une suite nécessaire.

« Lorsqu'on unit le lait de vache avec des fécules pour en faire une bouillie et qu'on lui fait éprouver une coction convenable, la matière caséeuse devient plus facile à dissoudre et à digérer, car la matière caséeuse devient soluble par l'addition d'une fécule; elle éprouve alors ce qui arrive à la matière fibreuse (la viande) lorsqu'on l'associe à des légumes qui en facilitent la digestion. Il en est de même du gluten, qui fait la base de la farine de froment : il se passe dans la coction de la bouillie ce qui arrive dans la panification : il se fait une union intime entre la fécule et la partie glutineuse; il en résulte une substance moyenne qui ne présente les caractères ni de l'une ni de l'autre substance...» ajoutons : et qui est beaucoup plus digestive.

Au reste, l'expérience est là, et rien ne peut abattre des faits si souvent et si manifestement reproduits. Voyez dans nos villes; voyez surtout dans les campagnes, et trouvez-moi des nourrissons à qui on n'ait jamais fait manger de bouillie; interrogez la plupart des mères et des nourrices, et bon nombre vous répondront :

— Le petit digérait mal, il avait des coliques, des diarrhées verdâtres; nous avons pris le parti de lui donner un peu de bouillie, non-seulement il l'a avalée avec plaisir, mais tous ces accidents ont disparu.

Je me crois donc en droit de crier énergiquement : Vive la farine cuite dans du lait! vive la bonne et classique bouillie!

VII. — Les panades et le sucre.

Je ne crois pas que la bouillie doive être le premier aliment, différent du lait de femme, qu'il faille présenter à des nourrissons de bon appétit. Puisque je recommande des transitions, il me semble que la première nourriture extra d'un petit enfant qui ne connaît encore que la mamelle doit être le lait d'un animal, le lait de vache ou le lait de chèvre. Seulement il est essentiel que l'un ou l'autre aient été mis sur le feu, et comme ils sont beaucoup plus nutritifs que le lait de femme, je crois prudent, les premières fois, de les couper, c'est-à-dire d'y mêler un peu d'eau.

Le second aliment que l'on peut donner est la simple et doucereuse panade; panade, entendons-nous. On commence par de l'eau panée, qui doit se préparer de la manière suivante :

Faites bouillir de la mie de pain bien cuit dans une certaine quantité d'eau, laissez bouillonner, gazouiller, cuire enfin pendant un temps raisonnable, tirez du feu et passez à travers un tamis; si vous n'avez point de tamis, jetez dans un gros linge que vous tordrez de façon à retirer du mélange tout le liquide qu'il contient.

Ce liquide, vous le sucrerez convenablement, vous pourrez même y joindre un peu de lait bouilli, et soyez bien certain d'une chose, c'est que votre enfant l'avalera avec plaisir.

Remarquez que j'ai dit : Sucrez convenablement, et je vous expliquerai tout à l'heure combien le sucre est bienfaisant à la première enfance. Avant d'aborder ce tout petit plaidoyer, je crois utile d'indiquer la recette d'une panade plus corsée, qui, sous le nom de *crème de pain*, a été recommandée... — Oh! mon Dieu, inclinez-vous, et retirons, nous autres, bien humblement, notre chapeau — par la Faculté de médecine de Paris!

On prend du pain très-cuit que l'on fait chauffer un peu au four.

On le fait ensuite tremper dans de l'eau pendant quelques heures.

Puis on le fait bouillir dans une suffisante quantité d'eau, pendant environ sept à huit heures. De temps en temps, à mesure que le mélange épaissit, on y ajoute un peu d'eau chaude.

Enfin, l'on sucre, et après y avoir projeté quelques

gouttes d'eau de fleurs d'oranger, on passe le tout à travers un tamis.

Remarquez que la Faculté de médecine elle-même a dit : L'*on sucre ;* car elle a bien voulu voir clair en plein jour et reconnaître que le sucre est l'un des condiments les plus utiles à la première enfance.

Que n'a-t-on pas reproché cependant à cette douce et attrayante préparation ? N'a-t-on pas prétendu que le sucre est une cause de fermentation et de désordre ? que le sucre est un irritant, un échauffant, comme disent les bonnes femmes ? et maintes fois, quand une nourrice ou une maman met dans la bouche d'un petit enfant un morceau de sucre, vous entendez des gens s'écrier :

— Mais vous allez lui faire mal ! lui brûler la bouche et les entrailles ! faire gâter et tomber toutes ses dents !

Erreur, cent fois erreur ! le sucre est pour les nouveau-nés ce que le sel est pour les grandes personnes : il stimule les glandes salivaires, il active la sécrétion des liquides digestifs, et, franchement, les nourrices devaient être bien malheureuses quand la livre de sucre se payait cinq et six francs. On prétend que, grâce à la betterave et aux industriels qui l'exploitent, nous n'avons plus semblable inconvénient à craindre ; tant mieux, vraiment ; gloire à la betterave ! grand merci à nos chimistes industrieux !

VIII. — Les mucilages.

Avec le lait, le sucre et la bouillie, il est une préparation alimentaire habituellement employée : ce sont les mucilages de gomme et les mucilages de farine, tels que l'arrow-root, la semoule, etc. Le professeur Leroy, dont j'ai déjà fait entrevoir les prédilections pour le régime purement animal, critique l'usage des mucilagineux, sans beaucoup de raison, à mon avis, et avec une partialité dont vous allez juger vous-même.

« La première nourriture qui convient à l'enfant après le lait, écrit l'ancien docteur régent, c'est une gélatine animale, telle que celle des bouillons ou des sucs récents de veau et de volailles mêlés à du pain ou à des végétaux cuits bien préparés. On a trop confondu les différents mucilages, et cette erreur a été fatale à bien des enfants. Le mucilage gommeux est le plus éloigné des préparations animales. J'ai vu périr un grand nombre d'enfants auxquels on avait donné une décoction de gomme arabique pour arrêter leur dévoiement... le mucilage gommeux ne convient nullement aux enfants.

« Les pâtes, les farines de riz, de vermicelle, conviennent moins mal ; on peut donc en donner un peu, mais non habituellement, comme je le vois pratiquer tous les jours. Ces mucilages se dissolvent dans l'économie des enfants, mais ne s'y décomposent pas. Un homme qui mènerait une vie sédentaire périrait bientôt s'il ne vivait que de mucilages farineux. Mais un travail pénible, un air pur, une grande abondance de lumière, favorisent chez nous leur décomposition. C'est donc dénaturer l'enfant que de lui donner des mucilages farineux et de ne pas lui accorder assez la gélatine d'animaux, propre à élever son économie à un type parfait d'animalité. »

Je le répète, il y a de l'exagération dans les opinions du savant professeur. Chacun sait combien les panades et les potages de toute nature sont acceptés et surtout convenablement digérés par la plupart des petits enfants.

IX. — Viandes et bouillon.

J'admets de grand cœur des aliments plus ou moins animalisés, même pour les enfants à la mamelle. Je crois que l'homme est destiné à vivre spécialement de la chair des animaux ; mais je ne le crois pas exclusivement carnivore. Or, quand on songe que les petits des animaux carnassiers, comme, du reste, les petits des herbivores, se contentent parfaitement, pendant les premiers temps de leur existence, du lait que leur donne leur mère, on se demande pourquoi les petits enfants ne s'en contenteraient pas.

Sans doute l'aliment animal est plus tonique, plus réparateur que l'aliment herbacé ou farineux; mais la transformation d'un aliment animalisé est plus laborieuse, plus difficile que la transformation des autres.

En conséquence, je m'en tiens à ce que je disais un peu plus haut : Ce n'est qu'après le lait coupé, les panades et les mucilages farineux, qu'il est convenable de faire intervenir les aliments contenant une certaine portion de gélatine tirée des animaux.

On commencera par du bouillon, et, bien entendu, on ne débutera pas par un de ces consommés épais et nourrissants, capable d'alimenter à lui seul un homme affamé. On débute par un léger bouillon de poulet, puis on passe au bouillon de veau; puis, à ce bouillon de veau, on mêle une plus ou moins grande portion de bœuf, jusqu'à ce qu'enfin ce dernier puisse être donné seul et digéré sans obstacles; c'est-à-dire sans lourdeur, sans petites congestions vers la tête, sans aucun mouvement fébrile.

Que des gens systématiques viennent nous vanter et nous représenter comme un aliment parfait pour les enfants, non-seulement le bouillon, mais la viande, non-seulement la viande cuite, mais la viande saignante et presque crue, je crois de mon devoir de les déclarer entachés d'exagération et malheureusement exclusifs.

Oui, le jus de viande et même la viande tout à fait crue ont rendu les forces et la santé à des nourrissons atteints de marasme et minés depuis quelque temps par un dévoiement pernicieux; mais, parce que le sulfate de quinine coupe la fièvre, faut-il le donner en guise d'aliment à tous ceux qui craignent cette maladie? parce que le nitre et la digitale font merveille dans certaines affections frappant sur la circulation du sang, faut-il condamner au nitre et à la digitale tous ceux dont le cœur bat avec un peu d'énergie?

Encore une fois, soyons décisifs, quand nous avons bien étudié, bien réfléchi; mais redoutons les exagérations et rappelons-nous bien qu'en hygiène comme en morale la vertu finit là où l'excès commence.

X. — Précisons davantage.

Le sevrage ne peut être brusquement exécuté; il faut préparer peu à peu les nourrissons à la privation d'un aliment qui n'est point assez substantiel pour les soutenir pendant plus de douze à quinze mois. Donc, après avoir pris conseil d'un homme expérimenté et avoir décidé un sevrage, il faut y amener l'enfant par d'adroites transitions. On l'habitue, chaque jour, à prendre moins de lait et plus d'aliments étrangers; on varie ces aliments étrangers, de façon à bien préparer l'estomac aux commotions digestives qu'il doit subir un peu plus tard; on commence par du lait coupé, des mucilages chauds; on passe à de légers bouillons pour arriver à des sucs de viande plus corsés, et puis on varie, on entremêle, on augmente ou l'on diminue, suivant les résultats obtenus.

Je l'ai dit à l'article des *Nourrices*, le thermomètre digestif d'un petit enfant, le grand indicateur de ses bonnes ou mauvaises digestions, les signes certains de sa bonne ou mauvaise santé, ce sont les résidus digestifs, les garde-robes et leurs divers caractères. Verdâtres, exagérément liquides, surabondantes, elles démontrent un malaise intestinal qu'il faut enrayer en diminuant l'alimentation;

colorées par les fluides bilieux, compactes et régulières, elles prouvent un état parfait du tube alimentaire, des digestions excellentes et nécessairement réparatrices.

XI. — Un mot sur les boissons.

Non-seulement il faut manger, mais il faut boire. Dans le lait de sa nourrice, le petit enfant trouve et l'aliment et la boisson; mais, dès que vous voulez le préparer à une alimentation d'une autre nature, il faut lui accorder de douces et bienfaisantes boissons. La meilleure est tout simplement l'eau sucrée; le froid de l'eau donne plus de ressort à ces petits estomacs; le sucre que contient l'eau la rend plus digestive, et la boisson, prise en quantité suffisante, non-seulement rafraîchit la muqueuse du tube alimentaire, mais sert à faire couler les résidus de la digestion.

Vers le huitième ou neuvième mois, on peut ajouter à l'eau sucrée quelques gouttes de vin bien naturel. Pour se le permettre, il faut s'assurer que l'enfant n'est point agacé, brûlant pendant ses digestions, presque fiévreux pendant son sommeil. Quant au vin pur, on doit n'en accorder quelques gouttes que de loin en loin, et quand on a à sa disposition du vin bien vieux, c'est-à-dire suffisamment dépouillé.

XII. — Sévérité nécessaire, mais justice pourtant!

Quand une fois le sevrage est décidé, quand on a mis la main à l'œuvre et qu'on a séparé la nourrice du nourrisson, il faut y mettre de la fermeté, du caractère, et ne pas se laisser dominer par les plaintes, les pleurs et la mauvaise humeur de l'enfant.

Remarquons tout de suite que ce n'est pas méchanceté de sa part, j'ai quelquefois comparé l'homme et surtout les enfants à des animaux sans intelligence et sans âme.

Mon but, dans ce cas-là, était de faire ressortir le mécanisme vital et de chercher à faire comprendre les fonctions organiques par des termes de comparaison.

Mais il ne faut point oublier que l'enfant à la mamelle est un homme qui vient d'éclore, et qu'avec la vie animale il possède déjà la vie plus mystérieuse de l'intelligence. Il a déjà ses joies et ses tristesses, ses désirs et ses répugnances; ce qui a fait dire à bon nombre d'observateurs que, même avant de savoir parler, l'enfant comprenait et possédait une foule de petites passions.

Ce qu'il y a de certain, c'est qu'il aime et qu'il s'attache avec une reconnaissance instinctive à la femme qui le nourrit; ce qu'il y a de certain, par conséquent, c'est qu'au jour où vous le séparerez de sa nourrice, il deviendra triste et plus ou moins criard; il mangera peu : est-ce qu'on a de l'appétit lorsqu'on éprouve de la peine? il dormira mal : peut-on bien dormir quand on a du chagrin?

Croyez-moi, ne vous effrayez pas de ce petit orage; la tempête ne sera pas longue, et vous la rendriez compromettante si vous en éprouviez quelque frayeur. On voit de temps en temps des parents trop faibles qui, dans cette circonstance, pour remédier à la tristesse du marmot, lui rendre son sourire et son sommeil, vont bien vite rechercher la nourrice et la représentent au nourrisson. C'est une reculade, une faute grave; le petit enfant comprend qu'il devient maître, et, fort de sa faiblesse, il fait peser sur tous ceux qui l'entourent le joug d'une instinctive tyrannie. Après tout, c'est reculer pour sauter plus mal, car enfin le marmot ne peut pas teter pendant des années entières; les longs allaitements — il faut que chacun se le mette bien dans la tête — sont des causes de faiblesse, d'empâtement, de scrofules et de bien d'autres maladies. Donc, une fois l'époque du sevrage arrivée, il faut le faire exécuter avec toute l'autorité nécessaire.

Toutefois il ne faut pas pousser la sagesse jusqu'à la cruauté; sans y mettre trop de mauvaise humeur, trop de caprice, trop de méchanceté, un enfant peut se trouver dans des circonstances de santé mal jugées d'abord, mal appréciées par son entourage, qui le rendent incapables de supporter la crise du sevrage. Non-seulement il ne veut manger ni boire, mais il ne peut plus dormir, et la fièvre s'allume, et on voit le pauvre petit patient diminuer de jour en jour, fondre en quelque sorte à vue d'œil. Des garde-robes de mauvaise nature annoncent une irritation terrible des entrailles... Oh! alors gare au marasme! craignez l'étisie, qui, chaque année, moissonne tant de petits enfants.

Croyez-moi, faites venir un médecin et demandez-lui conseil; bien souvent, en pareil cas, j'ai été le premier à renvoyer chercher une nourrice, car j'estime que c'est le meilleur moyen de sauver la vie à ces petits enfants.

XIII. — Conseils aux mères et nourrices qui viennent de sevrer.

Nous avons fait assez large part à messieurs les nourrissons, ce me semble, il est bien temps que nous nous occupions un peu de leurs nourrices, et que nous leur indiquions la conduite à tenir au moment critique du sevrage.

Disons d'abord que les transitions alimentaires demandées pour le petit enfant serviront beaucoup aussi à celle qui le nourrit et qui doit bientôt cesser de le faire.

En effet, plus les seins d'une femme qui allaite se trouvent stimulés par la succion, plus ils travaillent et produisent. Or, si, au lieu de faire teter un petit enfant deux ou trois fois par jour, on lui présente la mamelle autant de fois qu'il l'a désire, il y détermine une activité telle, qu'après deux ou trois heures à peine les seins, non-seulement se remplissent, mais se trouvent engorgés. Comme le recommande un homme fort expérimenté en pareille matière, on doit procéder au sevrage de la manière suivante :

« La nourrice présentera le sein une fois de moins par jour la première semaine, et ainsi de suite chaque semaine, jusqu'à ce que l'enfant ne tete plus qu'une fois dans les vingt-quatre heures ; elle attendra alors, pour donner le sein de nouveau, qu'il se remplisse ; elle tâchera de rester un jour et demi, puis deux jours et même trois sans donner à teter ; bientôt les seins cesseront de s'engorger. Il n'y a point de nourrice qui ne sache que, moins elle donne à teter souvent, moins son sein se remplit. »

Je crois que ce sage conseil peut être suivi par les mères qui allaitent leur enfant. Et encore, et encore ! il suffira des cris et des larmes du nourrisson pour les décider à la désobéissance. Elles ont compris la sagesse de l'avis, elles se rendent compte de son efficacité probable ; mais leur enfant pleure, leur enfant demande. Est-ce qu'une mère ne se sacrifie pas toujours pour son enfant ?

A bien plus forte raison le conseil devient-il stérile quand il s'adresse à des nourrices de profession. Ces braves femmes qui, malgré tout leur dévouement et leurs bonnes qualités, font métier de nourrice et marchandise de leur lait, ne voient arriver le moment du sevrage qu'avec une secrète tristesse. D'une part, elles entrevoient leur séparation avec leur cher nourrisson ; de l'autre, elles comprennent que c'est l'époque où cesseront leurs appointements, leur petite récolte pécunière. Aussi souvent cherchent-elles à s'assurer d'un autre enfant à nourrir ; le moyen alors de dire à cette femme : Laissez flétrir vos mamelles, travaillez à faire disparaître votre lait. Et puis les nourrices mettent une certaine gloriole à se montrer bonnes laitières jusqu'à la fin, à faire leur devoir quand même, à dépenser le plus de lait et de dévouement possible. Aussi

6.

est-il bien rare de trouver des femmes, mères ou nourrices, qui, par le fait même du sevrage, n'aient pas les seins tendus, exagérément gonflés, douloureusement engorgés.

Alors il ne s'agit plus de simples précautions hygiéniques, il est urgent de médicamenter, car l'engorgement laiteux est une véritable maladie, qui réclame un traitement et des remèdes plus ou moins énergiques. Exposons succinctement, tout en l'expliquant un peu, le traitement qu'il faut suivre dans ces maladives circonstances.

XIV. — Nécessité de la diète.

Premièrement, il est nécessaire qu'une nourrice qui vient de sevrer s'abstienne, pendant quelque temps, d'une alimentation substantielle. Dans plusieurs passages de cette Encyclopédie, j'ai vanté la diète et ses bons résultats ; je crois donc inutile de m'arrêter longtemps ici sur cette première prescription.

Il est cependant une explication que je n'ai pu donner ailleurs et que je dois placer ici, attendu qu'elle démontre assez bien la nécessité toute spéciale de la diète dans le cas d'engorgement laiteux. Une organisation vivante à laquelle on refuse la nourriture quotidienne, l'alimentation réparatrice, ne meurt pas tout de suite d'inanition ; les premiers moments du jeûne, il est vrai, sont pénibles et douloureux : l'estomac crie, le corps entier se révolutionne, la faim sonne la cloche d'alarme et prévient d'un péril menaçant ; mais peu à peu tout se calme, et si l'on a la précaution d'abreuver suffisamment l'estomac avide qui se plaint, tout semble rentrer dans l'ordre, toutes les fonctions continuent leur admirable mécanisme, la circulation et la respiration poursuivent leur incessant travail, et, bien qu'il n'y ait plus alimentation, il y a nutrition, réparation ; et voici comment :

A la guerre comme à la guerre, dit un proverbe. En cas de jeûne et d'abstinence, la vitalité cherche des arrangements provisoires, et va puiser des forces dans certaines provisions qui ne paraissent pas lui être destinées ; elle en prend au système musculaire, c'est-à-dire à la chair même, au tissu cellulaire, c'est-à-dire à la graisse; et voilà pourquoi un homme maigrit bien vite sous l'empire d'une abstinence prolongée. Elle en prend surtout à toutes les sécrétions, à la salive, aux sucs gastriques, aux liquides lymphatiques ; et c'est pour elle une espèce de bonne fortune que de rencontrer un liquide aussi nourrissant que le lait. Vite elle l'absorbe et le fait servir à la nutrition générale ; il en résulte qu'après quelques jours de diète l'engorgement des seins survenu chez les femmes obligées de sevrer disparaît naturellement et d'une façon presque mécanique.

XV. — Séjour au lit, transpiration.

Mais la diète ne suffit pas, l'engorgement laiteux est une maladie véritable qui, le plus souvent, détermine une fièvre générale, et qui, par conséquent, exige le séjour au lit. Le séjour au lit, pour supporter plus facilement la commotion produite, le séjour au lit pour déterminer plus commodément une transpiration générale : la transpiration n'est-elle point un excellent remède à la plupart des fièvres? la transpiration n'aide-t-elle point puissamment aux bons effets de la diète et de l'immobilité?

XVI. — Applications locales.

Sur les seins engorgés il est urgent d'appliquer un corps gras, puis de la laine ou du coton, en un mot de pratiquer ce que, dans l'*Art de soigner les malades*, j'ai minutieusement décrit sous le titre passablement effrayant d'*embrocation!* Récamier, le plus souvent, conseillait tout simplement du suif, préalablement étendu sur des linges bien fins; quand il s'agissait de femmes délicates et surimpressionnables, il ordonnait de l'axonge camphrée.

L'effet produit par ces corps gras est trop connu pour que je croie nécessaire de plaider en leur faveur; leur succès est habituel, leur application sur des seins engorgés est constamment efficace. Ils aident puissamment à la résorption du lait, par un mécanisme bien facile à comprendre.

Les corps gras, suif, axonge, huile, etc., étendus sur la peau, y bouchent les petites ouvertures que l'on appelle des pores, et ils s'opposent à l'évaporation de cette transpiration plus ou moins sensible qui se produit sur toute la surface du corps humain. La transpiration, ne pouvant se vaporiser, n'en continue pas moins à paraître, et tout d'abord elle s'accumule, et puis, une fois accumulée sous le corps gras, elle s'irrite, elle s'aigrit, elle produit à la peau de la rougeur, c'est-à-dire qu'elle motive, par sa présence insolite, un afflux sanguin, et par conséquent un afflux de forces vitales. Or, sous l'influence de cette douce stimulation, les seins, gorgés de lait, activent, non plus leur sécrétion, mais leur travail de débarras, c'est-à-dire qu'ils exécutent la manœuvre que les physiologistes appellent résorption, laquelle consiste à faire passer dans les vaisseaux lymphatiques et à faire rentrer, par conséquent, dans le torrent circulatoire les amas de liquides intempestivement ramassés dans n'importe quelle région du corps humain.

Si je conseille, pour les personnes délicates et nerveuses, de joindre aux corps gras un peu de camphre et d'user spécialement de l'axonge camphrée, c'est que le camphre est un antispasmodique efficace, et que, sans endormir le travail de dégorgement comme le ferait l'opium, il suffit pour diminuer les douleurs qui peuvent surgir dans une mamelle exagérément remplie, maladivement distendue.

XVIII. — Dérivation intestinale.

Après deux ou trois jours de diète et de transpiration, quand la fièvre est muselée et le dégorgement des seins bien commencé, il est d'usage de donner à la femme qui vient de sevrer une purgation, que l'on renouvelle même assez souvent deux jours après.

Il est urgent que le purgatif soit assez actif pour faire sécréter abondamment les intestins; mais il faut prendre garde qu'il ne soit trop fort, trop irritant; car la femme qui vient de sevrer, qui a subi deux jours de transpiration et parfois une fièvre assez intense, est d'une susceptibilité considérable; plus que d'autres, elle est prédisposée aux stases sanguines, aux inflammations. Une purgation trop active pourrait déterminer des désordres; c'est le cas d'aider aux effets du purgatif par des boissons délayantes, de la limonade ou du bouillon aux herbes très-léger, et je recommande d'en boire en grande quantité.

Quant aux boissons les plus utiles pendant le sevrage, ce sont, pendant trois jours, les boissons sudorifiques, l'infusion de violettes ou de fleurs de sureau; après, il est convenable d'employer une boisson pectorale; souvent même j'ai prescrit tout simplement de l'eau sucrée, blanchie avec un peu de lait.

Dès qu'il y a menace d'abcès, il faut prendre conseil d'un chirurgien habile, et si, à la suite d'un sevrage, il reste dans les seins quelques points engorgés, je conseille de les combattre par le bandage à compression dont j'ai fort minutieusement parlé dans la *Santé des femmes*.

RECOMMANDATIONS DIVERSES

I. — Petit appendice nécessaire.

Malgré tout ce que j'ai dit dans mon cours populaire sur l'hygiène des enfants, malgré les différentes questions que nous venons d'étudier ensemble, il me reste quelques recommandations importantes à ajouter. Trop minimes pour motiver chacune un chapitre particulier, elles n'en méritent pas moins d'attirer quelques instants notre attention.

J'ai cru sage de les réunir toutes sous forme d'appendice, afin de ne leur consacrer ni trop de temps ni trop de place ; mais, on le comprendra, je tenais à parfaire autant qu'il m'est possible tout ce qui a rapport à l'hygiène de l'enfance.

Trois points nous restent à examiner :

1° L'allaitement artificiel et les soins qu'il réclame ;

2° La force d'absorption toute spéciale que possède la peau des petits enfants ;

3° Et enfin la nécessité d'habituer les enfants, de bonne heure, à tout ce qui peut paraître terrible, à tout ce qui cause des frayeurs inconsidérées : aux bains généraux, par exemple, et surtout aux bains froids, puis aux ténèbres et à la solitude.

II. — L'allaitement artificiel n'est pas impossible.

Si j'avais le malheur de dire le contraire, on me lancerait à la tête une foule d'exemples qui me contrediraient ; mes critiques habituels s'empresseraient de montrer ce renseignement tout en haussant les épaules et en en démontrant minutieusement l'inexactitude.

— Voyez-vous cet écrivassier qui se targue d'un peu d'expérience! Ne prétend-il pas qu'un enfant est perdu quand on a le malheur de l'alimenter autrement qu'avec le lait de sa mère ou d'une nourrice! Et les enfants de madame A., et la petite fille de madame Z., et le dernier marmot de la femme C..., n'ont-ils point été nourris tous uniquement par du lait de vache et de chèvre? Il est vrai, nous avons donné pour cette manœuvre de minutieux conseils, et peut-être, sans nos avis, l'allaitement artificiel n'aurait-il pas eu tant de succès? Mais enfin ces enfants vivent, non-seulement ils vivent, mais ils se portent à merveille, et c'est tomber dans l'absurdité la plus manifeste que de prétendre l'allaitement artificiel tout à fait impossible.

— Non, messieurs, non, non, chers et très-honorés confrères, je n'ai pas dit que l'allaitement artificiel est impossible, je prétends simplement qu'il est contre nature, et que, par ce fait seul, quelques précautions que l'on prenne, quelques manœuvres que l'on emploie, ce genre d'alimentation est dangereux pour les petits enfants.

Je sais tout aussi bien que vous et les expériences faites et les essais souvent renouvelés par des administrations philanthropiques comme par des bonnes sœurs de charité. Avouez que si, au milieu de toutes ces tentatives, on n'avait pas eu le plus petit succès, c'eût été un très-grand malheur, et le grand livre nécrologique aurait eu à enregistrer bien des victimes. Mais, de tout ce que j'ai lu, de tout ce que j'ai vu, enfin des expériences que j'ai voulu tenter personnellement, il en est résulté pour moi cette conviction profonde : c'est que l'allaitement artificiel est si difficile à bien conduire, si difficile à généraliser, que s'il n'est point toujours impossible, il est nécessairement plus ou moins dangereux.

III. — Il est téméraire quand il n'est indispensable.

Je conçois très-bien la nécessité de l'allaitement artificiel dans plusieurs circonstances.

Une mère qui s'est faite la nourrice de son enfant est frappée tout à coup d'une maladie grave, mais d'une de ces affections aiguës qui marchent vite vers une catastrophe ou vers le dénoûment si désiré que l'on appelle convalescence : eh bien, vouloir donner immédiatement une nourrice à son petit enfant, c'est dire à cette pauvre malade toutes les inquiétudes qu'on éprouve à son sujet; c'est lui faire entrevoir une condamnation médicale ou tout au moins c'est l'exposer à une exaspération de toutes ses douleurs, exaspération causée par la contrariété que produira nécessairement à cette mère-nourrice son remplacement définitif auprès de son cher nourrisson.

Une femme, allaitant son enfant, monte dans un bateau à vapeur et s'en va par delà l'Océan retrouver son habitation, sa famille; secouée par le mal de mer, sans cesse éprouvée par ces vomissements nerveux qui terrassent les individus les plus robustes, cette malheureuse mère perd tout à coup son lait. Que fera-t-elle alors si l'allaitement artificiel lui est défendu? Il lui faut subir un mois, peut-être deux mois encore de traversée, il n'y a point à chercher sur le navire une nourrice de rencontre; nécessité fait loi; la mère est parfaitement autorisée à nourrir son enfant au biberon.

Enfin, il est des mères chez qui l'amour maternel est empreint d'une si grande jalousie, qu'elles ne peuvent se faire à l'idée de voir leur enfant dans les bras d'une autre femme, qu'elles éprouvent des espèces d'attaques nerveuses chaque fois qu'elles voient une nourrice présenter le sein au cher petit ange qu'elles ne peuvent nourrir elles-mêmes. La répugnance, la répulsion, l'aversion va si loin, que j'ai vu des jeunes femmes en devenir poitrinaires. En pareille circonstance, j'ai été l'un des premiers à conseiller l'allaitement artificiel; car, si la mère et l'enfant ne font qu'un pendant neuf mois entiers, leurs intérêts se confondent longtemps encore après l'émancipation fœtale, et, tout en prenant les intérêts de l'enfant, il faut bien songer à la santé de sa mère.

Je prétends qu'en dehors de tous ces cas exceptionnels l'allaitement artificiel est téméraire, parce qu'il est contre nature, parce qu'il ne réussit pas toujours, parce qu'enfin, quand il semble bien réussir, il engendre souvent des prédispositions maladives, qui, reconnues ou non, se développent un peu plus tard.

Que m'importe la démonstration toute matérielle des partisans de la *nourriture au petit pot*, qui étalent orgueilleusement des enfants bien gras, bien dodus, auxquels on n'a jamais donné une seule goutte de lait de femme? Que m'importent les anecdotes et les citations de tous les zélés du genre, lesquels racontent, énumèrent, comment des enfants nourris artificiellement se sont montrés beaucoup plus précoces que des enfants nourris au sein d'une femme, que leurs dents sont poussées plus vite, qu'ils ont marché à neuf ou dix mois?...

Moi je crois que les hommes auront beau faire, ils ne

seront jamais aussi intelligents que la nature, aussi puissants que le bon Dieu. De même que j'ai crié contre les *enfants-primeurs* dont on surexcitait le développement intellectuel avant le moment nécessaire, de même j'ai peur de tous ces poupards exagérément développés sous le rapport matériel. Ils ont plus de chair, plus de graisse que tous les enfants qui les entourent, la chose est palpable; mais qui vous prouve que ce n'est point au détriment du développement osseux.

— Ce n'est pas possible, puisqu'ils marchent si vite, puisqu'ils ont des dents à l'âge où leurs petits camarades n'en montrent pas encore!

Eh bien, soit, ceux-là n'ont rien souffert du côté des os; mais êtes-vous bien sûr qu'il en est ainsi pour chacun des nombreux organes qui constituent le merveilleux assemblage du corps humain? Combien j'ai vu de ces enfants modèles terrassés tout à coup par des maladies inconnues qui provenaient, j'en suis certain, du mauvais équilibre survenu dans les diverses fonctions vitales! Les parents se désolaient, tout l'entourage attristé s'écriait :

— Quel malheur, mon Dieu! quel malheur! C'était un si bel enfant!

Hélas! il était trop beau, votre enfant, on l'avait imprudemment nourri d'une façon antinaturelle; on était arrivé, c'est vrai, à un produit d'une superbe apparence; mais tout cela était factice, l'enfant était en quelque sorte artificiel comme la nourriture qu'on lui avait imposée.

IV. — Époque où l'on peut avoir recours à la nourriture artificielle sans encourir trop de dangers.

J'ai dit que, pendant les trois ou quatre premiers mois de la vie, dans les circonstances ordinaires du nourrissage, l'unique aliment de l'enfant devait être le lait de sa mère ou de sa nourrice; j'en ai donné toutes les raisons: j'ai même eu soin de faire remarquer que, chez les animaux carnassiers comme chez les animaux herbivores, l'unique nourriture des petits, pendant les premiers jours, était le lait de leur mère.

Mais j'ai dit aussi qu'à partir du troisième, et surtout du quatrième mois, il était nécessaire d'habituer peu à peu le nourrisson à une alimentation étrangère.

Je pense donc qu'à cette époque l'allaitement artificiel, quand il est nécessaire, a beaucoup moins d'inconvénients que l'allaitement artificiel commencé dès les premiers jours de la naissance.

J'ai mieux aimé employer l'expression d'allaitement artificiel que celui de nourriture artificielle, afin de bien indiquer que, quand, par aventure, ce genre de nourrissage devenait indispensable, il fallait bien se garder de tomber dans les erreurs du docte Vanhelmont; il était imprudent de gorger les petits enfants non-seulement de mucilages et de panades, mais de bouillon et de jus de viande.

Pendant les premiers mois de la vie le lait me paraît indispensable, et si quelques enfants ont pu s'en passer, ils font une exception à la règle générale. Or on ne saurait par des faits de cette nature motiver des prescriptions, établir une loi hygiénique.

V. — Précautions à prendre.

Puisqu'il faut au petit enfant qui vient de naître une alimentation lactée, quand le lait de femme fait défaut, on doit chercher dans le lait des animaux une nourriture capable de remplacer le mieux possible l'aliment ordinaire et naturel.

Eh bien, le lait animal qui, par sa composition chimique, se rapproche le plus du lait de la femme, est le lait si souvent employé en médecine que donnent les ânesses, et même le lait bien moins connu que donnent les juments. Des analyses souvent répétées ont prouvé que la partie séreuse et surtout le sucre de lait que contient le liquide sorti des mamelles de la femme se trouvent en abondance dans lés deux espèces de lait que je viens de mentionner.

Cependant on emploie de préférence le lait de chèvre, et même aussi le lait de vache. Loin de le désapprouver, je le conseille, et j'en vais donner les raisons.

J'ai fait remarquer que le lait, si facilement digéré par tous les nourrissons, avait le double avantage d'être une alimentation naturelle et une nourriture toute vivante contenant déjà une certaine dose de chaleur vitale, et préparée par ce seul fait à la grande transformation digestive. Or il est facile de faire teter une chèvre par un petit enfant, et le professeur Leroy, déjà plusieurs fois cité dans cet ouvrage, a, le premier, imaginé de faire nourrir par des chèvres lès malheureux petits êtres que l'on déposait au tour, qui jadis s'ouvrait béant nuit et jour à l'hospice des enfants trouvés. On a pu constater que, grâce à cette mesure, la mortalité diminua de près des trois quarts parmi ces petits abandonnés. Chaque chèvre connaissait son nourrisson et s'attachait à lui d'une façon toute maternelle, tant et si bien qu'au retour du pâturage, chaque nourrice, arrivant en bêlant, allait trouver, sans jamais se tromper, le petit enfant dont on l'avait chargée, puis elle se plaçait et présentait ses mamelles de façon à en faciliter la succion.

Depuis, on a prétendu que le lait de chèvre était trop actif, causait des insomnies, et que, circonstance à noter, il donnait au nourrisson une propension à la gymnastique, aux soubresauts, aux allures de la chèvre, en un mot, communiquait aux enfants quelque chose du caractère de ce sautillant animal. A l'hospice des enfants trouvés, on a remplacé les chèvres par des femmes : c'est encore mieux!

Le lait de vache peut être donné au nourrisson; mais il est bon de le donner avant que ce liquide soit éteint, physiologiquement parlant, c'est-à-dire avant qu'il soit refroidi. Il est plus facile à trouver que celui de jument et d'ânesse, et c'est pour cela, sans doute, qu'il est plus généralement adopté. Seulement il ne faut pas le donner pur, et tous les hygiénistes recommandent de le couper, d'abord à moitié, puis au tiers, puis au quart, avec de l'eau tiède sucrée ou avec une décoction d'orge germé, substance qui contient, elle aussi, une dose assez considérable de sucre.

Je ne répéterai point ici ce que j'ai dit des précautions alimentaires nécessaires pour préparer un enfant à l'époque critique du sevrage; chacun comprendra que, dans le nourrissage artificiel comme dans le nourrissage naturel, dès que l'on veut introduire des aliments autres que du lait, il faut y procéder avec sagesse, avec ménagement, et appeler à son aide le puissant levier des transitions. On commence par de la crème de pain sucrée; puis on arrive à la bouillie, puis à des panades légères faites avec du bouillon de poulet, etc., etc. Je renvoie, sur cet article, aux détails que j'ai donnés dans les chapitres précédents.

VI. — Grande absorption de la peau chez les petits enfants.

Déjà, dans mon *Cours d'hygiène*, j'ai traité l'importante question de l'absorption cutanée, je l'ai minutieusement démontrée en rapportant les observations et les probantes expériences de nos physiologistes. Mais j'ai omis de faire remarquer une chose, c'est que cette absorption était beaucoup plus forte chez les enfants que chez les grandes personnes.

La peau d'un enfant au berceau est si blanche, si délicate et si tendre, qu'elle s'imprègne promptement de toutes les émanations qui l'entourent; c'est pour cela que je recommande pour les enfants des habitations saines, des lits bien ouverts, la promenade au grand air; c'est pour cela que je défends aux grandes personnes de faire coucher avec elles les tout petits enfants.

« J'ai vu, dit un auteur, dans deux maisons différentes, une fille d'un côté, un garçon nouveau-né de l'autre, près de périr tous deux vers le douzième jour environ de leur naissance, et pourquoi? Pour avoir été tenus et remués par des garde-malades dont l'haleine était fétide. » — Ce n'était donc pas sans raison que les anciennes lois de France interdisaient la pratique des accouchements aux femmes qui avaient cette infirmité! — « Les deux garde-malades une fois éloignées, les deux enfants se rétablirent promptement et reprirent la santé au sein de leurs mères respectives. »

« Une autre mère qui allaitait son enfant, douée de toutes les apparences d'une belle santé, fut invitée à donner le sein à un enfant malade; celui-ci ne le prit qu'une seule fois, et la mère imprudente ou trop dévouée paya bien cher sa complaisance : son enfant à elle contracta la maladie de celui qu'elle avait voulu soulager, et les deux enfants périrent... »

Donc la force absorbante des enfants est immense; donc on doit ne laisser toucher les enfants, ne les laisser approcher, et surtout ne les confier qu'à des personnes bien saines.

VII. — Point de vétillerie, mais grande attention.

Je ne veux point cependant que mes renseignements fassent tomber les mères dans des craintes chimériques et dans des scrupules dangereux.

Il est certain que les gens un peu âgés, dont les digestions ne sont point toujours faciles et dont les dents sont quelquefois gâtées, n'ont point une haleine aussi pure que celle de l'enfance et de la jeunesse. Mais, entre une haleine fade, par conséquent peu agréable, et une respiration fétide, par conséquent nauséeuse, il y a grande différence. Si tous les enfants confiés aux soins des domestiques dont la respiration n'est pas complétement pure étaient condamnés à tomber malades, nous aurions bien des mères éplorées et bien des familles en deuil.

Nous avons tellement, en France, l'habitude d'embrasser les petits enfants, qu'il me semble impossible de proscrire cet usage; c'est même souvent faire une impolitesse à des parents que de ne point déposer un discret baiser sur le front de leur enfant.

Soit, mon Dieu, soit! Mais ce que je vous ai dit de la force absorbante du jeune âge vous avertit qu'il faut entourer votre petite famille d'une sage sollicitude et d'une continuelle attention. Veillez à ce que vos domestiques se lavent la bouche, se rincent les dents, en un mot, suivent toutes les précautions de propreté qu'indique l'hygiène, et, quant aux caresses dont nous parlions tout à l'heure, ne les défendez pas, mais tâchez de les réglementer ; permettez que l'on embrasse votre enfant sur le front ou sur les joues; mais recommandez, sans dédain, sans sévérité, que l'on évite de l'embrasser sur les yeux ou sur les lèvres.

VIII. — Nécessité d'aguerrir les petits enfants.

Je n'ai point voulu finir la partie relative à l'hygiène sans y insérer ce dernier conseil; il rendra service, j'en suis sûr, à bon nombre de parents.

Dès l'âge d'un mois ou deux mois tout au plus, il est bon d'habituer les enfants non-seulement à des lavages quotidiens, mais à des bains généraux, et, quelques mois plus tard, si la localité le permet, si la saison n'y apporte aucun obstacle, je conseille d'aguerrir ces petits enfants aux bains de rivière, qui paraissent si redoutables à tant de personnes. L'enfant, en effet, qui ne raisonne point encore, a le secret instinct de sa conservation personnelle, et, s'il a si peur de l'eau, par exemple, c'est que, dans ce milieu qu'il ne connaît pas, il redoute de perdre la vie.

Les bains généraux sont souvent nécessaires pour éteindre les inflammations de ces organisations naissantes, où le feu, c'est-à-dire la maladie, prend aussi rapidement que dans des étoupes ou dans des amas de papiers. Quand tout à l'heure nous aborderons les grandes questions de la médecine maternelle ; quand, au sujet des évolutions dentaires et du travail de la croissance, j'ai parlé des fièvres qu'ils déterminent, j'ai fait comprendre, comme je le ferai comprendre encore, je l'espère, toute l'importance des bains adoucissants donnés aux petits enfants. Par conséquent, il ne faut pas attendre le moment où ces moyens sont nécessaires pour les faire accepter sans terreur par des enfants dont tout le monde connaît et la sensibilité et la délicatesse, car alors la frayeur que détermine le bain général, émotionnant, bouleversant toute l'organisation du petit individu, empêche les bons résultats du moyen médicamenteux.

J'en parle par expérience : le premier de mes enfants, venu au monde au milieu des frimas de l'hiver, ne put être baigné qu'à l'âge de huit ou dix mois. Ce jour-là, ce furent des cris, des tremblements, toute une révolte ; la frayeur était telle, que, redoutant les spasmes, la pâmoison et les convulsions, on ne put laisser l'enfant dans l'eau que pendant deux ou trois minutes. Mais, quelques jours après, sachant combien il était important de vaincre cette répugnance enfantine, je fis partager à mon fils un bain que je prenais moi-même. J'eus le soin de faire cacher, à l'aide d'une couverture, la vue du liquide qui remplissait la baignoire, et, malgré cette précaution, quand l'enfant sentit l'eau autour de son corps, il poussa de telles clameurs que sa nourrice en était aux abois. Je tins bon cependant ; les tremblements et l'effroi, les cris et les larmes, durèrent près d'un quart d'heure, après quoi le calme se fit et l'enfant commença à se rassurer. Il poussa la vaillance jusqu'à sourire ; grâce à la persévérance, nous avions gagné cette difficile partie. Au bain suivant, monsieur mon fils ne cria plus que quelques minutes, et, quelque temps après, il avait pris, pour les bains généraux, un tel amour, une telle passion, qu'il ne pleurait plus pour y entrer, mais se lamentait quand il fallait en sortir.

Il est urgent aussi d'habituer les enfants aux ténèbres et à la solitude; inutile, je pense, d'anathématiser ici tous ces contes de revenants à l'aide desquels on excite et surexcite les imaginations enfantines. Mais il est essentiel de bien avertir qu'il faut accoutumer un enfant à savoir rester quelques instants tout seul, comme à ne pas avoir peur de la nuit. Il survient dans la vie tant de circonstances où, malgré la meilleure volonté du monde, on est obligé de laisser les enfants seuls, et d'autres, où les enfants se trouvent forcément dans les ténèbres ! J'ai vu des frayeurs absurdes causées par une lampe éteinte, et j'ai entendu de cris affreux pour quelques moments d'abandon ! Frayeurs et cris ne sont rien, mais ils peuvent amener de terribles résultats : une attaque de nerfs, la pâmaison, la syncope, etc.

CRIS ET LARMES DES PETITS ENFANTS

I. — De la difficulté de reconnaître la maladie chez les petits enfants.

Quand un enfant de quatre à cinq ans tombe malade, quand une grande personne est attaquée par ce terrible ennemi qu'on appelle souffrance, l'un et l'autre le disent et demandent du secours ; le marmot prononce le mot enfantin de *bobo!* la grande personne fait plus ou moins de grimaces et grasseye avec l'assaisonnement obligé de soupirs :

— Je ne suis point à mon aise, je suis malade!...

Mais quand la maladie, — ce monstre, ce tyran qui ne respecte rien, — frappe sans pitié sur un petit être au début de l'existence, sur un enfant qui ne parle pas encore, comment l'apprendre, comment le savoir?

Bien des mères, j'ai eu plusieurs fois l'occasion de le vérifier, ont une sorte d'instinct pour découvrir les premiers symptômes de maladie sur le visage de leurs enfants : — une ride au front, un pli près des narines, un peu de pâleur au visage, il ne leur en faut pas davantage. Mais toutes les mères n'ont pas la même perspicacité; et puis le père, d'ordinaire, combat toutes les inquiétudes de sa femme :

— Mais non, cet enfant n'est pas pâle! mais il a toujours eu ce pli sur le visage! je t'assure qu'il est mieux portant que jamais... Tout à coup l'enfant se met à crier, et de ses yeux s'échappent de grosses larmes.

— Quand je le disais! s'écrie la mère éperdue. Et, saisissant son poupon, le pressant dans ses bras, elle l'embrasse, elle le dorlote, elle pleure avec lui.

L'enfant qui ne parle pas encore est absolument comme un petit animal, — pardon encore une fois, mesdames, de cette brutale comparaison, — le marmot semble n'avoir besoin que de deux choses : la nourriture et le sommeil; il tette, il dort; il dort, il tette; et ce n'est qu'au bout de plusieurs mois que l'intelligence commence à poindre : le petit enfant rit ou pleure! J'ai dit *intelligence*, parce que toutes les mères en sont persuadées; car, si nous voulions bien discuter, bien approfondir la question, nous verrions que le rire et les larmes de l'enfant au berceau sont uniquement causés par l'instinct vital que l'homme partage avec les animaux. Est-ce que certains animaux ne pleurent pas? est-ce que d'autres ne manifestent pas leur joie par des signes extérieurs? — Ne creusons pas, nous déplairions à nos lectrices.

Je n'ai pas pris la comparaison des animaux sans motif. C'est que, effectivement, les animaux sont malades, eux aussi; c'est que les animaux malades ne parlent pas plus que les petits enfants, et cependant l'art vétérinaire trace des règles, donne des renseignements qui permettent de reconnaître les maladies des animaux, de les classer, de les combattre, de les guérir; l'art vétérinaire, — soit dit en passant, — n'est point assez estimé par les gens prétentieusement scientifiques; moi je trouve l'exercice de cette médecine spéciale pleine de difficultés, encombrée d'obstacles, et je dis que, pour la bien faire, elle exige beaucoup de sagacité et de talent.

Eh bien, les vétérinaires ne jugent des maladies intérieures des animaux que par des signes extérieurs, par la physionomie, la plainte, l'attitude, les battements artériels. La percussion et l'auscultation viennent encore à leur aide ; mais ce sont des moyens récents et que n'avaient pas les anciens. Il faut en agir en face des enfants malades comme avec les animaux : examiner leur physionomie, leur attitude, écouter leurs cris, examiner leurs gestes.

Les cris sont-ils toujours des signes de maladie?

Les larmes des enfants malades doivent-elles faire toujours pleurer les parents?

C'est ce que nous allons examiner.

II. — Le cri est-il toujours un signe de maladie?

— Est-il possible de laisser crier un enfant de cette manière!

— Madame, c'est par méchanceté.

— Par méchanceté de votre part, c'est possible; mais vous ne me ferez jamais croire qu'un petit chérubin comme mon enfant ait un seul grain de malice dans la tête.

— Pourtant, madame, je vous assure...

— Taisez-vous, ou je vous renvoie. — Viens, mon bibi! Viens, l'amour à sa mère! On t'a fait de la peine, mon chéri; on te taquine; on te torture : c'est une méchante femme, va!

Ce disant, la mère mange de caresses le petit enfant, que l'on a eu la cruauté de laisser crier.

Telle est l'analyse un peu succincte des scènes journalières survenant entre les mamans et les femmes qu'elles chargent de la surveillance de leurs enfants.

En vérité, cela me rappelle l'histoire de cette mère ridicule qui ouvrit sa fenêtre, un certain soir, parce qu'elle entendait crier et pleurer M. Henri, un enfant de trois ans.

— Moi, je la veux, na! criait en pleurant le marmot en colère.

— Mais je ne t'empêche pas de la prendre, répondait la bonne en riant.

— Si, je la veux, je la veux; je le dirai à maman.

— Francine! cria la mère, je vous ai défendu de contrarier cet enfant, ce me semble.

Or le gamin avait vu dans un seau rempli d'eau l'image reflétée de la lune; il avait plongé ses deux bras dans l'eau pour la saisir. La bonne, pour prévenir un refroidissement, avait jeté les trois quarts du liquide que contenait le baquet; l'enfant, ne pouvant pas saisir la lune, que l'on voyait cependant encore, accusait sa domestique d'avoir jeté de l'eau pour l'empêcher de saisir l'image qui s'y reflétait, et il criait, et il trépignait, et la maman menaçait de renvoyer la bonne parce qu'elle empêchait son fils de prendre... la lune!...

Pauvre mère, ou plutôt pauvre enfant! car les parents qui se plient à toutes les sottes volontés de leurs enfants leur rendent un bien mauvais service.

On m'objectera sans doute : L'enfant dont vous parlez avait trois ans; à cet âge il pouvait déjà être capricieux et volontaire, mais le caprice et la malice peuvent-ils exister chez un marmot qui ne parle pas encore, chez un poupon qui n'a point un an?

— Oui, mesdames, des enfants de trois, cinq et huit mois sont capables d'être méchants et volontaires, et la faute en est à vous, à vous qui vous tuez pour eux, à vous qui vous pliez inconsidérément à tous leurs petits caprices.

Donc le cri des enfants au berceau peut venir d'impatience, de colère; il peut tenir à un désir qui n'est point exaucé, à un caprice qui n'est point contenté : c'est chez les enfants une manière de demander, d'exiger et d'imposer.

L'enfant ne veut point rester dans sa barcelonnette : il crie.

Il a soif ou faim : il crie.

Il a besoin de sommeil et il ne peut s'endormir : il crie encore.

Enfin il a vu briller quelque chose, et chez cette jeune nature qui veut tout prendre, tout saisir, pour s'initier en quelque sorte à la connaissance de tout ce qui l'entoure, quand ce désir n'est pas promptement satisfait, il y a révolte, indignation, et, par conséquent, cris et larmes.

Ne vous imaginez donc pas que votre enfant est malade par la seule raison qu'il pousse des cris.

Vous reconnaîtrez que ses cris sont capricieux en contentant momentanément les désirs du marmot.

Retirez-le de son berceau.

Offrez-lui à boire.

Donnez-lui dans les mains l'objet que convoite sa curiosité.

Tâchez, en le berçant *doucement* (doucement, remarquez bien), d'appeler le sommeil et de l'endormir.

Si les cris cessent, ils n'étaient que capricieux. Laissez crier après tant que l'enfant aura de poumons, mais ne lui obéissez pas ; car sa petite volonté deviendra tyrannique, il s'habituera à crier pour demander, et puis quand viendra l'âge de huit ou dix mois, à cette époque la circulation de l'enfant aura pris une certaine puissance ; entravée par les efforts du criard, cette circulation amènera un beau jour de terribles inconvénients. Quand un enfant de plusieurs mois crie et se démène, vous voyez les veines de son visage se remplir exagérément, la face devient d'un rouge foncé, les yeux s'injectent, les premiers symptômes de la congestion cérébrale se déclarent ; la gorge, serrée par le spasme du cri, ne laisse plus passer l'air atmosphérique nécessaire aux poumons ; alors, non-seulement l'enfant se pâme et tombe sans connaissance, mais on en a vu chez qui des cris exagérés ont déterminé l'asphyxie... Par conséquent, le devoir de toutes les mères est d'accoutumer de bonne heure leurs petits enfants à ne rien demander en criant. Laissez crier l'enfant tout jeune, au lieu de lui obéir, et vous lui apprendrez à se bien conduire!

— Apprendre, direz-vous; mais le petit enfant n'a pas d'intelligence!

— Dites-moi, les jeunes chiens en ont-ils? et pourtant on élève tous les chiens. Avec une sage sévérité, ne les force-t-on pas à obéir? A plus forte raison on peut faire obéir de tout petits enfants.

Mais il est un cri accidentel, un cri dénonciateur, non pas de maladie, mais d'une souffrance passagère, un cri enfin dont il est bon de prévenir les mères de famille, pour les instruire, les guider, les rassurer.

On dit que les Sybarites ne dormaient pas quand ils sentaient le terrible contact d'une feuille de rose pliée en deux. Certes, le petit enfant n'est pas aussi douillet que les Sybarites; on le tamponne dans ses langes, on l'enveloppe tant bien que mal dans cette prison traditionnelle que l'on appelle maillot, et on l'empaquète de telle façon, que, lorsque le pauvre chérubin sort de là, sa petite peau est toute couturée par les plis, toute marbrée par l'humidité et les souillures. On trouve tout cela fort hygiénique : la jeune mère le fait ou le commande parce que sa mère le pratiquait, parce que sa grand'mère et tous ses aïeux féminins le mettaient en usage. On écrirait quatre ou cinq volumes pour en montrer les inconvénients et pour le défendre, que l'on n'obtiendrait aucune modification dans cet usage.

— Rousseau, avec toute sa réputation, n'a pas plus réussi avec ses diatribes, que ne réussirait, avec de l'adresse et du savoir-vivre, le plus prudent des folliculaires.

Mais certaines femmes ont l'habitude d'arrêter le maillot avec des épingles. Or, l'enfant gigotte et se démène, le maillot se desserre et l'épingle s'échappe; alors elle torture et elle pique, et on conçoit que l'enfant se mette à crier.

Toutes les fois qu'un enfant emmailloté crie inopinément et sans premier symptôme de souffrances, il est urgent de le déshabiller complétement et de voir si des cordons trop serrés, si des épingles déplacées, ne sont pas la cause de la douleur qu'il semble manifester, des plaintes aiguës qu'il fait entendre.

III. — Valeur des cris considérés comme signes de maladie. — Leur timbre, leur interruption, leur continuité.

On a obtempéré à tous les caprices supposés du petit enfant.

On l'a pris dans les bras.

On lui a offert des joujoux.

On a mis dans sa bouche un petit morceau de bonbon.

On l'a remis dans son berceau.

Et cependant l'enfant crie toujours.

Évidemment, c'est qu'il souffre, c'est qu'il est malade.

Le cri est l'appel aux armes, la demande de secours d'un organisme surpris par l'ennemi. — Mais où se passe l'attaque? Où est le péril? Où faut-il porter secours? En d'autres termes, le cri d'un enfant malade peut-il indiquer le siége de la maladie?

Si la souffrance est causée par des tranchées, par des coliques, en frictionnant le ventre du petit enfant on les fait diminuer souvent. La seule chaleur de la main, amenant un soulagement, arrête les plaintes en arrêtant la douleur. — De plus, le cri est accompagné de contractions de ventre, le petit enfant plie les jambes sur l'abdomen;

enfin, comme les tranchées et les coliques ne sont pas continuelles, les cris ne reviennent que par intervalles; ils n'ont aucun rhythme, aucune continuité.

Si la maladie part du cerveau, le cri est poussé par intervalles à peu près égaux, puis il est accompagné de symptômes physionomiques d'une réelle importance. Je suppose une convulsion, une fièvre cérébrale, une congestion quelconque. Dans le premier cas, les yeux se retournent, les membres se tordent, le visage s'empourpre ou pâlit; dans le second cas, les yeux se renfoncent, les lèvres s'allument, la physionomie change tout à coup, et la fièvre, souvent même le délire, viennent compléter les symptômes; enfin, en cas de congestion, il est rare que cette congestion soit médiane, c'est-à-dire juste au milieu du cerveau; elle survient d'un seul côté; alors, au milieu des cris, on voit un œil qui ne peut plus s'ouvrir, une narine qui ne joue plus, un coin de bouche qui s'abaisse; bref, il se passe quelque chose de fort sérieux du côté de la tête.

Le timbre du cri a encore une véritable valeur.

Si le cri est vif et clair, l'enfant peut être atteint d'une maladie interne dangereuse; mais, à coup sûr, cette maladie n'enchaîne pas la force générale; et ce qu'il y a de plus sûr encore, c'est qu'elle ne frappe pas du côté des organes respiratoires.

Si le cri est faible et prolongé, il y a prostration de forces, faiblesse intempestive.

Cette faiblesse vient de la constitution même du petit malade ou de la gravité de sa maladie.

Si enfin le cri est rauque, étouffé surtout, la maladie part des voies respiratoires : elle réside dans la gorge ou dans les poumons; il y a menace de catarrhe suffocant, d'angine ou de croup. Vite, vite, le temps presse! l'incendie est formidable; il menace de tout détruire. A l'aide! au secours! agissons.

IV. — Indication à remplir, ou secours à donner suivant les différents cris.

— Au cri capricieux, volontaire, il faut opposer la résistance, la sagesse, l'éducation.

— Au cri causé par la douleur d'un maillot mal fait ou d'une épingle qui pique, il faut apporter le remède d'un maillot renouvelé; il faut avoir la précaution de retirer les épingles et les plis.

— Au cri causé par des coliques ou par des souffrances intestinales, il faut entreprendre les remèdes de toutes ces souffrances : frictions d'huile de camomille camphrée; cataplasmes de farine de graine de lin, petits lavements adoucissants.

— Au cri qui dénonce l'invasion d'une maladie cérébrale, il faut commencer l'usage des dérivatifs : petits cataplasmes sinapisés aux extrémités inférieurs, aux pieds; deux ou quatre sangsues derrière les oreilles; vésicatoires entre les deux épaules, boissons diffusibles, comme l'infusion de tilleul ou de fleurs d'oranger.

— Au cri faible et symptôme de faiblesse générale, il faut commencer l'usage d'un stimulant, par exemple, l'usage d'un peu d'eau et de vin sucré.

— Enfin, si le cri est étouffé, s'il part des organes respiratoires, dégagez la gorge par des dérivatifs, ou par le vomitif. Mais, au nom de votre affection maternelle, agissez tout en attendant le médecin, et envoyez-le chercher sans retard.

V. — Valeur des larmes. — Leur suppression.

Les cris, chez les enfants, sont accompagnés le plus souvent d'une abondante sécrétion de larmes. Ce phénomène n'a pas lieu cependant chez les tout petits enfants; car, aux premiers jours de la vie, le réservoir chargé de fournir les larmes ne fonctionne pas encore ; ce n'est que vers le troisième ou le quatrième mois que les pleurs apparaissent et peuvent se répandre ; mais alors ils semblent vouloir rattraper le temps perdu : ils se montrent au moindre prétexte, ils pleurent pour les plus futiles motifs.

Par compensation, ils s'arrêtent souvent d'une façon magique. Une caresse, un mot, une distraction, pst ! la source est tarie ! Rien n'est plus commun que de voir la figure ronde et joufflue d'un marmot, encore sillonnée de grosses larmes, s'épanouir tout à coup par un rire franc et gracieux.

Si les enfants pleurent si facilement, si leurs larmes se tarissent si vite, on doit comprendre que ces larmes ne peuvent être de bien grande valeur, considérées comme symptôme de maladie. Toutefois, quand elles persistent, quand elles ne sont pas habituelles, quand surtout elles accompagnent les cris dont nous parlions plus haut, elles deviennent le complément des avertissements donnés par le pauvre enfant en souffrance.

Mais il est un fait inconnu des mères, ignoré même d'un certain nombre de médecins : c'est que les larmes d'un enfant très-malade sont quelquefois un signe d'amélioration et l'annonce d'une prochaine convalescence.

En effet, dans les maladies graves très-aiguës, le réservoir des larmes se ferme et se dessèche, la fièvre et l'inflammation empêchent la glande lacrymale de fonctionner; mais, quand cette fièvre tombe, quand l'inflammation s'apaise, tous les organes reprenant leurs fonctions, les larmes recommencent à couler ; elles reparaissent comme les signes avant-coureurs de la santé, comme le sommeil, comme la connaissance, comme la mémoire, comme l'appétit.

GOURMES ET CROUTE LAITEUSE

I. — La visiteuse et ses observations.

Madame de C... recevait un jour une vieille demoiselle appelée B... Cette dernière était ignorante et indiscrète à peu près comme tous les gens qui ne connaissent rien.

Madame de C... tenait dans ses bras son premier enfant, son unique héritier jusque-là; un marmot dont le visage et le cuir chevelu étaient couverts de gourmes fort épaisses.

— Eh quoi! ma chère, s'écria mademoiselle B..., vous gardez une pareille horreur sur vos jolis bras!

— Quelle horreur? repartit la mère en redressant la tête avec l'émotion d'une personne inopinément mordue par un serpent.

— Mais cet enfant, ce petit croûtonneux, ce galeux en bas âge; comment se fait-il qu'une femme élégante et propre, comme vous tienne et caresse un enfant atteint d'une pareille maladie?

— Ma chère demoiselle, reprit d'un air piqué et d'un ton saccadé madame de C..., si vous avez peur de tous ces boutons d'enfant, si vous craignez pour votre teint basané et les boutons et les croûtes, ayez la prudence, je vous en conjure, de ne jamais mettre les pieds chez moi!...

La visiteuse fit la grimace et se trouva fort étonnée d'avoir dit une sottise, qu'elle croyait fort innocente. Mais elle avait blessé madame de C... dans ce qu'elle avait de plus cher. Sa bêtise avait frappé juste à la région la plus sensible, à l'amour-propre maternel. Et, malgré toutes les protestations et toutes les grimaces, la mère, profondément blessée, ne pouvait lui pardonner une semblable offense.

Ce qu'il est bon de constater, c'est que, malgré l'offense et les reproches de l'imprudente qui l'avait tant offensée, madame de C... n'en caressa pas moins le cher petit enfant que le ciel lui avait donné, et c'était un plaisir de voir cette bouche aristocratique, s'évertuant en quelque sorte par compensation à couvrir de baisers maternels le visage plein de gourme d'un petit enfant au berceau.

Il est un proverbe qui dit :

Le médecin d'un enfant est une femme.

« Or cet adage, écrivait en 1803 un professeur de l'École de Paris, signifie que les sentiments affectueux, que l'instinct et la tendresse des femmes les rendent seules capables de donner des soins intelligents à la première enfance. »

II. — Fautes trop communes.

Oui, vraiment, les mères sont les meilleurs médecins de leurs petits enfants. Cependant il est des circonstances où elles se trompent et où elles font pitoyablement fausse route. C'est quand l'amour maternel les aveugle, quand la coquetterie féminine les fait agir, quand elles se laissent influencer par les erreurs générales et qu'elles se font un épouvantail de cette trop fameuse objection : Que penseront les autres? Que s'imagineront les visiteurs et les curieux? Qu'en dira-t-on?...

Entraînées par le désir de contenter tous les vœux de leurs enfants, elles obéissent à toutes leurs volontés; elles se plient à tous leurs caprices, et de là les écarts de régime, les adhésions dangereuses, les malaises inévitables, les maux de tête et les indigestions!...

Et puis on veut que ces chérubins soient toujours élégants, toujours admirés, toujours de la plus gracieuse apparence! Alors on les soumet à la mode! on les habille comme des poupées ou comme des petits chiens savants; mais surtout on travaille à ce qu'ils aient toujours les cheveux bien bouclés et la figure bien nette. S'il survient un bouton, un bobo, une petite croûte, on s'alarme, on interroge, on s'agite, on agit, on met imprudemment tout en œuvre pour faire rentrer le vilain bouton, on veut absolument supprimer les croûtes, les gourmes et toutes les efflorescences extérieures.

C'est une faute, mesdames; permettez-moi de vous l'apprendre. Toutes vos précautions, toutes vos lotions, toutes vos manœuvres peuvent amener des accidents réels. Vous entravez le travail épurateur d'une jeune organisation qui tend à se débarrasser de toutes ses humeurs mauvaises, qui cherche à mettre à la porte des germes de maladies et des causes de souffrances.

L'indisposition qu'on appelle *croûte laiteuse*, la petite maladie que l'on nomme *gourme*, lesquelles tombent si souvent sur les enfants encore au berceau, sont des affections d'excellente nature, et il n'est permis d'agir sur elles que pour les faire sortir facilement, convenablement, complètement!

III. — Explications.

Certes, je n'ai point la prétention de faire de la médecine transcendante; je ne veux point embourber notre petite voiture dans l'ornière de l'historique et de l'érudition; je ne veux perdre personne dans le labyrinthe des théories ou dans les nuages des grandes phrases; mais, enfin, il m'est bien permis de hasarder une petite explication.

Tout enfant est éminemment lymphatique. Ainsi, tous tant que nous sommes, sanguins ou bilieux, nerveux ou languissants, nous sommes venus au monde avec un tempérament provisoirement identique, avec une prédominance marquée, dans la circulation, d'un liquide spécial que l'on appelle *lymphe*, et avec une exagération considérable de ce que les anatomistes appellent *tissus blancs*. Eh bien, il faut que cette surabondance de lymphe, il faut que cet excès de tissus sans résistance diminue ou disparaisse, et les gourmes et les croûtes laiteuses produiront naturellement et sans secousses cet important résultat.

De plus, nous sommes tous condamnés, dans la longue épreuve de l'existence, à gémir, à combattre, à souffrir. Notre premier signe de vie est un cri; nos premières manifestations sont des larmes, nos premières sensations sont des douleurs. Or les gourmes de l'enfant semblent le premier impôt payé à la souffrance. Quiconque, dans un gouvernement, refuse de payer les impôts légalement demandés, encourt l'ennuyeuse série des avertissements, poursuites, saisies et prison. L'enfant qui n'a point de gourmes, l'enfant dont on fait imprudemment passer la croûte laiteuse, est exposé à éprouver plus tard d'aussi désagréables compensations. Au moindre prétexte, les glandes de tout son corps s'irritent et s'engorgent, les articulations se gonflent et menacent de se souder, le tube digestif opère mal, la tête devient douloureuse.

IV. — L'homme n'est point le seul animal atteint de la gourme.

La gourme, disent les zoologistes, n'a pas lieu chez les animaux sauvages; jamais on ne l'a vue chez le tigre ni chez le lion. Il est bien vrai que l'on n'a pas commis l'imprudence d'aller examiner la chose de bien près. Dès qu'un animal est à l'état sauvage, serait-ce un chien, serait-ce un chat, on le prend pour un loup ou pour un petit tigre, et on se garde bien de l'approcher. Au lieu donc de nous dire : Les animaux sauvages n'ont point de gourmes, il serait plus prudent et plus véridique d'énoncer : Nous n'avons pu constater les gourmes chez les animaux sauvages.

Ce qu'il y a de bien certain, c'est que les animaux domestiques, par exemple, les chevaux, les chiens et les moutons, sont sujets à une gourme spéciale, gourme qui met souvent leur vie en danger.

Chez les animaux, la gourme se montre d'une manière presque uniforme; tandis que, chez les hommes, elle varie dans ses apparences et dans sa forme. Tantôt c'est une sérosité âcre qui coule sous des croûtes sanieuses, tantôt c'est un gonflement exagéré de toutes les glandes lymphatiques. D'autres fois c'est un suintement tumoral stationnant derrière les oreilles et envahissant même le conduit auditif.

« Si la gourme, dit l'auteur que je citais tout à l'heure, est mal rejetée par l'homme ou par les animaux, ils restent toute leur vie sujets à des maladies; ils vivent malsains ou contractent la teigne, les dartres; les chevaux ont le vertigo, la morve et le farcin. Lorsque le froid, les lotions froides, imprudentes à cette époque, les répercussifs, ont été maladroitement employés, ils donnent aux enfants des maladies chroniques pour le reste de leur vie, des virus qui se reportent sur la lymphe, ou qui altèrent les germes des grosses dents; elles se gâteront de bonne heure, et causeront dans la vie beaucoup de douleur.

D'autres fois l'altération n'est pas sensible, mais, la matière excrémentitielle se reportant sur le cerveau, réservoir du fleuve des sensations, cet organe est altéré d'une manière insensible. Alors les enfants ne peuvent acquérir la facilité de combinaison des sensations qu'on appelle esprit. Ils restent stupides, deviennent méchants, impatients, destructeurs, et même atroces; en sorte que le caractère le plus odieux est dû quelquefois à un principe âcre qui s'est reporté sur les nerfs, ou à une gourme mal jetée. D'autres fois il naîtra des convulsions, l'épilepsie, les écrouelles, ou, dans la suite de la vie, la goutte. Pour moi, je crois que l'intelligence des enfants dépend beaucoup d'une sécrétion complète de la gourme.

V. — La gourme est la cause première de tous les dérivatifs employés par les médecins.

C'est, à n'en pas douter, la gourme et ses bienfaits qui sont la cause première des vésicatoires et de tous les emplâtres excitants. La tactique de tout médecin est de contrefaire autant qu'il le peut le travail bienfaisant de la nature. Dès les premières années de notre existence, la gourme, par son travail épurateur, met à l'abri d'une foule de maladies.

Alors les praticiens se sont dit : Pourquoi la gourme, avec sa sanie et tous ses boutons, est-elle une garantie de bonne santé? C'est qu'elle attire à l'extérieur un travail morbide qui, en se concentrant à l'intérieur, produit souvent les plus fâcheux résultats. Singeons la gourme, déterminons sur plusieurs points de la peau des boutons, ou de l'inflammation, ou de la suppuration. Nous imiterons la nature, et, par un appel à la surface, nous empêcherons les concentrations intérieures, nous arrêterons les maladies.

Alors ils appliquèrent et nous appliquons encore des emplâtres résineux, contenant une poudre de cantharides, du tartre stibié ou tout autre ingrédient. Il en résulte des boutons, de la suppuration, des croûtes, mais surtout un bénéfice incontestable : les dérivatifs sont un des plus puissants moyens employés par cette stratégie que l'on appelle *médicamentation*.

Quand on supprime un vésicatoire, lorsqu'on arrête dans ses effets excitants un emplâtre doué d'une action stimulante, on ne le fait jamais sans précautions, sans diplomatie; on donne ordinairement un ou plusieurs purgatifs; on administre le suc de certaines plantes qui sont réputées contenir un principe épurateur, et la plupart des mères qui veulent faire passer la gourme de leurs enfants y vont sans précaution et sans sagesse; on brosse, on lave, on emploie toute la kyrielle des onctions siccatives; la gourme, aussi vigoureusement attaquée, résiste peu de temps et finit par disparaître tout à fait. Alors surviennent les répercussions et toutes les maladies qu'elles engendrent; les forces vitales qui séjournaient aux environs de la peau, pour aider au travail épurateur de cette petite maladie, se reportent et s'accumulent sur quelques-uns des organes intérieurs; là elles déterminent de la gêne, de l'inflammation, du désordre; l'enfant a des cheveux magnifiques, une tête exempte de tous boutons; mais il tousse, ou bien il digère mal, ou bien il éprouve des maux de tête, ou bien il subit de terribles tranchées, et la faute en est tout entière aux mères trop coquettes de leurs enfants, qui ont imprudemment supprimé un mal épurateur, une maladie nécessaire. Ne vaut-il pas mieux, dites-moi, ne vaut-il pas mieux cent fois garder pendant quelques semaines, pendant plusieurs mois, s'il le faut, des croûtes sur la tête et des boutons sur le visage, que de courir la chance malheureuse d'une fluxion de poitrine ou d'une inflammation intestinale?

Je n'ai pas besoin, je pense, d'appuyer davantage sur des raisons si péremptoires. L'amour maternel est un de ces leviers puissants qui remuent et transportent les montagnes. Quand une fois les mères seront instruites des dangers qu'entraîne la suppression des gourmes de leurs enfants, j'en ai la conviction, coquettes ou non, élégantes ou pas, elles respecteront les gourmes de l'enfance, et elles rejetteront bien loin tous les moyens capables de les supprimer.

VI. — Traitement extérieur.

Quoi qu'il en soit, la gourme est une maladie; il serait imprudent de vouloir la guérir tout à coup, mais il est raisonnable de lui opposer des moyens capables de l'aider en quelque sorte, et de soulager les enfants qui la subissent.

Une des causes principales des souffrances endurées par les petits patients est la dessiccation des croûtes et la rétraction cutanée qu'opère le sèchement des boutons. En conséquence, le premier moyen de soulagement est une onction grasse, une application d'huile ou de cérat, car ces corps gras, en entretenant les croûtes dans un état suffisant d'humidité, en empêchent les tiraillements et l'agacement qui en résultent.

Ainsi, rien de mieux à faire, rien de plus logique à employer que l'axonge, c'est-à-dire les graisses et les pommades, que les huiles, c'est-à-dire les liniments prônés par tous les pharmaciens.

Mais, au nom du ciel, au nom d'un intérêt bien cher, celui de votre enfant, rejetez, rejetez bien loin les pommades siccatives et les huiles qui contiennent quelques principes desséchants. Arrière le savon, arrière les lotions froides! Il est bon d'entretenir la propreté du corps ; mais les frictions et le savonnage, employés contre les gourmes, pourraient les faire disparaître et par conséquent causer une foule de maladies.

VII. — Pansement.

Quand un enfant a le doigt écorché, quand il porte sur le corps une plaie quelconque, il est nécessaire de panser le doigt et de couvrir la plaie. Pourquoi? Pour garantir la région en souffrance, pour lui donner une espèce de bouclier capable de la préserver contre tous les contacts.

De même, quand les gourmes de l'enfance boutonnent et fleurissent sur un des points de la peau, si la région où se trouvent les boutons est exposée à des frottements et à des coups, il est nécessaire de couvrir la petite plaie, d'y mettre des linges qui puissent absorber les humidités produites et amortir toutes les impressions extérieures.

C'est le plus souvent derrière l'oreille extérieure que la gourme fait irruption ; la conque attaquée frottant sur le cuir chevelu, qui est attaqué lui-même, occasionne des douleurs qu'il est facile d'empêcher.

Prenez un petit morceau de linge, fendez-le dans son milieu, passez la conque, c'est-à-dire le pavillon de l'oreille, à travers la fente du linge, et, les surfaces suppurantes se trouvant ainsi isolées, vous abrégerez la maladie, vous en adoucirez les résultats.

Nous avons parlé minutieusement, dans l'*Art de soi-*

gner les malades, des pansements et des bandages. Je ne crois donc pas nécessaire de détailler ici les pansements à employer quand la gourme se trouve aux mains, aux pieds, aux doigts ou partout ailleurs. Mais ce qu'il importe de faire remarquer, c'est qu'il ne faut point panser les gourmes avec un linge sec ; il faut garnir la bandelette appliquée sur les boutons d'un corps gras, d'huile ou de cérat, pour empêcher que le linge ne colle et ne fasse saigner, et dans la crainte que le pansement ne fasse sécher et disparaître des boutons que je vous ai dits nécessaires. J'ai vu de la charpie sèche, appliquée imprudemment sur des gourmes en suppuration, sécher les gourmes, faire gonfler les glandes du cou, produire un mal de tête considérable, en un mot, déterminer tous les symptômes d'une répercussion.

VIII. — Symptômes concomitants.

Quand un enfant a des gourmes, ou porte à la tête cette calotte de boutons que l'on appelle *croûte laiteuse*, les urines du petit malade ont une odeur particulière, une odeur qui rappelle un peu l'urine infecte des chats ; de plus, il n'est pas rare de constater un léger dérangement d'entrailles ; enfin il est assez ordinaire de voir se gonfler momentanément un certain nombre de glandes lymphatiques. J'en avertis les mères de famille, de peur qu'elles ne tourmentent en constatant tous les symptômes.

Point de frayeurs et point d'alarmes ; mais épurez, ou plutôt aidez de tout votre pouvoir l'épuration naturelle que produit la maladie de votre enfant. Il faut, d'une façon ou d'une autre, mettre à la porte les mauvaises humeurs, qui plus tard engendreraient toutes sortes de souffrances.

« La gourme, dit un auteur célèbre, écarte le ferment d'une foule de maladies. Grâce à la gourme, le cerveau nettoyé devient capable de sécréter plus facilement le mystérieux fluide de la pensée. Ainsi un instrument surchargé d'impuretés et mal soigné rend des sons moins beaux que celui que l'on a mis soigneusement à l'abri de l'humidité et de la poussière. »

IX. — Remèdes intérieurs.

On a proposé et vanté tour à tour un grand nombre de remèdes contre la gourme des enfants. Il y a quelques années encore que tout le monde employait un moyen assez vigoureux, un peu brutal, qui portait le grand nom de panacée mercurielle.

On a beaucoup vanté un sirop composé de mercure nitreux, connu sous le nom de *sirop de Bellet*; j'avoue bien franchement que j'ai une grande répugnance à droguer les petits enfants. Tous les mercuriaux me font peur dès qu'il s'agit de les livrer à une frêle et chétive organisation, laquelle peut en être complétement bouleversée. La médecine naturelle! la médecine naturelle! Les simples, la discrétion, la prudence, je recommande tout cela bien souvent aux grandes personnes; à plus forte raison dois-je le recommander quand il s'agit de médicamenter de pauvres petits enfants.

Si les gourmes sont exagérées et dénotent un tempérament extralymphatique, je conseille de faire prendre au petit malade une à deux cuillerées à bouche d'huile de foie de morue.

Mais généralement les gourmes ont besoin d'être stimulées, et je conseille la décoction d'une plante, fort commune, que l'on appelle *pensée sauvage*.

On retranche la racine, les fleurs et les graines de cette herbe fraîchement cueillie, et l'on dessèche à l'ombre la tige pour s'en servir; ou bien on la donne fraîche, après l'avoir fait bouillir dans du lait, à la dose de huit grammes ; mais si elle est sèche, on la fait macérer à dose d'un gros dans l'eau froide, pendant deux heures ; ensuite on la fait bouillir ou dans l'eau ou dans le lait ; d'autres ont recommandé de la donner en poudre.

Cette plante bouillie épaissit l'eau par un mucilage dont l'odeur est herbacée ; elle rend le lait épais comme une crème, ne lui retire rien de sa saveur, et même elle y perd de ce qu'elle peut avoir de désagréable. On donne matin et soir un verre de décoction de deux ou quatre grammes de cette plante, suivant l'âge ; on en fait usage pendant longtemps, même après que les croûtes sont disparues.

On observe qu'après quelque temps d'usage de ce remède les croûtes laiteuses sortent en plus grande abondance ; ce qui prouve que ce médicament n'est pas aussi incrte que l'ont voulu dire quelques médecins, qui souvent prononcent d'après quelques expériences faites légèrement.

Il est certain que ni l'odeur ni le goût de cette plante ne semblent indiquer une grande efficacité ; mais, en observant qu'avant de guérir les enfants elle fait sortir les croûtes laiteuses en plus grande abondance, et qu'au moment où elle va produire sa plus grande efficacité elle donne aux urines l'odeur de celle des chats, on doit être porté à la confiance. D'ailleurs, quelle que soit la maladie pour laquelle on l'emploie, on ne peut se refuser à faire de nombreux essais d'un remède aussi innocent en apparence, et qui a été vanté par une foule de praticiens célèbres.

LES CONVULSIONS

I. — Les médecins et la médecine maternelle.

On lit dans tous les livres : Les accidents nerveux que l'on appelle *convulsions* éclatent tout à coup, c'est-à-dire qu'ils arrivent sans aucun symptôme précurseur.

Je crois que les auteurs ne sont pas dans la vérité ! Demandez aux mères qui ont des enfants sujets à des convulsions si elles ne reconnaissent pas l'imminence d'une attaque !

L'enfant est pâle ou maussade ;

Il dort mal ou n'a pas d'appétit ;

Il bâille ou fait la grimace :

Bref, il y a une telle différence dans sa manière d'être, dans ses manifestations, dans ses moindres mouvements, que la mère attentive trouve là le signal de la maladie tant redoutée.

Je l'ai dit : *Le meilleur médecin d'un enfant est une femme !* Cela aura peut-être paru tant soit peu brutal à quelques confrères ; mais, en fin de compte, j'ai dit la vérité, et un écrivain scientifique n'a pas de périphrase à employer, de diplomatie à dépenser ! Comment faire des fleurs de rhétorique sur cet axiome : 1 et 1 font 2 ?

Dans l'art difficile de soigner les petits enfants, les femmes sont beaucoup plus habiles que les hommes. La plupart des mères sont plus intelligentes que leurs médecins! Intelligentes, non-seulement pour reconnaître ou prévoir, mais pour agir et combattre.

II. — Inanité des définitions.

A quoi bon vous donner la définition de ce que l'on appelle *convulsion*, maladie convulsive? Que vous servira de savoir que convulsion vient de *convulsio*, *convellere*, secouer, ébranler; que ce mot a plusieurs acceptions; que dans le sens général il signifie une perversion quelconque des mouvements animaux?

C'est là, d'ordinaire, un grave chapitre dans les ouvrages de nos écrivains spéciaux. Ils cherchent, ils étudient, ils compulsent; et puis, voulant montrer qu'ils savent le grec et le latin, ils encombrent l'entrée du chemin, dans lequel ils consentent à nous servir de guides, d'obstacles inutiles et de matériaux disgracieux.

Ils discutent le pour, ils discutent le contre, et ils arrivent ainsi à huit ou dix pages fastidieuses capables de rebuter dès les premiers pas les lecteurs les plus courageux.

Il n'est pas une mère de famille, pas une garde-malade intelligente, pas une simple commère, pourvu qu'elle ait des yeux et de la mémoire, qui ne sache très-bien reconnaître cette effrayante maladie que l'on appelle *convulsion*. Inutile donc de la définir, inutile d'en décrire minutieusement tous les symptômes.

III. — N'y a-t-il pas plusieurs sortes de convulsions?

Oh, pour cela, oui! oui et oui! — Nous arrivons aux détails importants; par conséquent je ne saurais trop m'y appesantir.

Et d'abord faisons bon marché des *convulsions internes* et des *convulsions externes*, ou plutôt des convulsions proprement dites.

Tout à l'heure je n'ai pas voulu trop m'arrêter à la définition des signes particuliers des maladies convulsives; pourquoi? Parce que tout le monde les connaît.

A quoi bon vous décrire ces yeux qui se retournent, autrement dit ces globes oculaires qui cachent, en se relevant outre mesure, la cornée, la pupille, l'œil proprement dit, sous la paupière supérieure? — Chez un enfant atteint de convulsions, l'œil, ou plutôt les yeux ne se trouvent pas complétement fermés; mais, à travers les paupières entr'ouvertes, on n'aperçoit plus que du blanc. Vous, chers lecteurs, qui avez bien voulu parcourir mon *Cours d'hygiène populaire*, vous savez que le blanc de l'œil est formé par cette partie membraneuse que les anatomistes appellent *sclérotique*.

A quoi bon vous faire remarquer ces traits tirés, cette figure pâle ou marbrée par la douleur; ce nez pincé, ces lèvres entr'ouvertes, ce *facies* de la souffrance, enfin?

A quoi bon vous montrer ces bras et ces jambes contournées, ces doigts et ces orteils difformément rétractés?

Il est des signes de convulsion auxquels les gens du monde ne prennent point assez garde, et sur lesquels il importe davantage d'attirer votre attention.

De même que les portions charnues des bras et des jambes, se tendant outre mesure, empêchent les membres susdits de se ployer, de se tendre, en un mot, de faire leur service; de même les portions charnues de la poitrine et du cou, en se resserrant tout à coup, empêchent ces deux régions de remplir leurs ordinaires fonctions. Plus de va-et-vient dans le soufflet vital; plus de passage suffisant pour l'air dans le grand tuyau qui se trouve au cou : par conséquent la respiration se trouve non-seulement entravée, mais quelquefois totalement suspendue ; et chez les enfants, atteints de convulsions, capables d'un pareil résultat, on voit survenir tous les symptômes de la strangulation et de l'asphyxie. — Dans la *Médecine des accidents*, je décrirai minutieusement tous les inconvénients de semblables catastrophes.

Pour le moment, qu'il soit acquis et prouvé qu'une convulsion, quelle qu'en soit la cause, non-seulement peut être une maladie grave, mais peut tuer un petit être vivant en quelques heures. C'est là tout ce qu'il m'importait de vous faire remarquer.

Eh bien, la Providence, qui ne nous frappe jamais sans nous avertir, a bien voulu attacher aux maladies convulsives des signes avant-coureurs, des symptômes précurseurs, et détacher en quelque sorte, avant la maladie, des courriers capables de nous avertir de son approche.

Un enfant relève les yeux avec exagération, ou se met à loucher outre mesure; sa face devient blême tout à coup; il se plaint de coliques et de maux d'entrailles, c'est-à-dire que, portant ses petites mains vers son ventre, il laisse échapper le mot enfantin de *bobo*. Ou bien, tendant les bras, écartant ses petits doigts, ou fléchissant son pouce, il retend en même temps ses petites jambes et met tous ses orteils en contraction. Les mères de famille un peu expérimentées, les voisines consultées, ou les hommes qui font parade d'expérience, s'écrieront tout de suite :

— Cet enfant a des convulsions internes, il faut y prendre garde et envoyer chercher le médecin.

Si, pendant qu'on est allé implorer la visite d'un homme de l'art, les convulsions deviennent plus extérieures, les personnes qui avaient sonné l'alarme sonnent en quelque sorte le tocsin en s'écriant :

— Tout à l'heure il n'avait que des convulsions internes, maintenant ce sont des convulsions véritables !

Eh bien ! sachez-le, mesdames et messieurs, convulsions internes et convulsions véritables ne sont que les deux degrés de la convulsion, et souvent en combattant le premier degré on empêche le deuxième d'apparaître.

IV. — Toute convulsion part du cerveau.

Ici je n'entreprendrai pas de décrire le merveilleux organe du cerveau, c'est-à-dire le centre de l'innervation, le cœur de la sensibilité, le roi de l'intelligence et de la vie ; je l'ai fait ailleurs. Mais, en abordant le chapitre des convulsions, j'ai besoin de vous faire remarquer que le cerveau préside non-seulement à notre vitalité proprement dite, mais à toutes nos sensations, comme à toutes nos fonctions.

Le cerveau, je l'ai dit dans mon *Cours d'hygiène*, est renfermé dans une boîte osseuse admirablement construite et enveloppé dans des membranes séreuses que la pointe d'un couteau a grand'peine à percer. A tout cela il y a avantage ; mais il y a des inconvénients ainsi : la boîte du crâne et les membranes qui la tapissent n'ont point l'élasticité de la peau. Qu'un afflux sanguin survienne dans la région de l'avant-bras, l'avant-bras se gonfle, se tuméfie, devient plus ou moins douloureux ; cependant, dans le plus grand nombre des cas, il peut encore agir et s'étendre ; la main qui lui succède peut se contracter et saisir, en un mot, remplir ses habituelles fonctions ; mais, dès qu'un afflux sanguin survient au cerveau, c'est une tout autre affaire : le sang entassé dans les membranes et la boîte osseuse du crâne s'accumule sans pouvoir rien soulever, et alors il presse sous l'organe cérébral.

Si vous aviez le doigt serré dans une ficelle, vous ne pourriez vous en servir en aucune manière ; de même, quand le cerveau se trouve serré par un amas de sang, il devient incapable, inerte : de là révolution complète ; le roi se tait et ne sait prendre aucun parti, tous les sujets s'insurgent et font des barricades ; la figure grimace, les bras se tordent, les mains se crispent, le ventre se contracte, et les jambes s'adonnent à mille extravagances ; mais surtout le cœur s'émeut, la respiration s'entrave, et le cou, démesurément tendu, défend à l'air atmosphérique de s'introduire dans les poumons.

V. — Compression cérébrale chez les enfants ; compression cérébrale chez les vieillards.

On me dira :

— Mais si la compression cérébrale dont vous parlez a lieu à tous les âges de la vie, comment se fait-il qu'il n'y ait de convulsions que dans l'enfance? Les hommes et les femmes, arrivés à l'âge mûr, ont bien des colères, des emportements, des aliénations momentanées, des attaques de nerfs ; mais des convulsions, jamais. Les vieillards ont des attaques d'apoplexie, des paralysies ou d'autres catastrophes ; mais des accidents convulsifs, jamais, au grand jamais.

Tout cela est parfaitement vrai, et je suis enchanté de vos objections ; car, si vous ne les aviez pas mises en avant, je les aurais formulées moi-même.

Dites-moi, chers lecteurs, chères lectrices, il vous est arrivé quelquefois de saisir le bras d'un vieillard, le bras d'un homme fait, le bras d'un petit enfant? Est-ce que vous n'avez pas remarqué une grande différence dans le contact et dans la sensation qui l'a suivi? Chez le petit enfant, vous avez dû trouver une grande élasticité de tissus ; chez le jeune homme et chez l'homme fait, vous avez dû trouver une vigueur et une résistance sans pareilles ; chez le vieillard, c'était quelque chose de flasque et d'usé.

Eh bien, ce qui se passe dans les régions musculaires se passe d'une façon bien plus tranchée encore du côté de l'organe cérébral et du système nerveux.

Le cerveau du petit enfant, élastique et vivace, résiste à la compression, mais la dénonce à l'extérieur par les contractions musculaires et spasmodiques que l'on appelle *convulsions*.

Le cerveau du jeune homme et de l'homme fait supporte la compression sanguine, virilement, énergiquement, sans presque aucun symptôme extérieur. De la mauvaise humeur, de la colère, des mouvements brusques; mais voilà tout.

Le cerveau du vieillard, au contraire, comprimé par un afflux sanguin intempestif, se détériore, se désorganise, et de là tous les accidents paralytiques et apoplectiques que nous mentionnions tout à l'heure.

VI.— Convulsions directes et convulsions sympathiques.

Nous allons entrer dans les labyrinthes de la nébuleuse contrée médicale. Prenez le pan de mon paletot, de crainte de vous perdre ou de vous heurter dans les ténèbres, et suivez-moi avec courage et résignation. Je vais tâcher de ne pas vous faire faire trop de chemin, et (assurance précieuse) je puis vous certifier que je ne vous perdrai pas.

Outre la distinction des convulsions internes et des convulsions extérieures, il en est une autre plus importante : c'est la distinction des convulsions directes ou essentielles, et des convulsions *sympathiques, symptomatiques*, tous les *tiques*, enfin, dont vous voudrez bien les appeler.

C'est qu'effectivement les convulsions, qui proviennent toujours du cerveau, peuvent être une affection directe de la masse cérébrale, comme elles peuvent être l'effet indirect d'une maladie intestinale ou nerveuse, se répercutant vers le cerveau.

Vous n'y voyez pas bien clair, n'est-ce pas? Je vous ai dit de me saisir par mon paletot, et de me suivre sans inquiétude.

VII. — Susceptibilité cérébrale des enfants.

Je ne sais si vous avez jamais vu des maçons construire un édifice terminé par une voûte majestueuse; tant qu'ils bâtissent leur muraille, l'ouvrage est facile et ne fait craindre aucun désagrément; mais, dès que l'on arrive au toit, à la voûte, à la tête, alors commence la nécessité d'une attention soutenue, l'obligation de connaissances positives. Pour monter la construction des murs, il avait suffi de l'échafaudage ordinaire, c'est-à-dire des grands morceaux de bois tenus à des supports, lesquels supports servaient de base à un plancher improvisé. Mais pour la voûte! il faut des charpentes spéciales, des échafaudages artistiques, des pierres mathématiquement taillées et enchevêtrées avec la plus scrupuleuse attention. La dernière pierre, dit-on, forme la clef de voûte; autrement dit, tant que la construction n'est pas complète, elle est exposée à des catastrophes, à une désolante démolition. Qu'un choc vienne à frapper la muraille, le mur s'ébranle un instant, mais se rassoit bien vite et reste à sa place (je suppose le mur tout droit et dans de bonnes conditions d'architecture); mais si malheureusement ce mur sert de support à une voûte commencée, le choc qu'il a subi, l'ébranlement qu'il a éprouvé, retentit jusqu'à la voûte, portion délicate, partie importante; et si l'échafaudage n'est point solide, la voûte incomplète cède et s'écroule. Demandez plutôt au maître maçon.

Il en est de même de l'édifice du corps humain. Quand l'enfant vient au monde, les murailles sont bâties, tout l'extérieur paraît de bonne apparence, mais l'édifice est incomplet : la voûte, c'est-à-dire la tête, n'est point terminée, et voilà pourquoi le moindre choc retentit à cette tête.

Qu'un enfant ait une indigestion, et soudain voilà la tête qui se prend, les convulsions qui se dénoncent.

Qu'un enfant ait des vers dans les entrailles, non-seulement il éprouve des douleurs au ventre, mais il en ressent à la tête... encore des convulsions !

Qu'un enfant en pleine transpiration soit exposé à l'attaque d'un refroidissement, la répercussion ne se fait point aux entrailles ou à la poitrine, comme chez les grandes personnes, elle va droit au cerveau ; convulsion, toujours convulsion.

Qu'un enfant se pâme ou se mette en colère, convulsion !

Qu'un enfant soit pris de la fièvre dentaire, convulsion !

Enfin, qu'un enfant soit atteint des premiers symptômes d'une de ces fièvres éruptives qui tombent de préférence sur le jeune âge, comme les frelons s'abattent sur les fleurs à peine écloses ; qu'il y ait menace de rougeole, de petite vérole, d'érésipèle, de coqueluche même : convulsion !

En conséquence, on a appelé ces convulsions symptomatiques, pour les distinguer des accidents semblables qui partent directement du cerveau, soit parce que l'enfant est trop sanguin, soit parce qu'il ne l'est point assez.

J'aurai une autre distinction à faire encore au chapitre suivant au sujet du croup inflammatoire et du croup lymphatique ; on en pourra faire ici l'application ; ce qui importe, en ce moment, c'est d'indiquer les remèdes les plus efficaces à employer contre les convulsions, quelles qu'elles soient :

Contre les convulsions *indirectes*, c'est-à-dire les convulsions causées par des accidents digestifs;

Les convulsions causées par la présence des vers intestinaux ;

Les convulsions causées par un refroidissement intempestif;

Les convulsions causées par le travail dentaire ;

Les convulsions causées par tous les désordres d'une maladie éruptive,

Et contre les convulsions *directes*, c'est-à-dire :

Les convulsions causées par une sorte d'inflammation cérébrale, par une trop grande quantité de sang stationnant près du cerveau,

Et les convulsions causées par les faiblesses d'un tempérament lymphatique.

Mon intention est de consacrer un petit chapitre à chacune de ces questions. Le sujet est assez grave pour mériter qu'on s'y arrête un peu longuement, et ce qui m'y encourage, c'est que, non-seulement contre les convulsions indirectes (convulsions faciles à traiter quand on en connaît la cause), mais encore contre les convulsions lymphatiques et inflammatoires, j'espère indiquer d'excellents remèdes.

VIII — Convulsions causées par des accidents digestifs.

— Puisque l'indigestion est un accident de l'estomac, comment voulez-vous qu'elle porte à la tête?

J'ai prévenu cette objection, ce me semble, en vous parlant de la susceptibilité cérébrale de tous les petits enfants ; mais si vous n'avez pas compris, et s'il faut vous faire toucher les choses du doigt, regardez cet ivrogne qui tombe dans la rue parce qu'il a l'estomac trop plein de vin.

Est-ce à cause de son estomac souffrant, ou de son cerveau devenu inerte?

Considérez ce mangeur ridicule qui s'est gavé d'aliments outre mesure, ou qui s'est rempli l'estomac de pain chaud; il ne peut plus respirer, il étouffe; sans doute, la poitrine est comprimée, l'estomac, en pressant sur les poumons, les empêche de faire leur office; mais le cerveau, le cerveau, lui aussi, est compromis : la face hébétée le dénonce; les bras, qui ne peuvent se mouvoir, le démontrent. Les malaises de l'estomac, je vous le demande, peuvent-ils réagir sur le cerveau?

Enfin, voyez cet homme qui tombe à l'eau après trente à quarante minutes d'un repas copieux : sa digestion est arrêtée, c'est clair; mais s'il n'avait qu'une indigestion, l'estomac en colère renverrait forcément le trop-plein d'aliments qui l'embarrassent et le torturent. Point : cet homme meurt asphyxié, parce que le malaise stomacal, se répercutant vers le cerveau, a déterminé forcément un arrêt vital qui a causé une syncope d'abord, puis l'asphyxie pour dénoûment.

Donc, quand un enfant est pris de convulsions par suite d'un désordre digestif, la première chose à faire est d'arrêter ce désordre; et pour abréger les inconvénients d'une indigestion, le moyen le plus sûr est de provoquer des vomissements :

Vite une cuillerée à café de sirop d'ipécacuana;

Vite trois à quatre gorgées d'eau tiède, et puis plongez le petit doigt jusqu'au fond de la bouche de l'enfant;

Chatouillez la luette et la base de la langue, vous arriverez promptement à faire vomir avec une pareille manœuvre, et, je vous le déclare, non-seulement vous arrêterez les tortures du petit malade, mais vous mettrez toutes les convulsions en déroute.

Après tout ce travail, je vous conseille d'avoir recours

à une petite tasse de thé léger, puis à une bienfaisante infusion de feuilles d'oranger, et tout sera fait.

IX. — Des convulsions causées par la présence des vers intestinaux.

Les études microscopiques nous apprennent que le corps humain, même dans la splendeur de la vie, est criblé d'animalcules et rempli de petits animaux, dont le seul bien connu des gens du monde est le ciron. Mais, en dehors de tous ces petits animaux dont la présence est normale et semble nécessaire, il existe souvent dans le corps humain des petites bêtes vermiculaires qui deviennent une cause de désordre, et partant une source de maladies. C'est principalement dans les nombreux replis du canal alimentaire, dans les nombreuses circonvolutions de notre tube digestif, que ces petits animaux naissent et se multiplient. J'ai dit que leur présence était un désordre et une maladie ; il est beaucoup de désordres organiques que nous ne pouvons pas expliquer, mais il n'est point une seule lésion maladive qui puisse être produite sans raison et sans cause. Par conséquent, la naissance et la multiplication des vers dits *vers intestinaux* se rattachent à des accidents digestifs, et, comme la plupart des accidents digestifs tiennent à des causes alimentaires, je suis fort tenté d'attribuer la présence des vers intestinaux, chez les enfants surtout, à des fautes digestives et à une alimentation mal digérée. Au reste, nous reparlerons des vers en détail, et je ne m'appesantirai pas davantage sur cette question.

Comment se fait-il que l'accumulation de certains petits vers dans le canal intestinal mette toute une organisation mal à l'aise et surexcite le centre nerveux, autrement dit le cerveau, au point de déterminer des spasmes, des soubresauts, des contractions, souvent même la convulsion proprement dite?

Je me souviens que, quand j'étais enfant...

— Bon! va s'écrier un critique, encore une histoire, toujours des histoires; avec cette manière d'aller, nous n'arriverons jamais au but.

— Permettez, mon cher monsieur! vous chargez-vous d'expliquer les convulsions produites par la présence des vers intestinaux? Voyons, vous hésitez, vous tergiversez, vous balbutiez; je comprends très-bien que vous ne voudriez pas être à ma place; en ce cas, restez à la vôtre, et soyez assez bon pour me laisser donner les explications que je crois nécessaires.

Je reprends donc ma comparaison. Je me souviens, disais-je, que, quand j'étais enfant, je fus très-vivement impressionné par un récit épouvantable que me fit un soir, fort mal à propos, je vous jure, une des personnes qui fréquentaient habituellement notre maison.

C'était quelque chose comme le conte de Barbe-Bleue, mais rajeuni : il s'agissait de l'un de ces gredins émérites qui ne se rapprochent des gens que pour les voler et qui, pour un beau bénéfice, ne reculent ni devant le crime ni devant l'assassinat.

Le héros de l'histoire, car c'était une histoire, après avoir étudié le code criminel, après avoir approfondi tous les dangers de certaines sensations physiologiques, s'était fait à part lui ce petit raisonnement :

— Je puis tuer sans m'exposer à une condamnation, si je conduis assez bien mon affaire pour ne laisser aucune espèce de preuve de mon crime. Il y a des gens qui étranglent, qui pendent, qui empoisonnent : fi donc! la médecine légale les fait condamner avec toutes ses démonstrations. Moi, je veux me montrer plus artiste; je vais successivement épouser plusieurs femmes, et puis, sans qu'il puisse en rester de traces, sans laisser derrière moi ou devant moi la moindre preuve de culpabilité, je les ferai passer, ces dames, de vie à trépas.

Et le gredin réussit comme il l'espérait, c'est-à-dire qu'il tua successivement trois femmes sans pouvoir être convaincu des crimes dont il était coupable. Heureusement qu'il est une justice au ciel et que tard, quand ce n'est pas tôt, les coupables de ce monde reçoivent dès ici-bas, pour la plupart, leur punition et leur châtiment. La curiosité s'éveilla, des fureteurs se faufilèrent, et enfin le témoignage arriva. Le nouveau Barbe-Bleue faisait périr toutes ses victimes en les chatouillant à la plante des pieds.

Sans doute vous savez, chers lecteurs, qu'un léger chatouillement n'a d'autre inconvénient que de vous faire rire, avec une plus ou moins belle grimace; mais un chatouillement prolongé détermine vite un rire maladif, un rire nerveux et spasmodique, du spasme; les nerfs, de plus en plus émoustillés, passent à la convulsion, et si parfois les convulsions des enfants les étranglent, les convulsions des grandes personnes peuvent déterminer la syncope, la paralysie et par conséquent la mort.

A quoi bon toute cette digression? Parce qu'elle vous expliquera mieux que toutes les grandes phrases du monde le jeu des convulsions dont nous nous occupons dans ce petit paragraphe.

Ce n'est point parce que les vers se multiplient et se nourrissent dans l'intestin du petit enfant mal nourri, ce n'est pas parce qu'ils encombrent le canal alimentaire, que son jeune cerveau s'émotionne et que ses petits membres entrent en contraction; non : c'est parce que tous ces petits vers rampent et se promènent. En rampant à l'intérieur du tube digestif, ils le chatouillent, et ce chatouillement interne produit les mêmes résultats que ce chatouillement coupable dont je vous parlais et qui s'opérait sur la plante des pieds.

Que faire alors contre ces ennemis, et comment empêcher les accidents convulsifs qu'ils produisent journellement?

En mettant les ennemis à la porte; et pour le faire, il y a deux moyens que je vous recommande : l'engourdissement et l'empoisonnement.

Expliquons-nous :

Souvent les vers intestinaux des petits enfants sont linéaires et microscopiques; or ceux-là qui se multiplient promptement, et qui s'accumulent en grand nombre au bout de quelques jours, se tiennent tous, pour l'ordinaire, à la partie inférieure du tube digestif, et l'on en voit quelquefois franchir la porte inférieure du susdit organe.

C'est pourquoi ces petits vers sont facilement expugnables.

Donnez à l'enfant un petit lavement d'eau toute froide; soyez tranquille, il ne le gardera pas assez longtemps pour qu'il lui fasse mal; mais l'eau froide engourdira tellement les petits vers intestinaux, que, surpris, morfondus, raccornis, ils seront expulsés avec les résultats liquides de l'injection pratiquée.

Si une pareille opération ne suffit pas, vous la répétez une heure après. Vous la réitérez le lendemain, peut-être même le surlendemain. Soyez tranquille, le moyen n'est pas dangereux et peut être renouvelé plusieurs fois sans la moindre indiscrétion.

Mais si les vers intestinaux sont d'un autre calibre, si, non contents de séjourner dans le rectum, ils habitent les circonvolutions du gros intestin, se promènent à travers l'intestin grêle, osent franchir le duodenum et vont quelquefois jusque dans l'estomac (j'ai fait jadis un article sur la digestion, et c'est pourquoi j'affronte tous ces noms propres avec un sans-façon qui ne m'est point ordinaire), oh alors! il faut avoir recours à une méthode franchement médicatrice, à un véritable empoisonnement.

Prenez 30 grammes de la plante dite *mousse de Corse*.

Jetez-les dans un vase ou casserole contenant un demi-litre de liquide.

Faites bouillir à petit feu, mais longtemps, jusqu'à réduction des deux tiers.

Passez tout le résidu à travers un gros linge, ayez la précaution de sucrer un peu, et laissez refroidir toute une nuit.

Comme la mousse de Corse est une plante très-gélatineuse, sa décoction refroidie prendra l'aspect d'une gelée de viande.

Vous ferez avaler un peu de cette gelée à l'enfant atteint de vers intestinaux :

Une cuillerée à café, s'il est âgé de cinq à six mois ;

Une cuillerée à dessert, voire même une cuillerée à bouche, suivant qu'il sera plus âgé.

Vous ferez prendre cette cuillerée le matin à jeun pendant trois jours de suite.

Au quatrième jour, vous donnerez une cuillerée semblable d'huile épurée de ricin.

Sur dix cas de médicamentation manœuvrés de cette manière, je puis vous assurer que huit ou neuf seront couronnés d'un plein succès.

La mousse de Corse tue les vers, et l'huile de ricin sert à faire évacuer l'ennemi définitivement vaincu.

X. — Convulsions causées par des refroidissements.

J'en ai prévenu les familles, l'enfant qui vient de naître ne doit pas être exposé subitement à toutes les variations de notre atmosphère. Au premier jour de l'existence, la nature du petit être, qui doit plus tard devenir un homme, est entièrement occupée du développement de tous ses organes, et ce n'est qu'à l'aide d'une douce chaleur qu'elle peut convenablement exécuter son travail.

Regardez les animaux domestiques : avec quelle précaution les mères couvrent pendant quelque temps leur progéniture; voyez les chats, les chiens; et ceux de mes lecteurs qui habitent la campagne n'ont qu'à visiter la basse-cour, ils y trouveront un exemple plus poétique. Les campagnards, en effet, n'ont-ils pas remarqué souvent les précautions instinctives d'une poule entourée d'une couvée fraîchement éclose. Les poussins, au sortir de leur coque, sans plumes, sans ailes encore, courent et furètent comme de petits vagabonds. La poule mère est au milieu de tous, attentive, dévouée, la démarche grave et les plumes hérissées. Si le temps est beau, si le soleil sourit, la poule laisse ses poussins becqueter çà et là à leur fantaisie; mais que le vent s'élève, que le froid commence, que la moindre pluie vienne à tomber, soudain la poule s'arrête ; par un gloussement d'alarme elle appelle et rassemble toute la couvée : alors elle étend ses deux ailes, elle s'arrange de façon à abriter tous ses petits. Remarquez-le sans mauvaise humeur, l'instinct animal dans cette circonstance est plus sage que l'intelligence humaine. Aussi les petits poussins grandissent-ils sans refroidissement, sans maladie, et ils n'ont d'autres convulsions que celles qu'ils éprouvent quand on leur tord le cou pour les mettre à la broche.

L'enfant, au contraire, que l'on expose subitement au froid, sous prétexte de le développer et de l'aguerrir, est pris de convulsions dont vous comprendrez parfaitement le mécanisme.

Dès qu'il y a refroidissement général, j'ai déjà eu ailleurs l'occasion d'en dire quelques mots, le coup porté par le refroidissement frappe spécialement et traîtreusement sur la partie, ou si vous l'aimez mieux, sur l'organe le plus faible de l'individu.

Prenons les hommes faits pour exemple d'abord.

Voilà un jeune homme qui a la poitrine délicate ; il sort d'un milieu chaud et sans se défendre, c'est-à-dire sans se couvrir convenablement; il s'élance dans une atmosphère refroidie, ou bien il met imprudemment les pieds sur le carreau, ou bien il reste trois à quatre minutes dans un courant d'air ; savez-vous où frappera le refroidissement ? A la poitrine, pas autre part.

Voilà un homme fait, qui, pour avoir trop usé de la fourchette, a les entrailles susceptibles ; cet homme se refroidit. Où frappera le refroidissement ? Évidemment sur les entrailles.

Enfin, voilà un excellent ecclésiastique, qui, toute la sainte journée, obligé par son pieux ministère d'exhorter et de convaincre, parle, discute, officie, sermonne : il y gagne une faiblesse spéciale de la gorge ; or, que ce bon abbé vienne à se refroidir, et je vous certifie une chose : c'est que le lendemain il ne pourra plus parler.

Ainsi il en est des petits enfants. Je vous ai démontré la susceptibilité cérébrale de l'enfance, et par tout ce que je viens de vous dire, vous devez comprendre que, lorsqu'un refroidissement subit produit un choc sur ces frêles organisations, le choc retentit nécessairement vers la tête, et il y détermine des convulsions.

Donc, pour empêcher les convulsions causées par le refroidissement, il faut garantir les enfants, les enfants en bas âge surtout, contre les variables hostilités de notre atmosphère.

Mais, — c'est aux mamans que j'adresse ce dernier conseil, tout en craignant le froid pour les enfants, il faut encore redouter l'excès contraire, c'est-à-dire l'excès de précautions qui consiste à les couvrir outre mesure.

Il est de jeunes familles qui jouent avec leurs nouveau-nés comme des enfants avec leurs poupées ou leurs polichinelles !

On les étouffe de précautions, c'est-à-dire de couvertures et de tendresse ; par cette exagération de vêtements, on entretient les enfants dans une moiteur continuelle, on les rend exagérément sensibles aux impressions du froid. En sorte que le moindre refroidissement produit chez ces pauvres petits frileux de véritables maladies.

XI. — Convulsions causées par les maladies éruptives.

Je parlerai plus loin, et fort en détail, de ces étranges maladies qui tombent spécialement sur la première enfance et qui semblent le complément d'une affection dont nous avons déjà eu occasion de parler, des gourmes en général et des croûtes laiteuses en particulier. Je dis qu'elles semblent en être le complément, parce qu'elles déterminent, non plus seulement à la tête ou au cou, non pas simplement aux doigts et au visage, mais sur toute la surface cutanée, des rougeurs, des boutons ou des croûtes.

Oui, je vous le promets, mesdames, je vous ferai un article plein de minutieux renseignements sur la rougeole et la petite vérole. Tout ce que je dois vous dire en ce moment, c'est que chacune de ces maladies est entourée de symptômes précurseurs et de perturbations générales qui déterminent souvent des convulsions. Ces symptômes précurseurs peuvent vous être dénoncés par cette simple phrase :

— Mal de tête, mal de gorge, rhume de cerveau, yeux rouges et larmoyants, coliques, ou, si vous l'aimez mieux, douleurs d'entrailles.

Quels que soient le mal de tête et la convulsion produite, s'il y a l'annonce d'une maladie éruptive, gardez-vous, au nom de votre amour maternel, gardez-vous bien d'essayer du traitement que je compte vous conseiller contre les convulsions franchement inflammatoires, c'est-à-dire, gardez-vous d'avoir recours aux sangsues.

Une maladie éruptive, en effet, pour suivre sa marche, pour faire expansion à la peau, pour sortir enfin, — c'est l'expression consacrée, a besoin d'une force vitale considérable. Or, si vous retirez inconsidérément du sang à votre petit malade, vous pouvez lui ôter de cette force si nécessaire, et aboutir à d'irréparables accidents.

— Que faire alors? que faire?

— Quelque chose de bien facile et de bien simple : Donnez un petit vomitif, du sirop d'ipécacuana, par exemple; donnez-en une, deux ou trois cuillerées à bouche, suivant l'âge de l'enfant malade, et je vais vous dire ce qu'il en adviendra.

Un vomitif, quel qu'il soit, porte à la peau, c'est-à-dire que, secouant le malade du centre à la surface, il détermine d'ordinaire une crise bienfaisante de transpiration. Or, s'il s'agit d'une maladie éruptive, un vomitif, par le même mécanisme, facilitera l'éruption maladive, et, l'éruption une fois faite, je vous le garantis en connaissance de cause, toutes les convulsions seront mises en déroute.

XII. — Des convulsions inflammatoires.

Je ne dirai rien, dans cette longue consultation, des convulsions produites par le travail dentaire; j'ai traité cette question dans mon cours d'hygiène. Je vous y renvoie donc afin de gagner du temps.

J'appelle convulsions inflammatoires proprement dites des convulsions qui proviennent de l'état inflammatoire du cerveau, convulsions fort reconnaissables à la force du pouls, au battement du cœur, en un mot, à la plénitude marquée de tout le système circulatoire.

Quel est le meilleur moyen à employer en pareille circonstance? Permettez-moi de reproduire ici la réponse faite à cette demande par un professeur du dernier siècle.

Oui, vraiment, du dernier siècle; il ne faut pas vous imaginer, chers lecteurs, que, dans les sciences comme dans les lettres, ou dans les arts comme dans l'industrie, nous ayons dépassé beaucoup, voire même toujours égalé nos laborieux devanciers.

J'en suis fâché pour la génération actuelle, j'en suis honteux pour messieurs de l'Académie, mais, je suis contraint de l'avouer, les livres de médecine qui se publient aujourd'hui sont d'une pauvreté désespérante; au premier abord, on les prendrait pour des monuments, tant ils sont bouffis de prétentions, tant ils sont remplis de phrases redondantes; mais, hélas! vous approchez, vous fouillez, vous cherchez consciencieusement : rien, rien, rien!

J'y cherchais jadis des renseignements sur la maladie qui nous occupe en ce moment, et je n'y trouvais que ce rien déplorable. Or, comme je m'en plaignais à Récamier, le grand maître tira de son immense bibliothèque un vieil et précieux ouvrage où j'ai puisé les conseils que je vous apporte.

« Sydenham, dit l'auteur en question, un des plus grands observateurs en médecine, avait remarqué que, dans les maladies aiguës des enfants, dans leurs convulsions et à l'époque de leur dentition, il fallait les saigner; et il s'élève contre le préjugé des parents, qui s'opposent le plus souvent à leur saignée, à laquelle d'ailleurs les praticiens songent moins à recourir, vu l'état d'enfance, qu'à d'autres remèdes qui ne peuvent absolument remplacer celui-ci. La saignée, dans tous les cas, disait Sydenham, est plus capable de remédier à tous les désordres de la dentition, des maladies aiguës et des convulsions, que tous les autres remèdes les plus vantés.

« Haen, qui a marché si heureusement sur les traces de

Sydenham, dit que le remède qu'il croit capital dans la dentition, c'est la saignée ; mais il n'a spécifié aucune sorte de saignée, et c'est une grande faute, quand on écrit en médecine, de ne pas spécifier la sorte de saignée. « Les en« fants, dit-il, n'ont pas moins besoin de la saignée dans « la dentition, que les adultes dans les maladies inflam« matoires. La masse à mouvoir surpasse le moteur, et « les enfants sont suffoqués. Je ne puis exprimer combien « j'ai vu d'enfants soulagés par ce moyen, quoique, dans « le commencement de ma pratique, on en babillât beau« coup. »

« Malgré ce principe d'un médecin aussi habile et aussi célèbre que Haen, on a rarement pratiqué la saignée aux époques de l'accroissement, qui sont celles de la dentition des enfants. D'ailleurs, les parents se prêtent difficilement à ce qu'on saigne leurs enfants ; déjà même, pour les adultes, combien ne rencontre-t-on pas de difficultés lorsqu'il s'agit de saigner ? en sorte que ce qui était démontré en principe, et même en expérience, n'a pu avoir l'assentiment général et encore moins son exécution.

« Le docteur Dessessartz, médecin de la Faculté de Paris, dans un traité sur l'éducation corporelle des enfants, fruit de l'observation et de la pratique, adopte les principes de Haen et de Sydenham ; mais il va plus loin qu'eux, en disant que la saignée doit être faite au pied. Il a même présenté un mémoire particulier à l'Institut, où il exprime que cette saignée du pied dans les convulsions est plus spécialement nécessaire aux enfants dont la tête est grosse, enfants dont il semble faire une espèce à part, et pour lesquels il recommande spécialement cette saignée ; néanmoins nous verrons ci-après qu'il y a des enfants à grosse tête chez lesquels la saignée serait funeste.

« Mais, si cette saignée du pied est en général difficile à pratiquer, elle est presque impossible sur les enfants dont les extrémités inférieures ne sont pas assez développées. D'ailleurs, cette saignée, difficile chez les enfants, ne produit pas les effets qu'on en promet dans les livres. L'enfant, toute proportion gardée avec l'adulte, a moins de sang, et la nature ne veut pas qu'on vide ses gros vaisseaux, qui sont mous; ce sont ses capillaires seuls qu'il faut dégorger. Qui est-ce qui n'a pas souvent observé qu'on ne débarrasse pas toujours les capillaires par les gros vaisseaux?

« Je vais exposer comment je suis arrivé à une méthode très-simple, dont, avant moi, je ne crois pas qu'on ait fait usage.

« En 1772, je fus invité à donner mes soins, pour sa santé et son accouchement, à une dame affectée de maux de nerfs. Elle eut un garçon, qu'elle voulut nourrir malgré moi. L'enfant, à l'époque de sa première dentition, fut longtemps malade; il se rétablit; mais, à la seconde dentition, il eut de la fièvre, des convulsions, et tomba dans une langueur qui le conduisit au tombeau. La mère pensa devenir victime de sa douleur, que je partageai sincèrement. Je n'avais rien négligé, ni les calmants, ni les absorbants, ni les vomitifs, ni même la saignée du pied. Je voulus, après la mort, rechercher si j'avais des torts : le bas-ventre, la poitrine, étaient dans l'état le plus sain; mais les membranes du cerveau et tout le cerveau, et surtout les sinus de sa base, s'offrirent gorgés de sang. Pendant toute la maladie de cet enfant, sa tête avait été brûlante et d'une chaleur âcre picotant les doigts. Cet enfant se présentait souvent à ma mémoire et à mes regrets; en étudiant, je me demandais si j'aurais pu le sauver; je liais à cette idée une foule d'observations sur la nutrition des enfants, sur le mécanisme de leur accroissement; je simplifiais de plus en plus mes idées à proportion que j'en acquérais. Enfin, réfléchissant sur l'état d'engorgement où j'avais trouvé, et les membranes du cerveau, et le cerveau même, et les sinus de sa base, quoique j'eusse fait une petite saignée du pied; en réfléchissant sur l'effet différent des saignées, selon le lieu où elles sont pratiquées; en réfléchissant sur l'effet différent des saignées des gros vaisseaux et sur celle des capillaires, je crus que j'aurais dû saigner près de la base du cerveau, qui n'avait pas été débarrassé par ma petite saignée du pied.

« Ces réflexions me conduisirent à penser que des sangsues derrière les oreilles auraient amené à l'extérieur le sang des capillaires internes. Je pensai que par ces sangsues, qui auraient fait à l'extérieur l'effet de ventouses, j'aurais débarrassé peut-être le cerveau. Je me disais : derrière les oreilles sont de petits pertuis visibles à l'œil, lesquels sont les émonctoires, des espèces de trop-pleins providentiellement pratiqués. En faisant là, me disais-je, une irritation et une fluxion de sang, je résoudrai le spasme et la pléthore du cerveau et de sa base. Chaque jour je trouvais mes raisonnements plus solides, et je regrettais qu'ils eussent été si tardifs. Enfin, l'occasion se présenta de les mettre en pratique.

« Je fus appelé auprès d'un enfant de seize mois, agité des plus horribles convulsions; les extrémités inférieures étaient roides, les pieds renversés, les poignets contournés en dehors, les yeux dans une agitation continuelle, louches, égarés, convulsifs; la tête était toute brûlante, le ventre constipé; j'appliquai une sangsue derrière chaque oreille; à peine eurent-elles piqué et irrité, qu'à l'extérieur la peau rougit, le ventre se relâcha, les extrémités se rétablirent dans leur état naturel, et l'enfant, en peu d'heures, fut rendu à sa santé ordinaire.

« En 1783, le Dauphin fut attaqué de convulsions; je fus fortement invité à exposer mon moyen des sangsues pour en arrêter l'effet.

« Je me rendis à des invitations réitérées; mais on calomnia et le remède et son auteur d'autant plus facilement, que les convulsions avaient cessé naturellement chez M. le Dauphin. Il fut facile de prévenir de plus en plus la reine contre ce remède; mais on va voir quel fut, dans un temps ultérieur, l'effet malheureux de la négligence de mon conseil. L'engorgement du cerveau n'ayant pas été complétement résolu, il était resté dans le cerveau un embarras qui faisait une pression légère, ce qui influait sur toute l'économie de l'enfant royal, et lui donnait une gêne dans tous ses mouvements et une pesanteur qui lui faisait souvent désirer qu'on le soutînt par le bras. Si l'engorgement avait été résolu, l'enfant, au contraire, aurait aimé à marcher. Une des femmes de son éducation le tenant mal un jour par la main, cet enfant, pesant sur lui-même, tomba; sa chute produisit un contre-coup sur les vertèbres du dos. Dès lors il se fit une fluxion sur les articulations voisines, et les vertèbres contuses s'engorgèrent au point que l'enfant devint bossu et tomba dans le marasme, dans le rachitisme, et mourut en 1788 des suites de ce désordre.

« Je pense qu'on aurait pu sauver le Dauphin, si, dans le cours de cette altération, on lui eût mis une sangsue derrière chaque oreille et appliqué deux ou trois petits moxas ou brûlures sur les articulations engorgées, ce que j'aurais accompagné de quelques autres médicaments encore. On consulta un grand nombre de médecins, un plus grand nombre encore d'empiriques; on fut même en chercher dans les plus bas états; mais on prit un soin spécial de m'éloigner, ce qui fut bien facile, parce que je ne fis pas la plus petite démarche pour me montrer. Mais comment, en une cour de France, déterminer à des remèdes désagréables et douloureux? les flatteurs auraient tourné mon conseil utile contre moi; la médecine ne tue pas les grands, mais la flatterie souvent oblige à les laisser mourir.

« Dans l'automne de 1787, à peu près au même âge et dans la même saison, M. le duc de Normandie, second fils de Louis XVI, fut attaqué, à Fontainebleau, de convulsions. Madame de Polignac demanda au roi la permission d'appliquer une sangsue derrière les oreilles de cet enfant à l'insu de la reine, qu'on avait fortement prévenue contre ce moyen salutaire. L'enfant fut rapidement rétabli, et l'usage des sangsues derrière l'oreille, pour remédier aux convulsions des enfants, dès lors prévalut. C'est même depuis cette époque que les sangsues furent de plus en plus employées, non-seulement pour les enfants, mais fréquemment pour les adultes et dans un plus grand nombre de circonstances qu'auparavant. Alors quelques herboristes vendaient seuls à Paris les sangsues; mais depuis ce temps les apothicaires, qui n'en tenaient point dans leurs pharmacies, les rangent au nombre des médicaments les plus usuels. Ce fut dans ce temps que je publiai la petite annonce que voici :

« La mortalité des enfants prouve l'insuffisance des « moyens qu'on oppose ordinairement à ces désordres. « C'est sur le bas-ventre qu'on porte ses vues; c'est vers « la tête qu'il faut les diriger. On peut, par un moyen « bien simple, prévoir et s'opposer à la multiplicité des « désordres que produit alors l'engorgement à la tête; ce « moyen, le voici : *une sangsue derrière l'oreille.* »

« Lorsqu'un enfant est malade, portez la main à son front, et, s'il est plus chaud que le reste du corps, présentez à la partie inférieure du pli de l'une et l'autre oreille une sangsue moyenne; par son extrémité aiguë, elle s'attache, et lorsqu'elle est remplie, elle tombe, et ensuite le sang coule par l'issue établie. Le sang coule d'autant plus longtemps, d'autant plus abondamment, qu'il y a plus de chaleur et d'engorgement. Ce moyen simple a un avantage bien précieux, c'est que son efficacité est proportionnée au besoin; il est difficile d'en abuser, car il est presque nul lorsqu'il n'y a ni engorgement ni chaleur. Dans les cas de convulsions, une sangsue appliquée derrière l'une et l'autre oreille est le seul remède qui soit d'une efficacité merveilleuse et constante; l'emploi de ce moyen sur toute autre partie de la tête ne produirait pas des effets aussi prompts, aussi salutaires. Le sang qui coule derrière les oreilles dégorge les vaisseaux capillaires du cerveau, mais c'est en dégorgeant surtout le tissu spongieux.

« Cette saignée spéciale par les sangsues derrière les oreilles, lorsqu'elle est nécessaire, ne peut être suppléée par aucune autre, ni par celle du pied, ni même par celles des sangsues qui seraient appliquées à toute autre partie de la tête; parce que, par nulle autre partie de la tête, on ne peut dégorger aussi parfaitement la base du cerveau; c'est ce que confirme l'observation suivante :

« Un enfant de quatre ans éprouva des convulsions. On lui appliqua une sangsue à chaque tempe. La tête, qui était brûlante, ne cessa pas de l'être, et l'état convulsif, quoique calmé, durait néanmoins encore. Les yeux étaient agités, le ventre brûlant; enfin on réappliqua une sangsue, mais derrière chaque oreille, à la partie antérieure et inférieure de l'apophyse mastoïde, c'est-à-dire de l'os mamelonné dans le creux qui avoisine le bas de l'oreille : à l'instant où les sangsues eurent été appliquées, le ventre s'ouvrit, ce qui annonçait la solution du spasme des capillaires; les convulsions cessèrent entièrement et le calme se rétablit.

« Si l'on proposait aux pères et aux mères, pour prévenir les convulsions de leurs enfants, lorsqu'ils ne paraissent que légèrement incommodés et qu'ils n'ont encore qu'une grande chaleur à la tête; si, dis-je, on proposait aux parents de saigner leurs enfants du pied, par simple précaution, assurément ils s'y refuseraient; mais bien plus encore, si l'expérience avait démontré qu'on pourrait faire plusieurs incisions inutiles, et même que cette saignée du pied aux enfants n'aurait pas toujours l'effet désiré, alors le refus serait absolu. Il n'en est pas de même lorsque, par simple précaution, on propose l'application d'une petite sangsue derrière chaque oreille; comme cette application se fait sans incision, sans opération et sans blessure, et qu'elle a l'effet le plus évident, les parents opposent rarement de la résistance à un moyen aussi doux, aussi facile et aussi efficace. »

Voilà bien comme je comprends l'enseignement de la médecine, et c'est parce que j'ai pris de tels modèles que j'ai pu quelquefois ne pas être complétement inutile.

Ainsi, dans les convulsions inflammatoires, ne craignez jamais une petite sangsue mise derrière l'oreille. J'ai vu Récamier employer souvent ce moyen, j'ai eu l'occasion, plus d'une fois, de l'employer moi-même, et je vous le recommande, parce que j'en ai reconnu l'efficacité. — Il y a plus : si l'enfant est très-sanguin, s'il a déjà dix-huit mois, deux ans, en un mot, une formelle résistance, au lieu d'une sangsue, je vous conseillerais d'en faire appliquer deux : UNE DERRIÈRE L'OREILLE, et puis, aussitôt cette sangsue tombée, une autre A LA CHEVILLE DU PIED. Voici pourquoi :

La sangsue, qui fait l'office d'une petite pompe aspirante, débarrasse la région du corps sur laquelle on l'a appliquée du trop-plein de sang, et diminue tout mécaniquement les symptômes de l'inflammation; mais son aspiration appelle le sang de toutes les régions voisines, et puis sa piqûre laisse sur la peau une marque sensible, agaçante, capable d'appeler et d'entretenir aux environs une petite stase sanguine. En conséquence il est bien, quand la force du sujet le permet, de combattre cet effet de la sangsue, siégeant près du cerveau, par un effet semblable, c'est-à-dire par une sangsue appliquée aux extrémités inférieures. Immédiatement une dérivation bienfaisante s'exécute, et la victoire, c'est-à-dire la guérison, n'en est que mieux assurée.

XIII. — Convulsions lymphatiques.

Les enfants, à l'époque de l'accroissement, ont le cerveau surchargé d'un trop-plein de sang veineux, lequel cause dans toute l'économie les désordres différents et les convulsions décrits ci-dessus. A cette même époque d'accroissement, les enfants ont quelquefois le cerveau d'un volume plus considérable que les autres, par l'effet d'un engorgement de sérosité; cet engorgement est dans tout le système vasculaire blanc, au lieu d'être dans le système vasculaire rouge.

Lorsque les enfants à tête naturellement trop volumineuse remontent à la vie par l'air pur et par les aliments succulents, leur tête, au lieu de croître de jour en jour, diminue au contraire de volume, parce qu'ils reprennent de plus en plus du ton et de l'élasticité, et que toutes les molécules de leur cerveau, de leur crâne, semblent se rapprocher et se resserrer; mais si, au contraire, l'engorgement séreux persiste à l'époque de leur accroissement et de leur dentition, cet engorgement s'accroît encore; alors la tête volumineuse n'est point brûlante. Aussi les sangsues sont-elles nuisibles. Ces enfants de jour en jour s'affaissent et ne peuvent soutenir leur tête; ils évitent les mouvements, restent couchés sur le dos; leur face est pâle, leurs membres ont peu d'irritabilité, peu de sensibilité; la vie chez eux est évidemment en moins et semble se dissoudre.

« On m'a offert dans le cours de ma pratique, dit l'auteur déjà cité, beaucoup de ces sortes d'enfants : les vésicatoires à la nuque, le séton au cou, les frictions, les onctions, les purgatifs, tout a été inutile. Ce qui m'a paru réussir quelquefois, lorsque la maladie n'est pas portée à son dernier degré, c'est de faire vomir l'enfant avec de l'ipécacuana, et de réitérer les vomitifs jusqu'à douze et quinze fois; mais souvent encore ce remède a été inutile, en sorte que, quand la maladie est très-avancée, tout moyen semble absolument nul.

« Dans ce cas, les éléments de la pulpe du cerveau sont presque en dissolution. Après y avoir longtemps réfléchi, j'ai cru que le *moxa* seul pouvait redonner à cette pulpe toute son énergie.

« Il n'est point inutile, continue notre auteur, que je rappelle ici qu'en 1784 j'envoyai en Égypte un de mes élèves, avec l'autorisation et même la protection spéciale du gouvernement. J'avais le dessein que le docteur Lecointre, mon élève, visitât les lacs de Natron, pour redonner à la France cette denrée précieuse dans les manufactures, et pour éviter aux chimistes des travaux inutiles et dispendieux sur la décomposition du sel marin, que provoquait alors l'Académie des sciences ; la nature fait en grand cette décomposition dans les lacs de Natron. Ce voyage n'a pas été infructueux ; car c'est depuis que Marseille et autres villes de commerce consomment une grande quantité de cette denrée. J'avais surtout recommandé à mon élève de recueillir toutes les pratiques de médecine populaire et empirique, et de s'attacher particulièrement à celles dont l'efficacité lui serait démontrée par l'expérience. Je croyais par ce moyen trouver encore dans le peuple quelques débris conservés par l'usage de l'ancienne science ou sagesse des Égyptiens.

« La médecine est à présent pratiquée en Égypte, au Caire, par des empiriques vagabonds, qui vont criant leurs remèdes dans les rues. Le docteur Lecointre s'entretint avec plusieurs d'entre eux; mais un, entre autres, le mena chez un homme accablé de fièvre et d'une prostration de forces dont l'origine semblait être produite par la faiblesse et l'engorgement du cerveau; l'état du malade parut au docteur Lecointre très-grave, et même il le jugea funeste. « Demain, lui dit l'empirique, ce malade sera hors de « danger. » Alors il lui fit brûler sur la tête deux petits tampons d'une matière ressemblant au coton, l'un sur la fontanelle antérieure, et l'autre sur la suture sagittale. Cet homme, en effet, le lendemain, jouissait de toute la plénitude de son entendement, et, quoique encore fatigué, il pouvait vaquer, au grand étonnement du médecin, à quelques affaires principales. »

Cette observation ne m'a point été inutile; j'en ai fait usage pour moi-même dans une fièvre que j'eus à la suite de longues veilles et de grands travaux sur l'enseignement de la partie qui m'est confiée. Je m'appliquai un *moxa* sur la fontanelle antérieure, et je sentis tous les éléments de mon cerveau se rapprocher, se réunir, un petit délire vague se dissipa, et la maladie, qui semblait devoir être dangereuse, fut bénigne.

Je fus persuadé dès lors que, dans ces cas d'engorgement séreux au cerveau, ce serait un moyen très-efficace que le *moxa* appliqué sur la tête des enfants; enfin l'occasion se présenta d'en faire usage. Un enfant de trois ans et demi était gros et gras en apparence, mais pâle, sans presque de sentiment; les yeux étaient louches, l'estomac rejetait tout; l'on réclama mes soins pour cet enfant presque expirant. On le jugea comme moi sans ressources : je lui appliquai un *moxa* fait avec un petit tampon de coton peu serré sur la fontanelle antérieure; par ce *moxa*, les symptômes les plus effrayants se dissipèrent; ensuite, par des fortifiants, des aromates et quelques évacuants, il fut conservé à la vie.

Depuis je n'ai point balancé, dans ces cas désespérés, à recourir à ce moyen ; je l'ai employé plusieurs fois, et j'assure que je n'ai jamais rencontré aucun accident fâcheux à sa suite.

Il est bien entendu que si je vous recommande le *moxa*, je vous recommande pour l'appliquer l'assistance d'un homme expérimenté, la coopération d'un médecin. Je l'ai, pour ma part, employé plus d'une fois avec un manifeste avantage ; mais il faut bien dire que je manœuvrais moi-même, et, par conséquent, avec plus de prudence et de dextérité que ne pourrait le faire la mère la plus intelligente, la garde-malade la plus habile.

Je prends d'ordinaire une petite bande de vieux linge que je roule sur elle-même, de façon à former une espèce de mèche beaucoup plus large que longue ; je la saisis avec des pinces, et j'enflamme à une bougie l'une de ses extrémités ; je mets la mèche sur la tête et la fais maintenir en place par un homme ou par une personne qui n'a pas le cœur trop sensible, le système nerveux trop impressionnable. Il la tient appliquée avec la pince même qui m'a servi à l'enflammer, et puis je m'arme d'un soufflet, j'active l'incendie médicateur, mais doucement, tout doucement, de façon à ce que l'enfant n'en sente pas trop vite la cuisante douleur. Dès que survient la torture bienfaisante de la brûlure en question, l'enfant remue et s'agite ; il faut donc une troisième personne qui lui applique les deux mains sur les oreilles, et maintienne la tête dans une immobilité nécessaire.

Encore une fois, n'ayez pas peur ; du courage, il en faut à tout le monde, aux parents comme au médecin. Quant à l'enfant, qu'importe de le faire souffrir un peu, dès qu'il s'agit de l'arracher à un péril imminent et de prévenir une sinistre catastrophe ?

XIV. — Soins nécessaires dans toute espèce de convulsions.

Quelle que soit la nature de la convulsion, et je crois qu'il n'appartient qu'à un médecin d'en distinguer et d'en reconnaître le caractère, il est certains médicaments à employer au milieu des attaques, et de petits remèdes qu'il faut appliquer en attendant la décision d'une personne capable d'indiquer la cause et la source de la méchante maladie.

Il faut avoir recours à de petits dérivatifs.

Ainsi :

Il faut promener sur les jambes de petits sinapismes faits à froid.

Il faut frictionner avec la main, ou mieux encore avec un torchon de flanelle, non-seulement le devant de la poitrine et toute la partie du ventre, mais surtout la longue région de la colonne vertébrale, ce que les gens du monde appellent l'épine du dos.

Il faut tâcher de faire avaler à l'enfant quelques gorgées d'une potion antinerveuse; par exemple, de l'eau et de la fleur d'oranger, un peu d'eau de mélisse étendue avec de l'eau ordinaire, ou bien encore un diffusible que j'ai jadis recommandé à propos des potions et en parlant des digestions lourdes et pénibles. — Je veux dire cette eau de menthe que l'on prépare soi-même en jetant une goutte d'essence de menthe anglaise sur un morceau de sucre, morceau de sucre que l'on fait fondre ensuite dans un demi-verre d'eau.

Non-seulement il est urgent d'attirer le sang, momentanément accumulé vers le cerveau, par les sinapismes promenés aux jambes, sur les mollets, sur le cou-de-pied ou à la plante même des extrémités inférieures; mais il est un moyen tout physique de le chasser un peu de la tête : c'est d'appliquer sur tout le crâne une épaisse compresse de linge préalablement trempée dans l'eau bien fraîche.

Ces compresses se réchauffent vite, et, dès qu'elles sont réchauffées, on les renouvelle, c'est-à-dire qu'on les refroidit de nouveau en les retrempant dans l'eau.

J'ajouterai qu'un petit lavement de décoction de racines de valériane est souvent d'un grand secours et d'une efficacité précieuse. La valériane, en effet, est un de nos meilleurs antinerveux : prise en lavement, elle a tout autant d'effet que si elle avait été introduite dans l'estomac ; seulement, comme les petits enfants ne savent point retenir les médicaments liquides introduits par la partie inférieure du tube digestif, il faut, en pressant les uns contre les autres les organes voisins de cette partie basse, empêcher aussi longtemps que faire se peut la sortie du médicament.

Puissent tous ces renseignements être de quelque utilité aux mères de famille ! je les adresse en toute confiance aux parents intelligents.

DU CROUP

I. — Une mère!

Si vous vivez encore pour la plupart, vous tous qui lisez ces lignes ; si, munis d'une santé supportable, vous occupez dans ce bas monde une certaine position sociale, vous le devez à la Providence, c'est parfaitement vrai; mais vous le devez aussi à la providence maternelle qui a gardé votre berceau, votre enfance, votre jeunesse, et qui, quoi que vous fassiez, ne vous a jamais perdus de vue.

Une mère! chers lecteurs, une mère!... oh! regardez la vôtre, si vous l'avez près de vous; rappelez-vous ses soins et sa sollicitude, si vous en êtes séparé. Il n'est rien ici-bas de plus admirable, de plus méritoire, de plus intelligent, de plus attentif, de plus dévoué, de plus désintéressé, de plus précautionneux, de plus prévoyant, de plus aimable, que ce qu'on appelle une bonne mère.

Votre mère ne pense qu'à vous. Depuis qu'elle vous possède, depuis qu'elle a le bonheur d'avoir des enfants, elle ne vit plus que pour eux, elle ne voit plus que par eux; elle n'a d'autre ambition que votre santé, votre réussite et votre bonheur. Rappelez-vous vos premières années, songez à ces soins de toute nature, à ces attentions de tous les jours... Au moindre bobo, que d'inquiétudes, que de minutieuses questions, que de prévenances, que de moyens en réquisition! Madame de Sévigné écrivait à madame de Grignan : « J'ai mal à votre poitrine, ma fille. » Toutes les mères ne formulent point aussi littérairement leurs sensations, mais soyez persuadé que, toutes les fois que vous avez été malade, votre mère a été deux fois plus souffrante, plus impressionnée, plus malade que vous; elle a souffert de toutes vos migraines, elle a ressenti votre fièvre ; elle aurait sacrifié volontiers un de ses doigts une de ses mains peut-être, si, par ce sacrifice, elle vous eût affranchi, racheté de votre maladie, de toutes vos souffrances... Vous l'aimez bien, n'est-ce pas? mais vous ne l'aimerez jamais autant qu'elle le mérite.

Nous autres, médicastres, quand nous sommes appelés pour un parent, pour un ami qui souffre, nous n'y voyons pas parfaitement clair, l'intérêt que nous portons au malade nous illusionne ou nous aveugle. Pour peu que nous soyons intimes avec le patient, son affaire devient la nôtre, et nous en jugeons mal, parce qu'il est un vieil axiome plein de sagesse qui dit :

« On ne peut pas être juge et partie. »

Que différentes, mon Dieu! sont les mères de famille! elles aiment leurs enfants plus qu'elles-mêmes; mais, règle générale, elles jugent parfaitement leur situation. Une ride au visage, un peu de noir autour des yeux, un peu de nonchalance dans les mouvements, de la rougeur aux joues, de la chaleur dans les mains, un je ne sais quoi dans la désinvolture, tout leur fait pressentir un mal qui menace, une maladie qui veut commencer; alors elles prononcent, elles agissent, et avec une intelligence, une opportunité incroyables.

Mon avis bien formel est que, si au lieu du sempiternel piano, à la place de je ne sais quelle creuse littérature, au lieu de certains tours de force à l'aiguille, en remplacement de mille inutilités, on apprenait aux jeunes personnes un peu d'hygiène, un peu de médecine, on trouverait dans la grande classe des mamans des praticiens à succès, et des victoires médicales dignes de la narration de tous nos journaux spéciaux.

Oui, je veux que toutes les mères sachent un peu de médecine, d'abord parce qu'elles sont douées d'une espèce d'instinct providentiel qui rendra cette médecine très-profitable; ensuite, parce que, renseignées ou non, les mères de famille agissent dès qu'elles voient leurs enfants malades; eh bien, je veux que cette action soit logique, prudente, efficace, et je me plais à croire que mon petit *Traité de médecine maternelle* aidera à obtenir ces beaux résultats.

II. — Le croup. — Danger et traîtrise de cette maladie.

Une des affections qui tombent spécialement sur les petits enfants, une des maladies qui leur sont le plus redoutables, est sans contredit cette inflammation gutturale qui engendre dans la gorge des pellicules ou fausses membranes, et dont le nom est bien connu, le *croup*.

J'en ai déjà dit un mot dans ce recueil, en cherchant à prouver que tout le monde devait être un peu médecin. — On couche un enfant que l'on regarde comme bien portant. Il a mangé à table comme son père et sa mère, il a fait sa prière du soir, doux et naïf hommage qui monte tout parfumé vers les cieux. L'enfant clôt bien vite ses paupières, et il s'endort de ce gracieux sommeil qui représente le calme de l'innocence et la suavité de la vertu. Une heure, deux heures après, le petit enfant se réveille, il tousse, il se démène. On lui demande :

— Qu'as-tu donc?

Et c'est à peine si le pauvre chérubin peut articuler la réponse.

— J'ai mal à la gorge, réplique-t-il, et puis j'ai mal partout.

Effectivement, la fièvre, chez ce pauvre enfant, s'est allumée d'une façon alarmante; il tousse d'une voix rauque, il ne respire qu'avec peine, il crache des mucosités gluantes, contenant souvent de petites pellicules; il sent à la gorge un malaise indéfinissable, il éprouve toutes les transes d'un malheureux qui ne peut plus respirer. — Cet enfant est atteint du croup.

C'est ordinairement au milieu de la nuit que survient cette maladie traîtresse. La mère se lève, prépare et donne de la tisane. L'enfant n'en tousse que plus ; c'est à peine s'il peut avaler : alors on lui applique au cou le classique cataplasme de farine de lin. La fièvre monte, la gorge s'embarrasse toujours. Le père court bien vite chercher un médecin. Dieu veuille qu'il le trouve et qu'il le ramène promptement, car pendant son absence la maladie marche, l'incendie gagne, le danger montre son effroyable figure. La mère, épouvantée, recommence la tisane, tousse avec son chéri ; mais, effrayée des progrès du mal, effrayée des souffrances de son enfant, elle tombe à genoux et prie le bon Dieu.

Si le ciel est miséricordieux, le médecin arrive, agit, réussit, empêche une catastrophe; mais, si le médecin demeure bien loin, s'il est absent de son domicile, si les secours tardent à arriver, la gorge du petit enfant se ferme, ses yeux se cavent, ses lèvres bleuissent, la mort arrive inopinément. — Probablement le ciel avait besoin d'un ange de plus.

1° Le croup est une maladie qui frappe spécialement les enfants, et, quand une fois il a donné un premier coup, quand, mis en déroute par une médication rationnelle, il n'a produit aucun fâcheux résultat, il revient, il se représente ; on dirait qu'il veut prendre sa revanche. Par là même qu'un enfant a subi une fois les atteintes du croup, il s'y trouve prédisposé ; donc la maladie du croup, guérie une fois, oblige à beaucoup de précautions et de surveillance.

2° Le croup frappe et arrive souvent pendant la nuit, comme les voleurs, comme les brigands. Pourquoi? La raison n'en est pas bien claire ; mais un fait est un fait, et la circonstance que je dénonce, par cela seul qu'elle est notoire, dispense de toute explication. — Seulement il est bien de la connaître.

3° Les premières atteintes du croup ressemblent à tous les maux de gorge possibles, à un petit rhume, à une sorte d'attouchement. Mais le croup, affection toute locale, est toujours le résultat d'une inflammation générale. Vous êtes grands, vous autres, vous subissez un refroidissement qui est suivi d'un réchauffement fébrile, la fièvre, de générale qu'elle était, concentre toute son action sur un point de votre corps, sur les poumons, par exemple, ou sur les entrailles, ou sur le cerveau : là elle détone ou plutôt elle éclate, c'est-à-dire qu'elle détermine une inflammation de poitrine, une inflammation des entrailles et une inflammation du cerveau. Chez les enfants, le croup se déclare par un mécanisme analogue. La fièvre commence, et, comme chez le petit sujet il se trouve une prédisposition au mal croupal, la fièvre, quoique générale, fait l'office d'un soufflet de forge que l'on mettrait en action dans un incendie : elle met toute la gorge en révolution. Non-seulement la muqueuse, la peau intérieure de la gorge s'enflamme, mais cette combustion arrive à produire, non pas des cendres, mais une sorte de pellicule étrangère à tous nos tissus. Cette *fausse membrane*, comme l'appellent les médecins, pousse, se déploie, tapisse toute la gorge, se boursoufle, et, encombrant le conduit aérien, entravant le jeu des organes respiratoires, elle produit en quelques heures la sinistre catastrophe qu'on appelle asphyxie.

De bon compte, après l'asphyxie il n'est guère de maladie plus traîtresse et plus rapidement mortelle.

III. — Prédisposition au croup. — Croup inflammatoire et croup lymphatique.

Il existe dans le lugubre chapitre des causes de maladie une particularité ignorée des gens du monde, et dont il est urgent de les prévenir. — Un vieil axiome bien connu dit que les extrêmes se touchent, et bien souvent dans l'histoire des affections qui éprouvent l'espèce humaine les extrêmes produisent des résultats identiques ; deux causes diamétralement opposées amènent souvent des résultats semblables. Expliquons-nous bien.

Un homme, une femme, ou, si vous l'aimez mieux, un enfant, puisque nous nous en occupons spécialement aujourd'hui, est d'un tempérament pléthorique, c'est-à-dire exagérément sanguin ; cet homme, cette femme ou cet enfant peuvent être sujets à des congestions cérébrales qui déterminent des souffrances dans la tête. Le sang, en exagération chez tous les sujets énoncés, se porte en plus grande abondance vers la tête, il y produit une pression, une souffrance : le mécanisme est parfaitement compréhensible ; d'un autre côté, un homme, une femme ou un enfant qui ont le sang trop pauvre, qui sont pâles, languissants, étiolés, éprouvent souvent le même mal de tête, seulement c'est par un mécanisme différent : le sang, étant pauvre, ne peut contenter et servir toutes les régions du corps, il néglige la tête, et, comme c'est le sang qui nous anime, qui nous vivifie, le cerveau, ne se trouvant pas suffisamment servi, entre en souffrance, et ses plaintes deviennent des douleurs. Ce n'est pas tout, comme le cerveau souffre, il s'irrite, il se met en colère ; alors, comme la vie se défend avec acharnement dès qu'il y a danger et péril, la souffrance d'un organe, quelle que soit la constitution du sujet, appelle à elle un renfort de vitalité, une espèce d'afflux sanguin, et, quittant toutes les autres parties du corps malgré leur réclamation et leur faiblesse, le sang se précipite vers le cerveau souffrant en surabondance, et il y produit tous les phénomènes que produit une congestion de la tête chez un sujet sanguin.

Ainsi pour les hémorragies. Les individus trop sanguins sont sujets aux saignements de nez ; les individus à sang trop pauvre perdent du sang de la même manière.

Ainsi pour les susceptibilités ; ainsi pour les malaises.

Le sang est le modérateur des nerfs, a dit Galien. Notre organisme, pour être en bon état, réclame un parfait équilibre entre le système sanguin et le système nerveux. Si le sang est trop fort, il y a désordre, par conséquent disposition à l'éta tinflammatoire d'un ou plusieurs points; mais, si le sang est trop faible, il y a les mêmes dangers, les mêmes menaces.

Cette particularité est bien importante à connaître pour tous ceux qui veulent s'occuper de médecine, et par conséquent pour toutes les mères qui veulent conserver, soigner et secourir leurs enfants en cas de danger. — De même qu'un enfant très-sanguin, c'est-à-dire un enfant rouge de figure, rouge des lèvres, doué d'artères et de veines bien pleines, est prédisposé au croup, de même un enfant à tissus blancs, à peau d'albâtre, au cœur flasque, aux vaisseaux sanguins à peine dénoncés, se trouve prédisposé à la terrible affection dont nous nous occupons.

IV. — Symptômes caractéristiques du croup.

Mais à quoi donc reconnaître les menaces du croup ? C'est bien de prévenir les mères de famille, mais enfin il ne faut pas les épouvanter de manière à leur faire croire qu'un rhume bénin, un petit mal à la gorge, une voix un peu enrouée, leur annoncent la perte de leur enfant.

Il y a quatre signes importants à savoir reconnaître :

1° L'état de la gorge et l'apparition de ce que nous avons appelé *fausses membranes ;*

2° Un timbre particulier de la voix ;

3° Une toux spasmodique et bizarre ;

4° Une fièvre générale qui n'accompagne jamais le rhume et les maux de gorge ordinaires.

Examinons.

V. — Inspection de la gorge. — Les fausses membranes.

La gorge, l'arrière-bouche d'un enfant menacé du croup se gonfle et devient d'un rouge vif : c'est l'histoire de toute inflammation ; mais sur le rouge vif de l'espèce d'entonnoir qui forme gosier, on voit apparaître longtemps à l'avance, quelques heures, souvent même un ou deux jours pleins, des taches blanches, au centre desquelles apparaît une sorte de concrétion qui ressemble assez à de la craie. Ces taches, ces concrétions, sont comme les graines des fausses membranes. Effectivement, en les examinant plusieurs fois on remarque qu'elles s'étendent. Du centre de la tache part une pellicule frangée qui s'étale complaisamment, s'agrandit, se soude aux pellicules voisines, si bien qu'en peu de temps on aperçoit le fond de la gorge, que l'on avait vu rouge et tuméfié, prendre une teinte grisâtre et sale, le croup est alors complétement déclaré.

Donc, quand un enfant tousse, quand il a la voix rauque, il est prudent d'examiner la gorge, et de l'examiner souvent.

Premier moyen. On lui fait ouvrir la bouche toute grande, on appuie sur sa petite langue le doigt indicateur, et l'on dit à l'enfant, dont la langue est contractée instinctivement, de crier : Ah ! en restant la bouche grande ouverte ; pendant l'articulation de ce son guttural, la langue s'abaisse, la luette se relève, les piliers du palais s'écartent fortement, et l'on voit alors le fond de la gorge parfaitement découvert.

Je me permets d'employer ici des termes d'anatomie, parce que j'ai déjà expliqué, à propos des maux de gorge et des moyens à y apporter, ce que c'est que la luette et les piliers du palais ; j'ai même appuyé mes explications par une gravure, et je conjure ceux qui les auraient oubliées de vouloir bien s'y reporter.

Il est urgent de ne point avancer trop avant le doigt que l'on appuie sur la langue, autrement on déterminerait des spasmes vers la gorge et tout le désordre produit par des envies de vomir, ou plutôt des efforts de vomissement. Mais il est nécessaire aussi d'appuyer sur la langue avec résolution, avec vigueur, afin de maîtriser ses crispations ; dès que la langue est touchée par un corps étranger, elle se rebiffe, et mécaniquement elle tend à se relever : il faut donc savoir la retenir en place.

Second moyen. Si l'on ne peut agir avec le doigt, si l'enfant répugne à l'introduction d'un doigt dans sa bouche, on peut se servir d'une cuiller d'argent : on n'en fait agir que le manche, c'est-à-dire que l'on prend la cuiller à rebours. On la tient comme on tient d'ordinaire une plume à écrire, entre le pouce et les deux premiers doigts de la main droite ; on soutient le menton de la main gauche, on appuie sur la langue avec le manche de la cuiller, et l'on procède ainsi assez facilement à une minutieuse inspection.

Particularité. En conseillant ces deux moyens d'inspection, nous supposons du jour, de la clarté, de la lumière; mais, nous l'avons dit en commençant, le croup, comme un voleur, surprend presque toujours la nuit; alors aux manœuvres déjà décrites il faut joindre un adjuvant, une lumière artificielle, la clarté d'une chandelle ou d'une bougie. La chose n'est pas si simple qu'on le suppose.

La personne qui veut voir au fond de la gorge d'un enfant porte les yeux près de la bouche grande ouverte, et si elle approche de cette ouverture la bougie allumée qui doit lui en faire voir tous les détails, la clarté de cette bougie, trop rapprochée de ses yeux, les éblouit, de telle sorte que, faisant contracter la pupille, elle empêche de

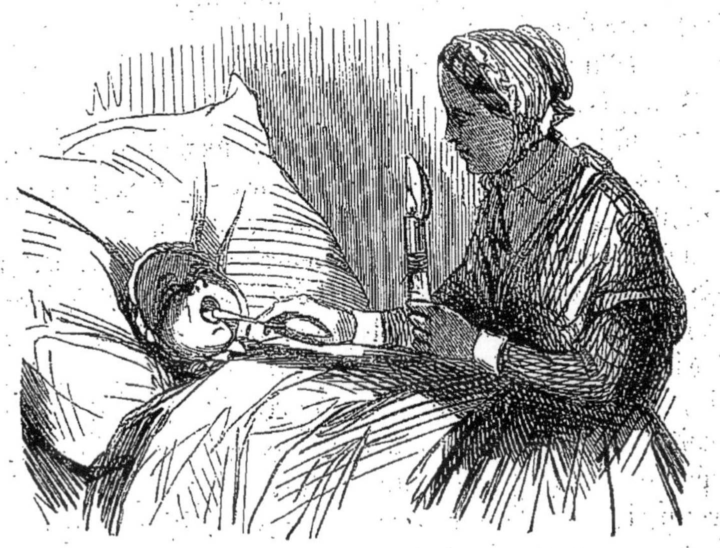

Manière de regarder au fond de la gorge avec une bougie et une cuiller.

rien distinguer. Or, pour préserver les yeux de cet éblouissement importun, il est un moyen bien simple et bien facile : prenez une cuiller et dressez-la parallèlement à la lumière. Bougie et cuiller, arrangez tout de façon à ce que le plein de la cuiller, mis à portée de la lumière, puisse la dérober aux yeux.

VI. — Raucité de la voix.

Tous nos auteurs médicaux annoncent d'un air magistral que la voix de l'enfant atteint du croup prend un ton si rauque que ses aspirations ressemblent au cri du coq.

Très-probablement, vous tous qui me lisez, vous avez entendu des coqs chanter. Il n'y a pas longtemps encore que pour mon compte, couchant à la campagne, j'étais bien souvent réveillé par le cri de deux ou trois de ces volatiles, qui criaient si fort et si souvent, qu'en vérité on les aurait crus pourvus de la méchante intention de ne pas me laisser dormir.

— Kirikikiiï! kirikikiiï!!!

C'était à leur tordre le cou.

Or toute proposition logique doit pouvoir se retourner.

Les médecins nous disent : Le son de la voix d'un enfant atteint du croup ressemble au cri du coq.

Il faut distinguer; il y a plusieurs temps dans le cri du coq. Ce n'est pas son kirikiki qui ressemble à la voix croupale, c'est le son métallique et prolongé qui suit l'explosion du cri. Effectivement, quand le coq a crié, il respire ou il expire avec une telle sonorité, que l'on entend un bruit strident qui se prolonge : c'est là vraiment le prototype de la respiration croupale. Quand l'enfant atteint du croup vient de tousser ou de boire, il aspire, et son aspiration est bruyante, et alors véritablement elle rappelle le son d'un coq qui vient de crier. Ce n'est donc pas le cri, c'est la respiration du coq qu'il fallait dire, sa respiration au moment où le superbe gallinacé vient de jeter à toutes les oreilles les sons disgracieux de son cri bien connu. En fait de renseignements médicaux, on ne saurait entrer dans trop de détails.

VII. — Singularité de la toux.

La toux a un caractère tout spécial, un timbre que je ne puis malheureusement expliquer par une gravure, mais qui est reconnu bien facilement par toutes les personnes qui l'ont entendu.

Quand un enfant a subi une fois les atteintes du croup, s'il en guérit, il reste malheureusement prédisposé à le subir une fois, plusieurs fois encore. Dès qu'il y a chez cet enfant un peu d'inflammation, un simple désordre digestif, le croup est là, le croup arrive; j'appuie avec intention sur ce renseignement.

Je connais des enfants qui ont eu le croup trois, six, et jusqu'à dix fois.

Or les mères qui ont entendu la toux et la voix croupale n'en oublient jamais le timbre et la singularité. Cette toux est si caractéristique qu'une seule toussaillerie les réveille et leur fait jeter l'alarme; on agit alors, et, prise à temps, soignée bien vite, la terrible maladie se trouve guérie, arrêtée, toute catastrophe est conjurée.

La gorge d'un enfant atteint de croup se trouvant encombrée de fausses membranes, on comprend que non-seulement sa voix, mais le timbre de sa toux se trouve forcément changé. Ce ne sont plus les éclats d'un rhume ordinaire, ce n'est plus la ténacité et le son strident d'une toux de coqueluche, c'est un son fêlé, une sorte de gloussement métallique, qui se répète, non pas par quintes, mais à intervalles fort rapprochés.

VIII. — La fièvre.

Oh! quand le croup commence, comme la vitalité

comprend le péril : toute l'organisation du petit patient entre en révolution, la fièvre s'allume, les yeux se cavent ; je ne sais quelle anxiété apparaît sur la figure du malade, le désordre est général et complet.

Cette fièvre est un des symptômes caractéristiques, parce qu'elle s'allume inopinément, parce qu'elle devient terrible en quelques heures, parce qu'elle est particulière au croup. — Un rhume peut donner un peu de fièvre à un enfant ; mais une fièvre bénigne est facile à éteindre. La coqueluche, le catarrhe, ou simplement un mal de gorge, sont souvent aussi accompagnés d'un mouvement fébrile ; mais c'est une fièvre pour rire à côté de la fièvre croupale.

Bonnes mères, quand vous entendez votre enfant *glousser* une toux métallique, quand vous le voyez inquiet, agité, presque étouffé, lors même qu'après avoir inspecté la gorge vous n'auriez reconnu aucune fausse membrane, mettez le doigt sur le pouls, portez la main sur le cœur ; si la fièvre est intense, si le cœur bat avec vélocité, prenez garde ! oh ! prenez garde, tout cela sent le croup, envoyez vite chercher un médecin.

IX. — Premiers secours à donner en attendant le médecin.

On est allé chercher le médecin, dont je réclamais la présence ; mais ce médecin peut ne pas être chez lui, et pendant ce temps-là la maladie marche.

L'enfant s'agite ; d'enroué qu'il était d'abord, il perd complétement la voix, il tousse, et à chaque accès le cri strident et métallique que nous avons dénoncé comme caractéristique devient plus difficile, plus étouffé. La respiration s'embarrasse ; le visage devient pâle, livide, bouffi ; les lèvres deviennent bleuâtres. Le petit martyr sent qu'il étouffe. Alors, semblable à un individu qui se noie, ayant l'instinct du danger qui le menace, il se dresse sur son séant, il se cramponne après sa couverture et sa barcelonnette ; il tousse, il tousse, et puis, opprimé par la maladie qui gagne sans cesse, comme un incendie terrible, il retombe affaissé sur son lit ; ses yeux se cavent, une sueur froide perle sur son visage ; la poitrine haletante s'embarrasse toujours davantage. Hélas ! hélas ! le médecin n'arrive point. Le râle de l'agonie commence, et les pauvres parents aux abois, pleurant, criant, agissant sans renseignements positifs, voient tomber une à une les feuilles de cette petite existence à peine éclose. Ils éprouvent toutes les souffrances de leur enfant, mais ils ne peuvent arrêter la catastrophe. Mon Dieu ! pourquoi le médecin n'est-il pas arrivé ?

Le croup, maladie inflammatoire, tombe plus spécialement sur les enfants. Il en est ainsi un certain nombre, au milieu du cortége sinistre de toutes nos affections : ainsi des convulsions, ainsi des fièvres éruptives, qu'on nomme : rougeole, variole, etc. ; ainsi d'une affection moins terrible, mais toute particulière à l'enfance, que l'on appelle gourme. Or, je l'ai dit bien souvent, quand une maladie tombe sur un enfant, quand une affection frappe sur ces frêles organisations à peine écloses, la maladie produit les malheureux effets d'une étincelle jetée dans des étoupes ; l'affection marche avec une rapidité telle, que chaque moment perdu pour les remèdes devient une imprudence, un danger.

Que faire donc quand chez un petit enfant les symptômes du croup se déclarent ?

Tout d'abord, bonne mère qui me lisez, point de trouble, point d'effroi intempestif, la peur vous fait mal agir, la crainte amènerait des imprudences, le découragement paralyserait votre action.

Nous avons distingué deux formes spéciales dans la terrible maladie dont nous nous entretenons. J'ai dit qu'il y avait un croup inflammatoire, croup atteignant spécialement les constitutions exagérément sanguines, croup compliqué d'une fièvre intense et d'une ardeur particulière, qui se dénoncent sur la figure du petit patient. Tout son visage est rouge ; tous les vaisseaux sanguins qui rampent sous la peau semblent tuméfiés et remplis outre mesure ; les lèvres du malade, sèches, exagérément rouges, semblent embrasées ; il n'y a pas jusqu'au blanc de ses yeux qui ne prenne une petite couleur rose.

D'un autre côté, j'ai dénoncé un croup auquel j'ai donné la dénomination de lymphatique, parce qu'il frappe spécialement sur les enfants à l'apparence chétive, enfants pâles, faibles, languissants, évidemment lymphatiques. Chez ces enfants, le croup est encore inflammatoire ; mais il ne l'est que par contre-coup. J'ai tâché de faire comprendre le mécanisme de l'inflammation qui survient en pareille circonstance. Aussi, chez ces petits malades, on ne trouve pas l'extrême rougeur du visage que nous avons constatée chez les premiers : les pommettes des joues peuvent bien s'empourprer, mais sur une grande partie de la figure restent des traces de pâleur. La fièvre s'allume, mais avec une médiocre intensité. Plus de vaisseaux exagérément gonflés, plus de teinte rosée dans le blanc des yeux.

Évidemment la conduite à tenir, en attendant le médecin, sera différente dans le cas franchement inflammatoire et dans le cas spécialement lymphatique.

X. — Moyens dérivatifs.

Toutes les fois qu'une maladie se localise, c'est-à-dire toutes les fois qu'elle attaque spécialement un seul organe de la machine humaine, que cette maladie ait lieu chez les hommes faits ou chez les enfants, chez les femmes ou chez les vieillards, il est bon de l'attaquer par cette stratégie bien connue de tout le monde, qui consiste dans l'emploi d'un dérivatif.

Prenons une grave et une petite maladie pour exemple; supposons une inflammation de poumons, c'est-à-dire ce que les gens du monde appellent ordinairement une fluxion de poitrine. En dehors de toute indication, il est d'usage d'employer les dérivatifs; ainsi on applique des vésicatoires sur la paroi extérieure de cette grande cavité que les anatomistes appellent thorax, et qui tient renfermés les organes en souffrance. En d'autres termes, on place des vésicatoires sur le devant de la poitrine ou de chaque côté du dos. Chacun connaît l'action des vésicatoires : ils rougissent, ils corrodent la peau et ils y déterminent de larges poches, qui se remplissent d'une eau particulière; mais, pour arriver à ces résultats, ils attaquent forcément la peau. Cette attaque appelle, nécessite une circulation exagérée, une sorte d'inflammation extérieure; or, pour faire face à cette petite inflammation, les forces générales, qui s'étaient concentrées vers les poumons, sont obligées de se partager; la vitalité qui se débat sans cesse (et qui, dans le cas de fluxion de poitrine, s'était concentrée sur les poumons où elle faisait de la bien mauvaise besogne; car, sous prétexte de les défendre, elle ajoutait du désordre à du désordre, elle soufflait sur le feu au lieu d'éteindre l'incendie); la vitalité, appelée par l'attaque extérieure des vésicatoires, se porte à la rencontre de ce nouvel ennemi, et l'inflammation pulmonaire, débarrassée de la concentration vitale qui la compliquait, devient plus facile à combattre, plus facile à surmonter, plus facile à mettre en déroute. Telle est la théorie de ce que les médecins appellent dérivation.

Vous n'éprouvez qu'un mal de tête, au contraire, mal

de tête produit par une petite congestion sanguine du cerveau. Vous avez beaucoup réfléchi, beaucoup travaillé intellectuellement, ou bien vous êtes tourmenté, ou vous avez dormi la tête trop basse, vous avez bu une boisson trop alcoolisée et vous avez la tête en feu. Eh bien, en pareille circonstance un ample bain de pieds (j'ai là-dessus donné bien des détails) parvient à dissiper le mal de tête. Comment? En appelant aux extrémités inférieures une activité sanguine toute particulière. Grâce à cet appel, la tête se débarrasse, le cerveau se dégage, les douleurs s'évanouissent. Votre mal de tête a été guéri par le moyen dont nous parlions tout à l'heure : la *dérivation*.

Revenons au croup à présent.

Le croup, vous l'avez compris, est une inflammation locale et toute particulière de la gorge, et comme le croup tombe plus particulièrement sur les enfants, les dérivatifs auront sur lui l'effet le plus marqué, car l'enfant est éminemment impressionnable; son organisation est d'une tendresse particulière, et la circulation chez lui est très-active. Vite donc des dérivatifs!

Appliquez aux deux pieds de l'enfant des cataplasmes de farine de lin non-seulement bien chauds, mais saupoudrés de farine de graine de moutarde; administrez un lavement légèrement purgatif, par exemple du lait, dans lequel on fera entrer deux ou trois cuillerées d'huile de ricin; par exemple, une décoction de quatre grammes de follicules de séné mondé, décoction que l'on rend plus purgative encore en y faisant dissoudre une cuillerée de gros miel. L'effet produit sur les pieds par les cataplasmes sinapisés, l'effet produit sur la partie inférieure du tube digestif par les moyens que nous venons d'énoncer, produira une dérivation efficace sur le travail inflammatoire de la gorge, inflammation que, dans la circonstance du croup, nous devons combattre et redouter.

J'aime les dérivatifs, et je les recommande en première ligne, parce que, quel que soit le caractère du croup, ils seront toujours efficaces, et que je ne connais point de circonstances où ils soient dangereux.

XI. — Boissons délayantes et précautions hygiéniques.

Donnez une infusion de fleurs de mauve légèrement sucrée.

Donnez une infusion de fleurs de violettes.

Donnez même, si l'enfant ne veut point autre chose, de l'eau chaude sucrée avec un sirop acidulé : sirop de groseille, sirop de limon, etc.

Donnez, enfin, si vous n'avez autre chose, de l'eau simple et légèrement sucrée.

Mais donnez, donnez en abondance.

Lavez cette pauvre gorge, délayez pour ainsi dire l'état inflammatoire. N'allez pas croire à ce préjugé qui prétend qu'une boisson délayante, donnée en trop grande abondance, étouffe le petit enfant et noie son estomac.

Enfin, tenez le petit patient bien chaudement dans son lit.

Entretenez la chambre où il se trouve à une sage température; point de cette chaleur immodérée que les mères, d'ordinaire, accumulent auprès de leurs petits malades.

Et puis ne pleurez pas ou cachez vos larmes. L'enfant a plus d'intelligence qu'on ne se l'imagine; il a le système nerveux d'une grande impressionnabilité. Il est habitué dès sa naissance à ressentir une bonne partie des inquiétudes de ses parents. S'il vous aperçoit désolés, s'il voit de l'anxiété sur votre visage, soyez-en persuadés, il s'effrayera, et la frayeur est, en toute maladie, une complication redoutable.

Avant d'aborder ce que j'appellerais volontiers la médication spéciale du croup, je crois encore devoir recommander d'écarter du lit du petit malade les rideaux qui pourraient empêcher la libre circulation de l'air, et je crois urgent de dénoncer comme dangereuse l'habitude de certains parents qui, se réunissant tous à l'entour du patient, se penchant sans cesse au-dessus de sa couche, rendent moins pur l'air qui l'entoure, et entravent encore sa respiration.

XII. — Moyens spéciaux.

Je n'en veux indiquer que deux, parce que je n'aime pas perdre les gens du monde dans le dédale de toutes les prescriptions dont sont ordinairement encombrés nos grands traités de médecine.

Ces deux moyens sont :

1° Pour le croup franchement inflammatoire, c'est-à-dire envahissant un enfant éminemment sanguin, une émission sanguine locale, les sangsues. Appliquez six, huit à dix sangsues, suivant l'âge du sujet, autour du cou, et dès qu'elles seront tombées, laissez saigner les piqûres dans un cataplasme de farine de graine de lin.

2° Pour l'enfant sanguin auquel les sangsues ont déjà été appliquées, comme pour l'enfant lymphatique, le moyen par excellence est l'émétique.

Je ne saurais trop le recommander à toutes les mères, et j'applaudis à la prévoyance de quelques-unes d'entre elles qui ne vont jamais à la campagne avec leurs enfants sans emporter plusieurs paquets contenant chacun cinq centigrammes d'émétique.

Voici maintenant dans les plus minutieux détails comment elles doivent employer ce médicament : elles prendront un grand verre plein d'eau pure. Si l'enfant est très-jeune, elles ne mettront dissoudre dans le verre d'eau que cinq centigrammes d'émétique. Si l'enfant a six, sept ou huit ans, elles pourront faire dissoudre dans le même verre d'eau dix centigrammes d'émétique, c'est-à-dire deux des paquets dont nous avons parlé.

Cette solution d'émétique sera administrée par cuillerée à bouche. On en fera boire une cuillerée toutes les cinq minutes, jusqu'à ce que l'enfant vomisse, mais qu'il vomisse franchement. On pourra, si l'on est assez heureux pour se faire obéir, aider les vomissements par un ou deux verres d'eau tiède, aussitôt que les premières nausées commenceront.

Ce n'est pas tout : après les vomissements terminés, après avoir laissé reposer le malade huit ou dix minutes, on continuera l'usage de la solution d'émétique; seulement, au lieu d'en donner toutes les cinq minutes, on n'en donnera plus qu'une cuillerée toutes les dix à douze minutes, puis tous les quarts d'heure, puis toutes les demi-heures. Les doses que j'ai déterminées pour un verre d'eau, en me conformant à l'âge des enfants, peuvent être prises complétement sans entraîner le moindre danger.

L'émétique est un contre-stimulant si efficace, qu'un médecin anglais prétend ne connaître aucune maladie contre laquelle l'émétique ne puisse rendre d'importants services.

Dans le cas de croup, les vomissements qu'il détermine débarrassent forcément la gorge des concrétions dont j'ai parlé et des fausses membranes déjà naissantes. De plus, en entretenant des nausées, elles déterminent du côté de la gorge un petit travail spasmodique, une sorte de titillation qui entrave et retarde la formation des fausses membranes. Or nous l'avons bien expliqué, dans tous les cas de croup, ce sont les fausses membranes qui, bouchant le conduit aérien, étouffent, c'est-à-dire tuent par asphyxie.

DE LA ROUGEOLE

I. — Des maladies printanières.

Je crois qu'il n'est pas sans importance de vous signaler les dangers du printemps et d'expliquer en quelques mots les maladies qu'il nous apporte.

Chose bizarre! c'est plus particulièrement sur les enfants en bas âge que tombent les maladies printanières. Il semble que la première saison de l'année entre en guerre ouverte avec la première saison de la vie; bataille déplorable, vraiment! espoir contre espérance, grâce contre gracieuseté, printemps contre printemps...

Les plus communes des maladies qui apparaissent avec les premières fleurs sont les maladies éruptives, c'est-à-dire les maladies qui amènent à la peau des rougeurs, des gonflements, des boutons. La plus vulgaire de ces maladies est, sans contredit, la rougeole. C'est pourquoi notre intention est d'y consacrer tout cet article.

La petite vérole mérite également que l'on s'en occupe et qu'on donne, pour la combattre, d'utiles renseignements; nous en causerons immédiatement après la rougeole, nous parlerons même de la scarlatine, des oreillons et de l'érésipèle.

II. — Qu'est-ce que la rougeole?

La rougeole, tout le monde sait cela, est une maladie de la peau, le plus souvent contagieuse, caractérisée par la présence de petites taches rouges, tantôt isolées, tantôt réunies de manière à former des plaques plus ou moins larges et plus ou moins irrégulières, plaques séparées par des interstices où la peau conserve sa couleur naturelle.

La rougeole est toujours accompagnée d'un larmoiement des yeux, d'un rhume de cerveau et d'une toux, plus ou moins sèche, qui secoue et fatigue considérablement les malades obligés de la subir.

Telle est ma définition, puisque, imitant nos auteurs grands, j'ai voulu commencer par définir. Je déclare cependant bien catégoriquement qu'une définition mise en tête d'un article, comme un colonel devant son régiment, m'a toujours paru d'une sécheresse et d'une gravité fort risibles, souvent même d'une obscurité malheureuse et d'une inutilité véritable.

Mais enfin je me suis conformé au goût du jour, au faire habituel des écrivains scientifiques ; j'en demande pardon, tout bas, à mes lecteurs, et j'espère que ce petit sacrifice me vaudra une bonne note dans l'estime problématique de notre médicale Académie.

III. — Incurie trop commune. — Remarque fort rassurante.

Il est des parents qui se mettent en révolution quand leur enfant fait une grimace, ou quand, par malheur, il avale de travers ; mais il en est aussi qui ne font pas assez d'attention aux premiers symptômes d'une maladie.

L'enfant revient de la classe se plaignant d'un mal de tête :

— Mal de paresse! disent les parents. C'est que tu ne veux pas faire tes devoirs.

Il tousse, il retousse :

— Veux-tu ne pas tousser comme cela! tu t'abîmes la poitrine pour avoir de la tisane ou de la jujube.

Il éternue à satiété :

— Si tu te mouchais, méchant enfant! lui dit-on, tu n'éternuerais pas si fort.

Le pauvre enfant dit qu'il n'a pas faim, et on le force à manger, parce qu'on ne veut pas qu'il soit malade.

Qu'arrive-t-il trop souvent? Une malheureuse indigestion, et puis des courbatures, et puis un gros mal de gorge. Alors on met autour du cou de l'enfant un morceau de laine qui lui fait monter le sang à la tête; quand arrive la fièvre, on commence à ouvrir les yeux. Du troisième au quatrième jour, si l'organisme n'a pas été trop tourmenté, si la maladie n'a pas été trop entravée par les imprudences, on voit poindre sur la figure de l'enfant des boutons de rougeole, et le père et la mère de s'écrier :

— Pauvre petit! c'est vrai tout de même qu'il était malade.

La rougeole a toujours des symptômes précurseurs que je m'en vais vous expliquer et vous dénoncer tout à l'heure; mais auparavant j'éprouve le besoin de rassurer et de renseigner en quelques mots toutes les familles alarmées.

— Quatre-vingt-dix fois sur cent la rougeole est discrète, régulière et sans complication.

— Toutes les fois que la rougeole est régulière et bénigne, il suffit, pour la guérir, de ne pas troubler sa marche naturelle, et de laisser à la puissance vitale toute sa liberté d'action.

Tout cela veut dire que le traitement de la rougeole appartient de droit à ce grand médecin qu'on appelle la *nature*, et qu'il est le plus souvent inutile, pour arriver à bonne conclusion, d'avoir recours aux prescriptions de ces petits guérisseurs que l'on appelle des *médecins*.

Mais, pour ne pas entraver la marche naturelle de la rougeole, il faut connaître cette marche. Pour savoir si la rougeole est exempte de complications, il faut être renseigné sur les complications à craindre.

C'est ce dont nous allons nous entretenir quelques instants.

IV. — Les plantes et leurs évolutions. — La rougeole et ses périodes.

Une comparaison d'abord. — Vous savez que j'ai la manie des comparaisons.

Vous connaissez, j'en suis persuadé, ces plantes éphémères que l'on appelle *plantes annuelles*. Elles ne durent pas seulement, comme l'a dit un poëte, l'*espace d'un matin*, mais elle ne vivent que deux à trois saisons : tels sont les bluets, les coquelicots, etc. Je choisis avec intention les plantes les plus communes.

Voyons les phases de leur existence.

Et d'abord elles sont, le plus souvent, semées par le hasard. C'est le vent qui en apporte la graine ; c'est la brise capricieuse qui vient jeter dans un jardin des semences qu'elle a cueillies en folâtrant dans les champs.

La graine tombée s'enfonce dans la terre ; elle y boit l'humidité qu'elle rencontre ; elle se gonfle, elle fermente, elle *germe*, c'est-à-dire qu'un beau matin la plante naissante écarte la terre qui la couvre et passe timidement sa tête verdoyante. Pour en arriver là, il a fallu plusieurs jours, quelquefois plusieurs semaines : notez-le bien.

Peu à peu la plante grandit et se développe ; elle étale orgueilleusement toutes ses feuilles ; elle se couronne de fleurs éclatantes ; et puis voilà que les fleurs se fanent, les pétales se dessèchent et tombent, il ne reste plus que des fruits.

A mesure que les fruits mûrissent, la plante tout entière se flétrit, passe par tous les degrés de la décrépitude, et, le fruit une fois arrivé à complète maturité, la plante meurt.

Ainsi la vie de la plante est partagée en plusieurs phases. A partir du jour où elle est semée jusqu'au jour où elle sort de terre, c'est la phase de germination; puis vient la phase de développement, puis la phase de décrépitude, de dessèchement : ces différentes phases sont l'exacte représentation des périodes de la maladie éruptive que l'on appelle *rougeole*.

La rougeole, étant une maladie contagieuse, est produite par la transmission, ou, si vous l'aimez mieux, par l'ensemencement d'une sorte de graine que nos physiologistes appellent *virus*. Il est bien vrai que cette semence, ce virus contagieux, n'a été jamais saisi, jamais analysé. Ni nos chimistes, avec leurs puissants réactifs, ni les partisans effrénés du microscope, qui, dans ces temps modernes, se sont imaginés qu'ils pourraient tout voir, tout reconnaître, tout caractériser, n'ont jamais pu saisir, ni analyser, ni décrire par conséquent, la semence de la rougeole. Mais le fait est là, et un fait est aussi têtu, aussi probant qu'un chiffre : la rougeole est transmise par une sorte de graine mystérieuse, insaisissable, indescriptible, mais par une graine. Étudiez sa marche : vous verrez qu'il n'y a pas là-dessus le moindre doute possible.

Sa première période a été appelée *période d'invasion* : invasion ou germination, peu nous importe; ce qu'il y a de certain, c'est que cette période, qui est de trois à quatre jours, représente exactement la période botanique où la graine jetée en terre fermente et germe, se gonfle et produit. On l'a encore appelée *période d'incubation*, faisant allusion aux vingt et un jours que la poule couve ses œufs pour en faire sortir le petit poulet.

La seconde période a été nommée *période d'éruption* : soit! mais elle représente, elle aussi, la phase où la plante éphémère croît, se développe, s'étale et fleurit. Cette phase est de deux à trois jours.

Enfin, la troisième période a été intitulée *période de desquamation* : c'est la reproduction évidente du dessèchement d'une plante dont le fruit est mûr et que la semence peut reproduire et multiplier. Bien que la desquamation ne soit pas toujours appréciable, elle existe et elle se prolonge beaucoup plus qu'on ne le croit généralement. M. Récamier lui accordait deux ou trois septénaires, c'est-à-dire deux ou trois fois sept jours, et bien souvent il lui est arrivé de me faire mettre la langue sur la peau d'un enfant dont la rougeole semblait éteinte depuis trois semaines, pour me faire remarquer que cette peau était encore salée. Je vous dirai un peu plus bas pourquoi j'appuie sur ces détails.

V. — Les périodes de la rougeole n'ont pas une précision mathématique.

La plupart des auteurs décrivent la marche de la rougeole avec un tel aplomb, qu'on pourrait croire leurs renseignements d'une précision mathématique : il n'en est rien. La végétation a des lois invariables, direz-vous, et la vitalité aussi. Je l'admets; mais ces lois sont modifiées souvent par la différence des terrains et par la différence des tempéraments.

Ainsi, ces messieurs prétendent que la période d'incubation est de quatre jours, c'est-à-dire que, dès l'apparition des symptômes précurseurs, il se passe généralement quatre jours jusqu'à l'apparition des boutons qui caractérisent la rougeole. Mais ils oublient de remonter au moment mal défini où la rougeole est ensemencée ; première faute. Ensuite ils ne font la part ni des prédispositions individuelles, ni des milieux où vivent les malades, ni des imprudences commises, et par conséquent des obstacles apportés à la marche naturelle de la maladie.

Aussi que d'exceptions à leur règle générale. Tantôt les symptômes précurseurs ne durent que deux jours ; plusieurs fois je les ai vus se prolonger pendant dix, douze et quinze jours entiers.

Ne tranchons donc pas si magistralement dans des indications de cette nature ; ne rapetissons point la vie au niveau de l'arithmétique, et restons dans le bon chemin de la vérité.

VI. — Ce que savent les gens du monde relativement à la rougeole, et ce qu'ils ignorent généralement.

La rougeole est une maladie si commune, qu'il est peu de mères de famille et qu'il n'est pas une seule commère qui n'en connaissent les caractères principaux. Tout le monde, ou à peu près, sait parfaitement que la rougeole est contagieuse, qu'elle est annoncée par un rhume de poitrine et de cerveau, par des yeux larmoyants et par un malaise général.

On n'ignore pas non plus que la maladie éruptive appelée *rougeole* est caractérisée par la présence d'un grand nombre de petits boutons rouges qui apparaissent, tantôt réunis, tantôt séparés sur toute la surface du corps.

Enfin, on sait très-bien qu'au moment où les boutons rouges se ternissent et disparaissent, la peau *farine*, c'est-à-dire que l'épiderme se soulève çà et là, puis tombe en écaille et en poussière.

Glorieux de ces petites connaissances, il est peu de personnes qui ne s'imaginent en savoir autant et peut-être plus que les médecins les plus expérimentés : erreur grave, présomption souvent dangereuse, et qu'il m'importe de relever.

Voilà bien ce que vous savez, bonnes et excellentes femmes ; voilà bien ce que vous avez remarqué, pères de famille observateurs, et qui ne laissez rien passer sans l'examiner et sans y réfléchir ; mais voici ce que vous ne savez pas.

Nous avons dans le corps humain trois sortes de peaux : la peau extérieure, c'est-à-dire la peau proprement dite, et la peau toujours humide, qui double en quelque sorte toutes nos cavités, c'est-à-dire qui tapisse tout l'intérieur de nos organes. Tantôt élastique et gluante, cette peau interne s'appelle *muqueuse* : telle est celle qui recouvre toutes les parois intérieures du tube digestif ; tantôt serrée, compacte et à peu près inextensible, elle ne sécrète qu'un liquide limpide et peu abondant, et alors on l'appelle *séreuse* : telle est celle qui tapisse l'intérieur du crâne, l'intérieur de la poitrine et la modeste cavité où se trouve logé le cœur, centre de la circulation. Or, toutes les fois qu'il y a rougeole, non-seulement il se fait une éruption de petits boutons rouges à la peau proprement dite, c'est-à-dire à la surface extérieure du corps humain, mais il se produit quelque chose d'analogue à toutes les surfaces intérieures, il arrive une sorte d'inflammation sur les muqueuses et sur les séreuses.

En voulez-vous la preuve ? Il y a trois points du corps où la peau intérieure est plus ou moins apparente : dans la bouche, dans les narines et dans les yeux. Or, dès que la rougeole se déclare, bien avant l'éruption des petits boutons qui en fait le principal caractère, que constate un observateur attentif ? Un mal de gorge, un nez qui coule, des yeux qui pleurent. Mais les larmes, les mucosités nasales et la douleur du gosier ne sont que des effets ; la cause qui les produit (regardez attentivement, et vous pourrez l'apercevoir), c'est une rougeur insolite, un gonflement anomal, une véritable inflammation. Eh bien, ce qui se passe aux yeux, dans le nez, dans la bouche, se passe à l'intérieur de toutes nos cavités avec plus de bénignité, sans doute, mais avec une régularité que l'on ne saurait méconnaître. Voilà pourquoi la rougeole est accompagnée d'un mal de tête; voilà pourquoi la rougeole est accompagnée d'une toussaillerie, d'un crachotement, d'un malaise évident de tout l'appareil respiratoire, et frise si souvent la fluxion de poitrine; voilà pourquoi la rougeole est accompagnée d'un embarras d'estomac et d'entrailles, embarras d'estomac qui oblige à une médicamentation spéciale, embarras d'entrailles qui réclame l'emploi souvent répété de certains évacuants.

Ces renseignements, bien compris, empêcheront bien des imprudences, et vous feront apprécier quelques-unes des prescriptions que nous allons énumérer.

VII. — Période d'invasion et soins qu'elle réclame.

J'ai presque entièrement déjà traité tout ce petit article en vous faisant toucher au doigt les imprudences trop communes de certains parents, et en cherchant à définir la maladie qui nous occupe; j'ai même tenu à vous faire remarquer qu'on ne pouvait assigner à cette période un laps de temps toujours identique; qu'au lieu de lui donner une durée de quatre jours, il était beaucoup plus rationnel d'annoncer que, durant généralement ce temps-là, elle pouvait durer beaucoup moins, elle pouvait durer beaucoup plus. En effet, dès qu'apparaissent les premiers symptômes de la rougeole, il est des précautions à prendre, une espèce de traitement à commencer. La rougeole, dans le plus grand nombre des cas, marche sans encombre et arrive sans accident à une parfaite guérison ; mais il importe de ne pas entraver la marche de la maladie, mais il est essentiel de n'apporter aucun obstacle aux efforts de la nature.

En conséquence, dès qu'un enfant tousse, dès qu'il est en même temps enrhumé du cerveau, dès que ses yeux rougissent et pleurent involontairement, s'il y a malaise général, craignez l'invasion de la rougeole, et manœuvrez de façon à la rendre aussi bénigne que possible.

Gardez-vous bien d'exposer l'enfant aux moindres refroidissements ; non-seulement vous pourrez retarder le travail expansif qui doit se faire à la peau, mais vous pourriez causer la complication d'une fluxion intérieure, soit à la tête, soit à la poitrine, soit au ventre.

Régime alimentaire très-modéré, demi-diète ; ne pressez pas l'enfant de manger. Il est une foule de personnes qui s'imaginent mettre la maladie en déroute en forçant un peu l'alimentation. Je combattrai cette erreur dans ma leçon d'hygiène sur la digestion proprement dite ; mais je crois devoir, à l'avance, vous le faire remarquer ici : quand un estomac est malade, quand, loin de demander à manger, il éprouve une sorte de dégoût à l'aspect des aliments, de grâce, ne le forcez point à en prendre : d'abord, parce que vous lui infligez une punition véritable, et que vous l'exposez à une digestion difficile.

— Bah ! bah ! qu'est-ce qu'une indigestion ?

Une indigestion, chers lecteurs, est souvent la cause déterminante des plus épouvantables maladies. Sans doute il est de petites indigestions qui ne produisent que des malaises, des insomnies et des nausées ; mais il en est qui révolutionnent tout un organisme, il en est qui tuent comme un coup de foudre. Voyez l'indigestion d'un homme qui prend un bain après avoir mangé.

Or, dans l'invasion d'une rougeole, la moindre indigestion peut empêcher la maladie de sortir, et alors on voit survenir les accidents les plus déplorables.

Suspendez momentanément les travaux intellectuels. Je le sais par expérience, les parents sont si glorieux de leurs enfants, qu'ils voudraient les voir devenir tous des phénomènes, et éblouir tout leur entourage par leur précocité.

Vanité coupable, croyez-moi; faute sur laquelle nous reviendrons en vous parlant du cerveau et de sa susceptibilité. Aujourd'hui, qu'il me suffise de vous dire qu'un enfant envahi par la rougeole et ayant mal à la tête ne peut pas, ne doit pas travailler, et qu'il faut craindre les indigestions intellectuelles presque autant que les indigestions stomacales.

Dès que la fièvre est manifeste, mon avis est qu'il faut tenir les petits malades au lit.

Autre recommandation.

Plus haut, en vous parlant des convulsions et en vous annonçant qu'elles pouvaient être causées par l'invasion d'une fièvre éruptive, je n'ai pu m'empêcher de vous recommander d'éloigner toute application de sangsues. C'est que j'ai de bonnes raisons pour vous le dire et le redire; c'est que j'ai vu, depuis près de vingt ans de pratique médicale, un bon nombre d'enfants perdus, cruellement étouffés par l'application de sangsues pratiquée au début d'une rougeole ou d'une petite vérole.

Et cependant, en préparant ce petit article, contraint de lire les différents auteurs qui ont écrit sur la rougeole, j'ai trouvé dans Sydenham la phrase que voici :

« Si la fièvre est violente, si la fluxion de poitrine menace, la saignée du bras est alors nécessaire, et je m'en suis toujours bien trouvé, même chez les plus petits enfants, ne tirant qu'une quantité de sang proportionnée à leur âge et à leur force. »

L'avis de Sydenham est trop sage pour que je cherche à le combattre; et si je le mentionne, c'est, d'une part, pour vous l'expliquer, et de l'autre, dans la crainte que mes confrères ne vous le soumettent comme une objection formelle à mes renseignements. Enfin, je veux prévenir et empêcher un effroi fort compréhensible dans le cas où un médecin, consulté pour l'invasion de la rougeole chez l'un de vos enfants, demanderait une petite saignée de bras.

1° Une saignée de bras est différente d'une saignée par les sangsues. La lancette ouvre les grands vaisseaux, vaisseaux cachés à l'intérieur; la sangsue, au contraire, n'a de prise que sur les capillaires qui rampent sous la peau et animent la surface cutanée.

2° A toute règle il est des exceptions.

De plus, je vous ai dit que les extrêmes se touchent en physiologie, c'est-à-dire qu'ils amènent des résultats identiques. Un homme s'affaisse et tombe pour avoir trop mangé; un homme tombe et s'affaisse par inanition. Eh bien, de même que la langueur et l'appauvrissement de la circulation peuvent empêcher une rougeole de sortir, de même le trop-plein de la circulation peut entraver l'éruption cutanée, l'expansion d'une maladie éruptive. J'ai vu, de mes deux yeux vu, un homme pris de symptômes alarmants, menacé d'une suffocation par un violent mal de gorge. Je patientai trois à quatre jours, parce que, à mon avis, la médecine expectante est d'une sagesse incontestable; mais enfin, le mal empirant, les souffrances de gorge tournant à l'esquinancie, comme le pouls était ferme et plein, je me décidai à le saigner et je pratiquai une copieuse émission sanguine. Trois à quatre heures après ma saignée faite, la peau de mon malade se couvrait de rougeurs caractéristiques. La saignée, pratiquée à propos, avait évidemment aidé à faire sortir la rougeole.

VIII. — Période d'éruptions. — Soins nécessaires.

Dès que la rougeole est sortie, tous les soins doivent tendre à la conserver jusqu'à la période de dessèchement ou de desquamation. Diète, séjour au lit, boissons adoucissantes, telles sont les principales obligations.

Le mal est mis à la porte, la bataille est gagnée, l'ennemi n'est plus redoutable; mais ne vous endormez pas sur le succès. Enhardi par votre insouciance, le mal, vous échappant, pourrait rentrer tout à coup à l'intérieur, et la rougeole répercutée cause souvent les plus épouvantables désordres.

On doit éviter deux fautes tout à fait contraires : craindre tout refroidissement et redouter tout excès de chaleur.

Le refroidissement, en effet, peut faire rentrer la maladie et occasionner une foule de désordres.

Pour le prévenir, bon nombre de parents étouffent leurs pauvres malades par une atmosphère de zone torride et des montagnes de couvertures. Qu'arrive-t-il? C'est que l'enfant transpire outre mesure; et, dans cet excès de transpiration, la peau, rendue fort impressionnable par la présence de la rougeole, se couvre de nombreux boutons qui n'ont rien d'analogue avec la maladie éruptive. Ce sont des boutons de transpiration, des boutons que nos grands savants appellent *sudamina*, et ces boutons sont si agaçants, si multipliés, qu'ils semblent une maladie entée sur une autre maladie, et qu'ils entassent tortures sur tortures.

IX — Période de desquamation. — Convalescence.

Enfin le feu est éteint, la petite plante morbide se flétrit, la rougeole disparaît et tombe. Ce phénomène survient généralement du septième au neuvième jour, et vous croyez que tout est dit. Pauvres parents! de tous côtés vous l'annoncez avec enthousiasme : Notre enfant était malade; heureusement tout est terminé, réjouissons-nous!

Je ne saurais vous l'apprendre avec trop d'empressement, je ne saurais vous le crier avec trop d'intérêt :

— L'ennemi est battu, mais il n'est pas mort. Gare à vos enfants! garde à vous!

J'ai tenu à vous expliquer qu'il y avait un travail morbide à l'intérieur de nos organes, comme il y avait une expansion maladive à toute la surface extérieure. Je dois encore vous faire remarquer qu'une plaie extérieure est bien plus vite cicatrisée qu'une plaie interne. Ainsi, que, par un méchant hasard, vous vous écorchiez la peau du doigt, au bout de trois à quatre jours vous n'apercevrez plus rien de cette écorchure; mais qu'il vous survienne une petite plaie dans la bouche, un aphthe sur les gencives, une morsure à la langue, et vous pourrez constater qu'après huit jours, malgré vos soins et vos gargarismes, l'aphthe ou l'écorchure linguale ne sont point encore guéris. Pourquoi? Parce que les humidités sans cesse renaissantes de la peau intérieure entravent le travail réparateur de la cicatrisation. Eh bien, au moment où la rougeole disparaît à l'extérieur, ses atteintes intérieures sont bien loin d'être effacées; toutes les muqueuses, toutes les séreuses restent, sinon tuméfiées, du moins d'une susceptibilité excessive. Au moindre choc, au moindre refroidissement, à la plus petite imprudence, on voit la tête se prendre, la poitrine se remplir d'eau, et le tube digestif se refuser à ses importantes fonctions. Supposons que la maladie extérieure n'ait duré que neuf jours, il faut encore treize à quatorze jours de soins et de précautions, pas d'aliments copieux, rien de chaleureux ni de perturbateur.

Pour mon compte, je conseille, dans toutes les convalescences de rougeole, non-seulement la sévérité du régime alimentaire, mais l'adoption momentanée du gilet de flanelle.

Ah! j'ai trouvé bien des récriminations, bien des objections, bien des exclamations ignorantes.

— Eh quoi! la flanelle imposée à un petit enfant! Le plier, à son âge, à une si déplorable servitude! Mais alors, quand il sera grand, il faudra l'entourer tout de laine : autant nous obliger à l'élever dans du coton.

D'abord je n'exige le gilet de flanelle que momentanément. Un enfant qui vient de subir la rougeole n'a pas toute la force d'un enfant ordinaire, et je trouve fort commode et fort sage la canne des vieillards et les béquilles des boiteux.

J'exige les gilets de flanelle pendant les vingt et un jours que j'intitule *période de convalescence;* seulement, pour n'en pas donner l'habitude aux jeunes gens convalescents, et pour ménager les bienfaits du vêtement préservateur, je demande que l'on ne le fasse porter que hors du lit, c'est-à-dire dans les moments où, quelque précaution que nous prenions, le corps humain se trouve exposé à mille variations de température.

— Mais c'est de la tyrannie et du système!

Point, je vous assure. Je suis très-partisan de la prudence. Quand une voiture, entraînée par de vigoureux chevaux, descend une montagne escarpée, je suis d'avis qu'il faut enchaîner l'une des roues, ou du moins l'arrêter par ce pittoresque ustensile qu'on appelle un *sabot.* De même, quand une organisation vitale se trouve atteinte d'une délicatesse exagérée, d'une susceptibilité déplorable, je trouve qu'il est nécessaire de la préserver plus que les autres, de la défendre avec sollicitude, et j'aime mieux prévenir les dangers que d'avoir à les combattre.

X. — Suites à craindre.

Il n'est pas rare de voir certains enfants être pris subitement, à la suite d'une rougeole mal soignée, d'une espèce de gonflement général, ou bien encore d'un gonflement partiel des glandes qui logent sous la peau. Ces deux accidents tiennent à ce que la rougeole a non-seulement frappé la peau, mais qu'elle a retenti jusque sur le système lymphatique ou sur tout l'appareil graisseux. Ne vous effrayez pas trop de ces malheureuses suites.

Frappez aux jambes et à la poitrine à coups de vésicatoires volants : je vous ai dit, dans l'*Art de soigner les malades*, l'efficacité de ce remède extérieur.

Donnez à boire à l'enfant, tous les matins, une tasse d'infusion de feuilles de noyer. Arrivez même, s'il est besoin, jusqu'à l'huile de foie de morue.

Enfin, purgez doucement et à plusieurs reprises. En quelques jours vous verrez tous les accidents s'amender.

LA VACCINE ET LA PETITE VÉROLE

I. — Ce qu'était autrefois la petite vérole.

Un fléau redoutable, une épidémie terrible, une maladie comparable, pour la gravité, à la peste et au choléra !

Nous en voyons encore des traces sur des visages tout sillonnés de cicatrices, car la petite vérole avait cela de redoutable, que, non-seulement elle attaquait toutes les forces vitales et l'existence des individus, mais, en qualité de maladie éruptive, elle laissait, sur la peau de tous ceux qu'elle avait frappés, le cachet de son passage : la laideur, les cicatrices et la difformité.

Vous représentez-vous bien, chères lectrices, votre jeune enfant à la peau si douce, aux joues si roses, à la beauté si gracieuse, frappé tout à coup par un mal qui doit le tuer ou l'enlaidir ? J'en suis sûr, votre amour maternel tressaille et s'épouvante, et, prenant dans vos bras le tendre nourrisson qui est devenu votre joie, votre orgueil, votre espérance, vous l'embrassez avec anxiété, et, le cachant sur votre sein, comme pour le soustraire à l'ennemi, vous vous écriez avec effroi :

— Pauvre et cher petit enfant !

Eh bien, pendant de longues années, on courba tristement la tête sous cette affreuse catastrophe; on subit, sans chercher à le combattre, un fléau qui enfantait la laideur, une contagion qui chaque année enlevait une grande partie de l'espèce humaine. Il fallut que l'avarice et l'intérêt vinssent en quelque sorte au secours des plus doux et des plus purs sentiments. Il fallut que d'ignobles marchands, rendus perspicaces par le désir du lucre, par l'habitude du plus épouvantable des trafics, vinssent apprendre au monde civilisé, aux gens instruits, aux familles épouvantées, les moyens de barrer la route à l'ennemi et de combattre avec avantage la dangereuse maladie dont nous allons nous occuper.

Vous savez qu'en Orient on vend des femmes pour en faire des esclaves; or, dans ce commerce, on apporte toute l'insouciance, mais aussi toute la sollicitude des marchands. Qu'importent les larmes, les supplications, les menaces : vous m'appartenez, j'ai le droit de vous vendre et je vous vendrai.

Mais, plus la marchandise est belle, mieux elle est payée, par conséquent plus elle produit. Pour ces négociants de chair humaine, l'homme ou la femme est placé sur la même ligne que le cheval ou les bestiaux. Or la petite vérole apparaissait pour ces gens-là comme ces maladies débilitantes ou mortelles qui ôtent aux animaux leurs forces, et par conséquent leur valeur. C'était, à leurs yeux, une épizootie humaine qu'il fallait chercher à prévenir ou à combattre énergiquement.

Ils firent la petite réflexion que voici : la petite vérole n'attaque qu'une seule fois dans la vie ; si elle est souvent redoutable et désastreuse, c'est qu'elle frappe sur toutes les régions du corps à la fois et qu'elle arrive dans des saisons où sa marche devient nécessairement redoutable. Pourquoi ne pas appeler cette maladie sur un seul point du corps, après avoir préparé les individus à cette épreuve, à cette secousse? Le fléau, frappant d'une façon inattendue, devient souvent mortel, toujours terrible. Allons au-devant du fléau, donnons-lui hardiment la main, forçons-le à recevoir notre hospitalité, et, une fois qu'il sera chez nous, sans colère, à peu près sans armes, nous le prendrons à la gorge et nous le tuerons.

L'événement vérifia toute la logique de ce raisonnement médical. Les marchands d'esclaves inoculèrent la petite vérole à tous les êtres qu'ils voulaient vendre, et cette inoculation eut un tel succès, que l'on a peine à comprendre comment les nations civilisées, des familles instruites, des parents intelligents, repoussèrent longtemps encore, malgré les expériences les plus probantes, le remède de l'inoculation, moyen préservateur de la petite vérole, précaution conservatrice, non-seulement de la beauté, mais de la vie.

II. — Inoculation. — Ses avantages. — Ses inconvénients.

Voici comment se pratiquait l'inoculation, moyen préservateur fort heureusement remplacé aujourd'hui par la vaccine, mais qui, pendant plus d'un siècle, a rendu grand service aux populations. On trempait un instrument piquant dans le liquide produit par les boutons d'un homme atteint de petite vérole, et, avec cet instrument on piquait, soit au bras, soit à la jambe, les personnes que l'on voulait inoculer. On les piquait de manière à traverser non-seulement l'épiderme, premier feuillet de la peau, mais une certaine partie du derme, et voilà qu'à l'endroit de cette piqûre bientôt se déclarait un des boutons caractéristiques de la petite vérole, puis il en apparaissait dans le voisinage, et puis souvent sur tout le corps, mais alors la petite vérole était bénigne et discrète, le malade y avait été préparé par des purgatifs et par des bains, il la subissait dans une saison convenable et elle poursuivait sa marche par phases, par étapes, marquant toutes ses périodes, puis se terminant par un heureux dénoûment, sans désordres vitaux considérables et sans laisser après elle de trop terribles cicatrices.

C'était déjà un grand avantage que celui d'assurer l'existence, c'était une bien précieuse qualité que celle d'empêcher la trop grande laideur, mais il arriva que l'inoculation, pratiquée dans un moment défavorable, devint inefficace et engendra des maladies mortelles; alors les systématiques et les entêtés déblatérèrent contre le moyen tant prôné, prétendirent qu'il était inefficace et cruel, et s'écrièrent, avec cette prétentieuse éloquence que nous retrouvons aujourd'hui chez nos inutiles académiciens, qu'il était insensé de vouloir contrecarrer la marche de la nature, et dangereux de s'opposer aux desseins de l'Être suprême et de vouloir mettre des obstacles aux nécessaires péripéties du monde.

Oui, vraiment oui, on alla jusqu'à reprocher à l'inoculation d'empêcher les gens de mourir, et lorsque la petite vérole enlevait annuellement en France plus de soixante-cinq mille individus, des gens se trouvèrent pour s'opposer à l'inoculation, sous prétexte qu'elle empêchait les exécutions du destin et qu'elle mettait obstacle aux jugements de Dieu.

En vérité, ces messieurs devaient dire aux gens frappés d'apoplexie de ne point se laisser saigner, aux personnes atteintes de syncopes de ne point chercher à les combattre, à tous les malades enfin de ne point demander de guérison!... — Ces gens étaient bien certainement de la secte qui ne voulait point laisser entrer le quinquina, et faisait déclarer comme coupable d'un crime quiconque osait prescrire ou employer l'émétique.

III. — Enfin vint la vaccine.

La vaccine est bien certainement une des plus belles conquêtes de l'art médical, et, quoi qu'on en ait pu dire à son apparition, quoi qu'on ait pu en écrire encore dans ces temps modernes, la vaccine est si précieuse, si bénignement efficace, si facile à propager, que je me reprocherais de n'en pas parler longuement dans un livre que j'intitule la *Santé des mères et des enfants*.

Un temps viendra, espérons-le, où toutes les personnes douées d'un peu d'instruction et de charité, non-seulement veilleront à faire vacciner leurs enfants, mais travailleront à répandre dans les familles moins instruites les bienfaits de cette importante opération.

Je dis importante parce que les résultats en sont considérables; mais elle est tellement simple à pratiquer, qu'on en peut confier l'exécution non-seulement à des garde-malades, mais à des couturières, qui sauront aussi bien plonger une aiguille sous la peau que dans un tissu précieux; mais à des instituteurs, comme à des gens sans aucune expérience, voire même à des enfants.

IV. — Origine de la vaccine.

C'était en 1771, au midi de la France, dans une de ces contrées favorisées par le soleil et les produits agricoles, entre Lunel et Montpellier, dans un petit village qu'on appelle Massillargues. Là habitait un pasteur vénéré, un homme intelligent et charitable, qui, en dehors de ses fonctions religieuses, après avoir visité ses malades et ses pauvres, s'adonnait à l'agriculture avec une sorte de passion. Il était amateur et connaisseur; pas un incident ne pouvait lui échapper : les gerbes plus grosses, les luzernes plus grasses, le déficit de certaines moissons, comme la prospérité du bétail, les allures des bœufs doués d'une forte organisation, les habitudes des vaches bonnes laitières, la provenance des moutons qui réussissaient le mieux.

Or il arriva que, dans ses observations journalières, le pasteur de Massillargues fut frappé d'une chose, c'est qu'on donnait la même dénomination à une maladie qui tombait sur l'homme, sur les vaches et sur les moutons; c'est qu'on confondait sous le nom de picote la petite vérole de l'homme, le claveau qui attaque la race moutonnière et les pustules qui se développent sur le trayon des vaches. Il questionna les autres agriculteurs du voisinage; quelques-uns lui répondirent :

— C'est assez drôle tout de même ; mais que voulez-vous, c'est comme ça !

Puis, l'un d'eux, voulant donner une explication, produisit, sans s'en douter, une étincelle qui devait enfanter une précieuse lumière.

— Pardienne, moussu ! c'est pas ben étonnant, la picote de la vache et la picote de l'homme, c'est tout quasiment la même chose ; à preuve que Jean, en trayant nos vaques, a bel et ben empoigné la picote au doigt, et que j' li ai défendu d' traire pendant un grand mois, dans la crainte qui ne flanque la picote aux bêtes qui ne l'avaient pas.

De ce jour, le pasteur de Massillargues, M. Rabaut-Pommier (je tiens à enregistrer son nom), conçut la possibilité de transmettre à l'homme la picote de la vache, maladie toujours bénigne et se guérissant à peu près toute seule, au lieu de l'inoculation de la petite vérole elle-même, qui n'était pas toujours sans danger, et présentait, par conséquent, des inconvénients considérables.

Pendant que Rabaut-Pommier caressait cette idée naissante, et réfléchissait, avec la ténacité du travailleur, sur cette importante pensée, il reçut la visite d'un riche négociant de Bristol, nommé M. Irland, qui, depuis plusieurs années, allait passer, à Montpellier ou dans ses environs, une grande partie des saisons froides, et, comme il le faisait par raison de santé, comme d'un autre côté son immense fortune lui permettait toutes les précautions possibles, il menait avec lui un médecin anglais, M. le docteur Pew.

Quand un homme est préoccupé d'une idée, il en parle à tous ceux qu'il rencontre, et le pasteur de Massillargues ne put faire autrement que de questionner M. Irland et son médecin sur la question qui lui agitait le cerveau.

— Docteur, que pensez-vous de la picote des vaches?

— Je n'en ai jamais entendu parler, monsieur l'agriculteur.

— Et ni moi non plus, repartit M. Irland.

— Cette picote, messieurs, que l'on peut véritablement comparer à la petite vérole, qui a fait tant de mal à la nature humaine, consiste dans d'assez gros boutons ou pustules pleines d'un liquide transparent et qui se développent sur le trayon des vaches.

— Que m'importe à moi? s'exclama le médecin; je n'ai point le projet de devenir vétérinaire.

— Mais vous êtes chargé de la santé de vos semblables, monsieur le savant, et, à ce titre, vous devez étudier et connaître, ce me semble, tout ce qui peut servir à prévenir et à guérir certaines maladies.

— D'accord.

— En ce cas, écoutez-moi bien : la picote des vaches, comme la petite vérole de l'homme, que bien des gens appellent picote aussi, vous le savez, n'attaque qu'une seule fois, elle aussi, les animaux qu'elle frappe; elle est toujours très-douce dans sa colère et jamais elle n'a fait la moindre victime.

— Je ne vois pas...

— Laissez-moi continuer, je vous prie. Le garçon de ferme de l'un de mes paroissiens a pris la picote au doigt en trayant une vache atteinte de cette maladie. Donc la maladie est transmissible de l'animal à l'homme.

— Eh bien?

— Eh bien, si au lieu d'inoculer la petite vérole, on inoculait tout simplement le virus de la picote des vaches, ne vous semble-t-il pas que l'on encourrait bien moins de dangers qu'avec l'inoculation proprement dite, si fort en vogue aujourd'hui?

— Mais qui vous dit que cette picote de contrebande remplacerait la petite vérole et affranchirait les hommes de cette maladie?

— Il y aurait un moyen bien simple de s'en assurer sur quelques-uns des individus soumis à ces expériences. Une fois la picote prise et bien déclarée, on pourrait pratiquer l'inoculation de la petite vérole. Car, de deux choses l'une : ou la picote, remplaçant parfaitement la petite vérole, empêcherait l'inoculation de produire le moindre effet; ou bien on verrait le genre de boutons et de maladie que produirait l'inoculation pratiquée après la picote.

La conversation dura longtemps encore. M. Irland et son médecin y prirent un vif intérêt. Rabaut-Pommier était érudit et bon dissertateur, il expliqua à nouveau, donna des exemples, des explications, élucida par des comparaisons; bref, il convainquit son petit auditoire, et le docteur Pew déclara qu'aussitôt qu'il serait de retour en Angleterre, il proposerait ce nouveau genre d'inoculation à son ami Jenner.

Dix-neuf ans après les journaux annoncèrent, les uns avec enthousiasme, les autres avec ironie, que sur les vaches du Devonshire et du Sommerset, un médecin venait de trouver un préservatif contre la petite vérole!...

M. Rabaut, entendant parler de la découverte, crut y

reconnaître la réalisation de l'idée qu'il avait émise plusieurs années auparavant, et il écrivit à M. Irland pour lui rappeler leur conversation à ce sujet. M. Irland lui répondit par deux lettres dont M. Chaptal a lu les originaux : « Qu'il se rappelait fort bien tout ce qui avait été dit par M. Rabaut, et la promesse qu'avait faite M. Pew de parler au docteur Jenner. » Mais il ne parlait pas de ce qu'avait fait le docteur Pew à son retour dans les îles Britanniques.

J'ai tenu à donner tous ces détails, parce que si la modestie de Rabaut-Pommier l'a empêché de revendiquer l'idée première de la vaccine, il m'a paru nécessaire de démontrer que cette importante découverte, qu'on regarde généralement comme d'origine anglaise, est bel et bien française avant tout ; et, comme l'a écrit un de mes compatriotes, M. le docteur Husson, après avoir examiné, étudié et pesé tous les faits dans leur plus stricte simplicité, « nous pensons pouvoir en conclure avec justice, que, sans rien ôter au mérite du docteur Jenner, qui a étudié, approfondi et fait connaître tout ce qui est relatif à la vaccine, notre patrie peut réclamer sa part dans cette heureuse invention, qu'elle doit en revendiquer l'idée mère et première, et que les Anglais, qui ont enlevé à Pascal sa presse hydraulique, à Dalesme sa pompe à feu, à Lebon son thermolampe, à Montalembert ses affûts de marine, à Guyton-Morveau ses moyens de désinfection, à Curandeau sa théorie du chlore, au chevalier Paulet sa méthode d'enseignement mutuel, qu'ils ont appelée méthode à la Lancastre, se sont appropriés tout le mérite d'une découverte dont la première pensée leur a été donnée par un Français, et dont l'étude et la juste appréciation ont été, même de leur aveu, plus rigoureusement suivies parmi nous que parmi eux.»

V. — Opposition de messieurs les savants.

Comme toutes les découvertes importantes, la vaccine fut tout d'abord accueillie avec ironie, presque avec dédain, non-seulement par les gens sans instruction, par les innombrables sectateurs de tout ce qui est routine, mais aussi par les gens de l'art, par les autorités médicales, par les praticiens. De tous côtés s'élevèrent des réclamations et des critiques.

On ne se donnait point la peine d'expérimenter, d'examiner consciencieusement, de lire même en leur entier les ouvrages qui proclamaient les bienfaits de la vaccine.

— Fi donc! est-ce que nous ne sommes pas des savants, nous autres? est-ce que nous ne comprenons pas ces questions-là à demi-mot? On ne peut pas nous en conter comme au vulgaire. La picote des vaches substituée à la petite vérole de l'homme! mais c'est une absurdité, une lubie, nous disons plus, c'est un danger.

Et ces messieurs s'ingénièrent à démontrer combien la petite vérole était avantageuse à la nature humaine. « Sans doute, disaient-ils, la petite vérole laissait des cicatrices désagréables, et, dans un temps d'épidémie, fauchait un bon nombre de victimes; mais, quelle est en ce monde la chose qui n'a point d'inconvénients? »

La petite vérole, suivant ces Aristarques, était un épurateur providentiel utile à la société, utile à tous les individus qui la subissaient. Utile à la société, parce qu'en enlevant un certain nombre d'individus, elle devenait une sorte d'exutoire social, elle empêchait l'encombrement du monde et l'exubérance souvent si désastreuse des populations. Utile aux individus, parce qu'elle en épurait l'organisation en en faisant sortir par ses milliers de boutons tout le trop-plein vital et toutes les humeurs.

Il se trouva des écrivains assez niaisement hardis pour

prétendre que si la petite vérole n'existait point, il faudrait l'inventer; et les moins ridicules, s'acharnant contre le nouveau moyen préservatif, qu'on intitulait la vaccine, célébrèrent, à grand renfort de périphrases, le moyen préservateur de l'inoculation. Ils prétendirent qu'en inoculant le virus de la petite vérole humaine, on donnait en quelque sorte un brevet de longue vie et une assurance de bonne santé.

« Quant à l'état des sujets à inoculer, s'écrie l'un d'eux, j'en ai vu de malingres et de très-délicats, et qui se sont très-bien portés à la suite. »

Et il appuie cette assertion par des faits qu'il prétend irrécusables.

« J'ai inoculé un enfant dont toutes les glandes étaient grossies par l'effet d'un virus écrouellent; je l'inoculai à dessein par incision. Il eut une petite vérole très-bénigne, et, à mon grand étonnement, les glandes se fondirent; je le croyais guéri par miracle. »

« Eh quoi! s'écriait en 1805 le professeur Leroy, dont j'ai eu l'occasion pourtant de rapporter plus d'une fois les bons conseils et les sages avis, eh quoi! on va chercher chez des animaux un virus dont on ne connaît pas la nature, sous le grand prétexte que ce n'est point une maladie que l'on donne! Je laisse au temps et à l'expérience à éclairer les gens sages. Ils jugeront si c'est à tort que je blâme cette pratique. L'expérience nous a déjà appris que la gale que le chien communique à l'homme est bien plus dangereuse que la gale communiquée d'homme à homme, et qu'elle résiste pendant longtemps aux remèdes usités. »

Vraiment, vénérable régent,

> Je ne m'attendais guère
> A voir la *gale* en cette affaire.

si je rapporte votre critique c'est que j'ai voulu prouver

à mes lecteurs que, même parmi les gens les plus sages, la vaccine trouva des ennemis.

VI. — La vaccine triomphe, elle est admise partout et transportée jusque par delà l'Océan.

Heureusement que le docteur Jenner n'était point un homme à s'effrayer des critiques, à se décourager devant les obstacles; c'est après avoir bien mûri sa découverte qu'il la publia, — je dis sa découverte, parce que la plupart des historiens lui en font honneur; mais j'ai expliqué qu'il n'était pas précisément le père de cet enfant adoptif; — par exemple, il en fut le propagateur, le publicateur, le soldat et l'apôtre. On ne saurait trouver un ouvrage plus clair, plus logique et plus savant que celui du docteur Jenner, ouvrage publié à Londres en 1798, avec des gravures explicatives, avec les plus minutieux renseignements; mais jamais aussi on n'a vu un ouvrage scientifique remuer ainsi non-seulement les savants, mais le monde entier. Une bonne partie des objections faites à la vaccine se trouvaient prévues et réfutées dans le livre de Jenner. Toutes les explications nécessaires à la propagation de la vaccine s'y trouvent minutieusement données.

Oui, sans doute, quelques détails semblent aujourd'hui entachés d'erreurs, plusieurs raisons apparaissent comme des préjugés; mais il est inouï que du premier coup Jenner ait atteint le degré de perfection qu'il a donné à son ouvrage sur la transmission du *cow-pox*.

Un grand nombre de médecins anglais, dociles aux enseignements de Jenner, répétèrent ses expériences, et bientôt, dans la Grande-Bretagne, la découverte de la vaccine fut jugée à sa valeur. Jenner triompha.

Peu à peu la vérité s'insinua dans les pays voisins, et savez-vous ce que dirent alors les ennemis, ce que prétendirent les détracteurs de la vaccine? c'est que la découverte n'était point nouvelle, qu'elle était jadis mise en pratique chez les peuples antiques et dans les pays les plus lointains. Ils déterrèrent je ne sais quel ouvrage sanscrit qui donnait sur l'inoculation du virus vaccin les plus étranges détails. Et puis on découvrit l'opération chez les Perses, et puis dans les Indes, que sais-je! un peu plus on l'aurait trouvée partout. Il est si facile de trouver chez les anciens non-seulement le germe, mais la description des inventions récentes; il est si simple de faire dire à un livre quelconque, pourvu qu'il soit incompréhensible, exactement ce qu'on veut y trouver! Trop souvent, hélas! la vérification n'est faite par personne : qui est-ce qui connaît le sanscrit, par exemple; qui peut élever une discussion sur la traduction, souvent menteuse, de langues à peu près inconnues? Il n'en reste pas moins certain que si les expériences de Jenner et son lucide ouvrage n'avaient point appris au monde les bienfaits de la vaccine, très-probablement les populations seraient encore décimées par l'épouvantable fléau de la petite vérole.

Qu'importait après tout d'aller rechercher dans les temps anciens, et dans des pays à peu près inconnus, les traces de l'inoculation du virus vaccin; ce qu'il fallait surtout c'était la faire admettre, la pratiquer, la propager, la répandre.

C'est au duc de la Rochefoucauld que la France doit les bienfaits de la vaccine; c'est lui qui, pendant son exil en Angleterre, voyant et comprenant bien son inocuité et tous ses bienfaits, la rapporta à sa patrie, comme pour se venger noblement de l'ostracisme qu'on lui avait fait subir.

La vaccine et le duc de la Rochefoucauld eurent une chance bien rare, celle de trouver un appui dans le directeur de l'École de médecine de Paris. Le docteur Thouret fit beaucoup plus pour le bien public que n'ont fait encore et que ne feront peut-être jamais tous ses successeurs pris à la fois. Le savant et l'homme de bien, réunissant leurs efforts, ouvrirent une souscription pour la propagation de la vaccine; la souscription fut promptement remplie : un comité central fut institué, et bientôt la vaccine se répandit dans toute la France, car le gouvernement ne voulut point rester étranger à cette impulsion. Le préfet de la Seine fonda un hospice spécialement destiné à l'inoculation de la vaccine, et le conseil d'administration de tous les hôpitaux de Paris, cette espèce de sabot placé sous le char du progrès médical, aujourd'hui si peureux devant les nouveautés, si avare quand il s'agit de dépenses, si grossièrement philanthrope et si majestueusement inintelligent, se crut obligé, lui aussi, d'encourager l'institution de la vaccine.

La victoire était éclatante et elle porta les plus heureux fruits. Dès 1803, Hallé fit un rapport à l'Institut dont les conclusions étaient toutes en faveur de la vaccine, et, mieux que tout cela, le gouvernement se décida à faire un objet d'administration publique de ce nouveau moyen préservateur. Aussitôt, employés, médecins, sœurs de charité, ministres des différents cultes, tout le monde fut appelé et concourut à naturaliser en France l'opération de la vaccine.

Parlerai-je de cette immense entreprise, de ce voyage autour du monde ordonné par le roi d'Espagne pour répandre par delà l'Océan les bienfaits du virus vaccin ? Je laisse parler le docteur Richard qui n'a fait lui-même qu'analyser l'intéressante dissertation historique du docteur Husson.

« Charles IV voulut procurer à toutes les possessions de sa couronne situées au delà des mers et à beaucoup d'autres contrées ce bienfait inestimable. Le docteur Balmis, son premier chirurgien, partit de la Corogne, emmenant avec lui vingt-deux enfants qui n'avaient jamais eu la petite vérole et qui étaient destinés à se transmettre le vaccin par l'inoculation successive pendant la durée du voyage.

« La première station fut aux Canaries, la seconde à Porto-Rico, la troisième aux Caraques. En partant du port du Gayra, une partie de l'expédition se dirigea vers l'Amérique méridionale, l'autre aborda à la Havane, et de là elle gagna le continent de l'Amérique du Nord, et s'établit dans l'Yucatan. Alors le fluide vaccin fut porté du fond du golfe du Mexique jusque sur les bords de l'océan Boréal; ce fut à travers un circuit de plus de quatre cents lieues, par des chemins difficiles, qu'il fut porté à Guatimala, à Ciudad-Real, Oxaca, à la Vera-Cruz et à Mexico, rendez-vous général de toutes les branches de l'expédition.

« On établit alors des comités de vaccine dont l'institution eut pour but la conservation du spécifique. Ce fut pour eux un dépôt sacré dont ils étaient responsables envers leur auguste souverain et les immenses populations du nouveau continent.

« Les vaisseaux destinés pour le Pérou et l'Amérique méridionale n'accomplirent pas leur mission sans danger; accueillis par une tempête dans la mer des Caraïbes, ils faillirent échouer à l'une des embouchures de la rivière de la Magdelaine ; cependant, par une protection spéciale de la Providence, ils furent sauvés et entrèrent à Carthagène. La vaccination s'y établit : on la porta à Panama ; tandis que d'autres personnes, associées à cette mémorable entreprise, remontèrent le fleuve de la Magdelaine, et firent connaître la vaccine aux peuples de la Nouvelle-Grenade, à ceux du Pérou et du Chili.

« La petite vérole disparut alors de ces contrées qu'elle dévorait.

« Les Amériques jouissaient donc du bienfait de la vaccine depuis la baie de Baffin jusqu'au détroit de Magellan, et, par un de ces jeux singuliers de la fortune, les mêmes hommes qui avaient ensanglanté le Mexique et rendu exécrable le nom espagnol, ces mêmes hommes devenaient les bienfaiteurs de ces contrées, et lavaient l'opprobre de leur patrie par l'entreprise la plus gigantesque dont la philanthropie puisse s'honorer.

« Qu'il me soit permis de le dire avec orgueil, c'est le zèle, le désintéressement de quelques médecins qui fut l'instrument de cette œuvre immense. Le docteur Balmis, des rivages du nouveau monde, courut porter son trésor en Asie; il quitta la Nouvelle-Espagne avec vingt-six enfants, et, dans l'espace de deux mois, il traversa l'océan Pacifique, et aborda aux îles Philippines; là il propagea le fluide vaccin dans toutes les possessions de S. M. C., et concerta avec les autorités du pays les moyens d'étendre en Asie la sollicitude du monarque qui l'avait envoyé. Amis ou ennemis, tous les peuples y eurent une part égale. Le vaste archipel des îles Visayes était ravagé par la petite vérole; leurs chefs, accoutumés à une guerre perpétuelle avec les Espagnols, posèrent les armes, vaincus par la générosité d'un ennemi qui leur apportait la santé et la vie. Le docteur Balmis atteignit Macao et Kangton, et l'empire de la Chine dut à cet homme infatigable du vaccin frais et en pleine activité, résultat que les Anglais n'avaient pas obtenu en envoyant le virus par les vaisseaux de la compagnie des Indes.

« Après avoir assuré, autant que les circonstances le permettaient, le succès de ses travaux, Balmis revint en Europe, il s'embarqua sur un vaisseau portugais qui toucha à Sainte-Hélène. Les habitants de cette île refusaient depuis huit ans le secours de la vaccine. Les exhortations et la persévérance de l'illustre voyageur triomphèrent de leur opiniâtreté. Enfin, après trois ans de fatigues et l'accomplissement d'un voyage autour du globe, il entra dans les eaux du Tage et revit la Péninsule. Le 7 septembre 1806, il rendit compte à son souverain d'une mission dont le succès avait dépassé toutes les espérances. »

J'ai tenu à vous relater tout cet historique, parce qu'il me semble à moi que de tels exemples doivent fermer la bouche aux adversaires de la vaccine, et qu'après tout c'est démontrer la vérité que d'en raconter les triomphes.

Mais il est temps de laisser là l'histoire et d'en arriver aux applications.

VII. — Différence de la vaccine et de l'inoculation.

On a dû le comprendre par tous les détails qui précèdent, la vaccine consiste dans l'introduction faite sous la peau, à l'aide d'un instrument piquant, d'une parcelle des liquides que contiennent les pustules déterminées par l'inoculation du cow-pox.

Le mot de vaccin, en effet, pourrait faire croire à bien des gens qu'il est nécessaire d'aller prendre sur les trayons des vaches le liquide produit par la maladie spéciale à ces animaux. Il n'en est rien, et comme nous le redirons à l'article des revaccinations, le vaccin transmis d'homme à homme produit moins de secousses, moins de désordre que le virus vaccin pris sur un animal et inoculé immédiatement sur une organisation humaine. Il y a même quelque chose d'assez remarquable, c'est qu'au bout de trois à quatre transmissions d'homme à homme la pustule, engendrée par l'inoculation du vaccin, reprend cette forme identique que je ne saurais mieux comparer qu'à une lentille : forme ronde, régulière ; pustule présentant, à son centre, un point noir et un renfoncement qui lui donne cette configuration spéciale que les nosologistes appellent *ombiliquée*.

Autre particularité : l'inoculation du virus pris sur le trayon d'une vache détermine des pustules environnées d'une auréole inflammatoire qui peut être considérable. Le plus souvent même, cette inflammation, toute locale, réagissant sur le système lymphatique, produit un gonflement passager de toutes les glandes les plus voisines, et spécialement des ganglions de l'aisselle. Dans le vaccin transmis de l'homme à l'homme, on ne remarque aucune de ces complications.

Mais, vont me dire certains ergoteurs, n'est-ce point une preuve que la transmission du vaccin d'homme à homme ne vaut pas la transmission du vaccin de l'animal à l'homme, et n'est-ce point pour cette raison que des gens vaccinés ont été atteints de la maladie dont on avait voulu les affranchir?

Pas le moins du monde; mais on conçoit que l'organisation humaine n'est point physiologiquement identique à l'organisation d'une vache, et que l'individu, sous la peau duquel on a inoculé le cow-pox, a deux commotions à subir, deux modifications morbides à supporter : la secousse toute bénigne et toute discrète de ce qu'on appelait jadis la picote, et puis le travail secret, nécessité par l'obligation d'assimiler à sa nature une maladie, qui ne tombe d'ordinaire que sur les animaux. Or cette dernière particularité de la vaccine n'est point du tout nécessaire à son efficacité, et dès qu'en trouvant une vaccine plus bénigne on la constate aussi salutaire, on doit tout naturellement préférer celle-là.

En effet, pourquoi a-t-on substitué à l'inoculation de la petite vérole humaine l'inoculation du virus vaccin? C'est que ces deux sortes d'opérations, démontrées aussi efficaces l'une que l'autre, sont suivies de symptômes bien différents.

Par l'inoculation de la petite vérole, je l'ai déjà dit, on

déterminait parfois des accidents réels. On a vu succéder à cette opération des petites véroles confluentes et des maladies assez graves pour entraîner la mort; c'était rare, mais enfin cela pouvait exister; et puis la maladie qui suivait l'inoculation amenait souvent à la peau des traces nombreuses, causait, par conséquent, des cicatrices multipliées et une laideur plus ou moins désolante.

L'inoculation du virus vaccin, au contraire, n'a jamais laissé de trace que sur les points où il a été placé; quelquefois, sans doute, les évolutions des pustules produites par cette inoculation ont été accompagnées de rougeurs érésipélateuses et de petits boutons apparaissant sur le corps et même sur la figure; mais ces petits boutons sont sans aucune conséquence. Enfin la fièvre, déterminée par le vaccin, non-seulement n'a jamais produit de catastrophe, mais n'a jamais duré plus de vingt-quatre ou quarante-huit heures.

Maintenant ma conclusion sera toute naturelle. On a préféré, et tout le monde le conçoit, la vaccine à l'inoculation de la petite vérole; par la même raison on doit préférer l'inoculation du virus vaccin fait d'homme à homme à l'inoculation du même virus pris immédiatement sur un animal.

VIII. — Le bon vaccin.

Pour faire un civet, il faut un lièvre; pour bien vacciner, il faut du bon vaccin.

Oh! à ce mot de *bon* vaccin, je vois se dresser un préjugé qu'il faut abattre. J'aperçois une erreur très-répandue qu'il faut immédiatement anéantir.

On s'imagine que plus les enfants sont beaux, plus ils sont roses et bien nourris, meilleur est le vaccin qu'ils produisent. Bien des gens du monde sont dans la persuasion que les enfants du peuple, que les marmots à figure rabougrie, que les poupards plus ou moins défectueux, peuvent transmettre avec le vaccin des dispositions à leur organisation souvent misérable, et à leur laideur comme à leur maladie. C'est une absurdité au point de vue physiologique.

Songez bien que le vaccin inoculé sous la peau y reste, y stationne, y fermente, et ne passe dans l'organisation tout entière qu'après avoir produit tout localement les pustules transparentes de la vaccine. Comment voulez-vous que cette pustule prenne part aux vices généraux de l'organisation? s'il y a chez le sujet vacciné faiblesse, scrofule ou autre maladie générale, la vaccine n'y peut avoir aucune part; elle peut avorter sur l'individu, elle peut retremper, en quelque sorte, son organisation; mais, dans ce dernier cas, c'est par contre-coup, c'est par l'effet de l'absorption qui suit la formation des vésicules. Quand la vaccine est résorbée, rappelez-vous-le bien, elle a passé par le degré de la purulence, et elle n'est plus alors que très-imparfaitement transmissible.

Ainsi tous les liquides vaccins qui remplissent les conditions de limpidité dont je vais parler tout à l'heure sont tous aussi efficaces et tous aussi innocents.

Qu'appelle-t-on donc un bon vaccin? — Le meilleur est bien certainement celui qu'on inocule de bras à bras; mais encore faut-il que la pustule ne soit ni trop jaune, ni trop vieille. Les médecins qui s'occupent plus spécialement de vaccine prétendent que le vaccin le meilleur doit être d'une limpidité parfaite, et que c'est généralement du cinquième au neuvième jour de l'éruption qu'il présente les conditions les plus favorables. Jenner, qui, avant de publier son ouvrage sur la vaccine, avait eu soin de s'éclairer par un grand nombre d'expériences, a déclaré que, pour être sûrement efficace, le liquide du vaccin devait être très-limpide. « L'expérience m'a prouvé, dit-il, que, dès le cinquième jour, on peut se servir de ce liquide avec succès, et qu'il était sage de ne le prendre jamais plus tard que le huitième. »

A quoi me servira de vous dire que le bon vaccin doit être d'une couleur argentée, d'une consistance visqueuse, d'une dessiccation rapide après laquelle il devient cassant et vitreux comme du vernis? Généralement on n'a point à sa disposition assez de virus vaccin pour y reconnaître tous ces caractères. Une parcelle suffit à l'inoculation. Inutile donc de m'appesantir davantage sur ce sujet.

IX. — Récolte et transport du vaccin.

On a fort heureusement reconnu qu'il n'était point nécessaire de faire voyager les gens vaccinés pour faire voyager et transporter au loin le virus vaccin. Le virus en question peut très-bien être transporté tout seul, il suffit de savoir le recueillir et emballer convenablement.

Le mot emballer va sans doute vous donner l'idée d'une grande caisse ou d'un appareil plus minutieux encore. Rien de plus simple que l'emballage du vaccin, vous allez voir.

On fait couper par un vitrier une certaine quantité de petits morceaux de vitre, tous taillés sur le même patron, et puis on assemble ces morceaux de vitre deux par deux. D'un autre côté, on se munit de plusieurs de ces feuilles de plomb dont les confiseurs enveloppent leur chocolat, dont les parfumeurs revêtent leur savon, dont les marchands de pommade couvrent leurs marchandises. Avec ces simples préparatifs, vous pouvez, à l'aide d'une lancette, et si vous avez à votre disposition un enfant vacciné, présentant les six boutons habituels bien levés, bien dodus, bien transparents; vous pouvez, dis-je, récolter et emballer assez de vaccin pour l'inoculer à un village tout entier.

Vous avez rangé les morceaux de verre deux par deux et vous avez préparé autant de petits papiers de plomb qu'il existe de doubles verres; vous prenez deux morceaux de verre à la fois et vous les appliquez l'un sur l'autre; mais, les séparant momentanément, vous plongez votre lancette dans l'un des boutons produits par le vaccin, et vous vous hâtez de l'essuyer entre les deux morceaux de verre que vous rapprochez bien vite; la récolte est faite pour une personne, il ne s'agit plus que d'organiser l'emballage et d'arranger le colis. Or c'est une opération plus simple encore que la première, il suffit d'entourer du morceau de plomb flexible les deux morceaux de verre réunis.

Vous comprenez que l'opération faite pour deux morceaux de verre, on la répète pour deux morceaux suivants, puis pour deux autres, puis pour deux autres. On peut, sans scrupule médical, sans crainte pour le sujet qui fournit le vaccin, récolter ainsi trente à quarante petites provisions de virus.

Je sais bien que les artistes du genre réprouvent des moyens de conservation et de transport aussi faciles et aussi simples; ceux-là ne veulent que des petits tubes de verre; avec les tubes, il leur faut une lampe de verrier, de la cire à cacheter et des tuyaux de plume remplis de son. Munis de leurs petits tubes et de tout le reste, ils arrivent près d'un vacciné, font plusieurs piqûres aux pustules vaccinales, et ils approchent successivement des gouttelettes qui s'échappent de ces pustules la partie la plus effilée des tubes. Lorsqu'un tube contient un certain nombre de gouttelettes, on le ferme aux deux bouts en l'approchant du chalumeau, et puis on l'enduit de cire à cacheter, et puis on le met dans un tuyau de plume qui contient un peu de son, et enfin on scelle ce tuyau de plume avec de la cire blanche. On prétend que le vaccin, recueilli et conservé de la sorte, garde pendant longtemps et sa fluidité et ses propriétés préservatrices.

C'est possible; mais on m'avouera que l'opération est par trop compliquée, par trop minutieuse pour être bien faite et rapidement faite par tout le monde; j'aime mieux indiquer et recommander la première méthode, car elle ne peut manquer de réussir entre toutes les mains.

Bien des praticiens ont l'habitude de recueillir le liquide vaccin sur la pointe d'une lancette, laquelle pointe est tout simplement plongée dans une goutte d'eau quand il s'agit de vacciner. Ce procédé est sans doute très-commode, mais il a des inconvénients que je dois dénoncer. Le liquide vaccin, qui devient si cassant en se desséchant, peut très-bien se détacher de la lancette avant qu'on ait pu l'utiliser. Le liquide vaccin, par là même qu'il est liquide, contient une certaine partie d'eau qui, se combinant avec l'acier de la lancette, peut émousser l'instrument et perdre toutes ses qualités préservatrices. Alors surviennent les fausses vaccines, quelquefois de petits accès, de véritables flegmons; ce procédé, que je critique, n'est efficace que dans les circonstances où, après avoir pris du vaccin sur une lancette, on peut l'utiliser et l'employer après vingt-quatre, trente-six, quarante-huit heures au plus.

X. — L'opération.

Je tiens à démontrer que cette opération est la plus simple qui soit au monde.

A quel enfant n'est-il point arrivé de passer une épingle sous l'épiderme de sa main? Quelle est la personne raisonnable qui n'est point capable d'exécuter sans danger cette manœuvre élémentaire. L'opération de la vaccine est aussi simple que cela.

Laissez-moi bien vous l'expliquer, et j'ai l'espérance que bon nombre de mes lecteurs, enhardis par les renseignements que je vais donner, non-seulement travailleront à la propagation de la vaccine, mais finiront par en pratiquer eux-mêmes l'innocente et bienfaisante inoculation.

J'ai indiqué le petit paquet de vaccin et les instruments nécessaires au sujet du vaccin transporté ; je ne vous ai point caché que le virus, pris immédiatement avant l'opération, transmis de bras à bras, était toujours le plus sûr et le plus constamment efficace ; mais quand on n'a pas la possibilité de recourir à ce moyen, il faut bien avoir recours à des intermédiaires, et j'ai fait observer que le vaccin, gardé entre deux morceaux de verre, était tout aussi efficace que le vaccin limpide conservé dans un tube de verre et immédiatement fermé et recouvert de cire. Seulement, comme dans le premier cas, le vaccin, tout naturel et tout efficace qu'il est, se trouve forcément desséché, il faut, avant d'en charger un instrument quelconque, travailler à le dissoudre dans un peu d'eau, s'arranger de manière à lui rendre sinon sa limpidité première, du moins une certaine liquidité.

Pour cela, il est d'usage de projeter sur le morceau de verre qui contient le virus desséché une gouttelette d'eau tiède, la gouttelette que peut apporter sur un morceau de verre la pointe de la lancette qui doit servir à l'opération.

Mais souvent on n'a pas d'eau tiède à sa disposition, ou bien la lancette en fournit trop, ou souvent encore elle n'en fournit point assez. On m'a conseillé, tandis que j'étais élève en médecine, un moyen bien simple de liquéfier le vaccin desséché sur un morceau de verre, et comme j'en ai usé très-souvent, je puis en parler en connaissance de cause et en garantir toute l'efficacité.

On prépare sa lancette que l'on saisit de la main droite.

On prend de la main gauche la plaque sur laquelle se trouve la tache la plus grande et la plus compacte du virus desséché, et approchant ce morceau de verre de la bouche, le tenant à distance respectueuse, bien entendu, on y projette son haleine, gaz toujours chaud, toujours plus ou moins humide, exhalation humide qui s'attache au verre et s'y accumule à peu près comme la rosée du matin, qui, par un temps de printemps ou d'automne, s'attache aux vitres des maisons et ternit l'intérieur de toutes les croisées. Au moyen de douze à vingt aspirations prolongées, on obtient sur le morceau de verre une gouttelette liquide suffisante, et douée de la température la plus convenable. Alors avec la pointe de la lancette on dissout dans la gouttelette liquide la portion de virus qui se trouve desséchée, et, grâce à cette manœuvre, l'instrument piquant se trouve tout préparé pour l'opération.

Les piqûres se pratiquent d'ordinaire aux deux portions les plus charnues et les plus extérieures du bras.

Pour les faire promptement et presque sans aucune douleur, on saisit de la main gauche toute la portion charnue sous-jacente, et l'on tend le plus possible la peau qui recouvre l'endroit où l'on veut inoculer le vaccin.

Essayez : pique ! pique ! pique ! trois petits coups portés jusque sous l'épiderme suffisent à chaque bras. Vous voyez que l'enfant n'a point crié, qu'il s'en est à peine aperçu, que le sang n'en coule même pas autant que d'une piqûre d'épingle.

Notez bien que si vous aviez plongé un peu plus profondément et que le sang eût coulé, l'opération de la vaccine n'en serait point compromise. On a fait à ce sujet les expériences les plus probantes. Après avoir introduit sous le premier feuillet de la peau et même sous le second feuillet, de façon à faire un peu saigner le liquide du virus vaccin, on a lavé les plaies avec de l'eau et du vinaigre, on les a pressurées autant qu'il était sagement possible, on a même été jusqu'à faire appliquer sur chacune des piqûres une petite ventouse, un véritable tube aspirateur. Rien de cela n'a empêché la vaccine de prendre.

J'ai parlé de lancette, parce que c'est l'instrument le plus communément employé. Mais, franchement, ce n'est pas l'instrument que je veux recommander aux gens étrangers à la médecine. Une lancette est une lancette, après tout, et cet outil-là fait toujours peur. Je sais bien que la lancette à vacciner est différente de la lancette à pratiquer les saignées, qu'elle représente un petit fer de lance bien affilé, bien aiguisé, et creusé à son milieu d'une rainure assez profonde pour contenir une certaine dose de vaccin ; mais je sais aussi que cette lancette, tout élégante qu'elle est, fait peur à ceux qui vaccinent comme à ceux qui doivent être vaccinés. Je voudrais une simple aiguille assez large pour contenir une rainure, mais qui n'ait aucune analogie avec un instrument chirurgical. On l'appellerait aiguille ou épingle à vaccine, et non-seulement elle serait plus commode à manier, mais, paraissant moins redoutable, elle pourrait être employée sans crainte par les gens les plus sensibles.

On pratique d'ordinaire à chaque bras trois piqûres distantes d'un ou deux travers de doigt, et qu'on se garde d'essuyer et de pressurer, comme dans les expériences dont je parlais tout à l'heure ; il est même d'usage de laisser se fermer, ou du moins sécher au grand air les petites blessures que l'on a produites, et puis on fait rhabiller le malade avec la même insouciance, le même sans façon que si l'inoculation du vaccin n'avait point été pratiquée.

Les vaccinateurs les plus expérimentés prétendent que la vaccine prend toujours mieux dans le printemps ou dans l'automne.

XI. — La bonne et la fausse vaccine.

Au moment où la piqûre vient d'être pratiquée, on voit généralement, autour du point où a eu lieu l'inoculation, un petit cercle rouge très-superficiel qui disparaît en quelques minutes. Lorsque cette rougeur commence à s'apaiser, on aperçoit la piqûre s'élever légèrement sous forme de lentilles. Cette petite démonstration, qui ne prouve rien encore, ne dure guère plus que la première, et puis, tout s'apaise, tout disparaît, et, jusque vers la fin du troisième jour, on n'observe aucune espèce de changement dans la partie vaccinée, c'est la période d'incubation.

A cette première période succède la période inflammatoire. Du troisième au quatrième jour, si l'opération a été bien faite, si elle a atteint son but; en promenant le doigt sur la petite cicatrice, on y perçoit ordinairement une légère dureté. Bientôt la plaie, qui paraissait tout à fait séchée, travaille et se gonfle; du cinquième au sixième jour on voit apparaître une vésicule qui grossit, se remplit et prend la forme d'une lentille; chaque bouton se trouve ombiliqué, c'est-à-dire qu'à son centre on aperçoit une dépression et un point noir. Le grain a germé, la plante se développe, les boutons, qui d'abord paraissaient tout rouges, deviennent plus clairs, puis se foncent dans la dépression centrale, jusqu'à ce qu'enfin, vers le neuvième jour environ, chaque pustule se trouve entourée d'une auréole inflammatoire, d'un cercle de tuméfaction que l'on a nommé tumeur vaccinale.

C'est dans cette circonstance que souvent une réaction générale s'établit et qu'un peu de fièvre se déclare.

Au douzième jour commence la période de dessiccation; la tumeur disparaît, chaque pustule devient plus opaque, et la dépression centrale prend l'apparence d'une croûte.

Bientôt la dessiccation envahit toute la pustule; si on les ouvre au treizième jour, on en voit sortir une matière jaunâtre et trouble qui ressemble à de la suppuration. Dès le quatorzième jour, la croûte prend la dureté de la corne, peu à peu elle revêt la couleur du bois d'acajou, et, du vingt-quatrième jour au vingt-septième, la croûte tombe, laissant une cicatrice profonde et gaufrée.

Telle n'est point la marche de la fausse vacciné, et pour bien faire comprendre la différence de la bonne et fausse vaccine, je ne saurais mieux faire que de relater toute la description de mon ancien confrère et ami le docteur Husson.

1° La fausse vaccine donne des symptômes précoces d'infection, c'est-à-dire que dès le deuxième jour de l'inoculation, et quelquefois peu d'heures après l'inoculation pratiquée, il se manifeste sur chaque piqûre une rougeur plus ou moins étendue;

2° Le petit nœud précurseur, — ce que nous indiquions tout à l'heure sous le nom de tumeur vaccinale, — ne se manifeste pas d'ordinaire dans la fausse vaccine;

3° Dès sa naissance, la pustule produite par une vaccine manquée s'élève en pointe et présente un sommet jaunâtre qui devient bien vite croûteux;

4° Piquez avec une aiguille ou avec une lancette la pustule trop hâtive de la fausse vaccine et vous en verrez aussitôt sortir des gouttelettes de suppuration;

5° En plongeant l'instrument piquant dans cette pustule, vous n'y rencontrerez aucune résistance, il semble que la lancette entre dans un petit sac et non dans un réseau comme de la vraie vaccine;

6° Tandis que le bouton formé par la vaccine véritable est lent, régulier, transparent, la pustule formée par la fausse vaccine, après s'être montrée trop rapidement, apparaît avec son caractère opaque, ne présente point le caractère ombiliqué et se termine par des croûtes inégales, jaunes, molles, raboteuses, qui se trouvent à peu près au niveau de la peau.

Il me semble qu'après une telle description il est impossible de confondre la fausse vaccine d'avec la bonne.

Cependant on pourrait m'objecter qu'il n'est point toujours permis à une personne suffisamment renseignée d'examiner sur un bras vacciné, pendant que les boutons s'y trouvent encore, pour savoir si la vaccine est bonne ou si elle est fausse. Les Allemands, qui se sont beaucoup occupés de cette question, ont trouvé le moyen de résoudre toute difficulté, et à l'aide de longues observations, de discussions bien sérieuses, ils ont établi une sorte de loi pour la manœuvre de revaccination dont nous parlerons tout à l'heure.

La véritable vaccine laisse toujours une cicatrice ronde, régulière, représentant assez bien la forme d'une grosse lentille et se trouvant ridée, gaufrée dans sa profondeur, à peu près comme toutes les autres cicatrices. J'ai dit profondeur, car les traces de bonne vaccine sont toujours manifestement creusées. La fausse vaccine, au contraire, ne laisse que des cicatrices irrégulières, s'étendant exagérément, soit en largeur, soit en longueur, et apparaissant bien plus superficielle que la cicatrice d'une vaccine légitime.

Au reste, il est un moyen bien simple de rectification, une interrogation analogue à celle qu'exécutent les bijoutiers qui prennent la pierre de touche pour reconnaître la bonté de l'or, une vérification vraiment irrécusable : c'est une inoculation nouvelle de la vaccine, une sage et prudente revaccination.

Si le vaccin a produit tout l'effet qu'on devait en attendre, inoculé une seconde fois, il restera complétement inefficace. Si, au contraire, une fausse éruption est venue tromper l'opérateur, l'opération nouvelle, amenant cette fois les boutons caractéristiques de la bonne vaccine, aura l'avantage de remédier à l'erreur tout en la démontrant.

Par conséquent, en cas de doute, dès que surgit la moindre inquiétude, il faut recommencer la vaccination. Qu'importent trois ou quatre piqûres d'aiguille ou de lancette quand il s'agit d'assurer un individu contre le terrible fléau de la petite vérole et d'arriver à la certitude qu'il en est garanti pour longtemps?

XII. — La vaccine a-t-elle perdu?

Ce serait une absurdité de vouloir soutenir le contraire et, pour gagner à la vaccine un plus grand nombre de partisans, de suivre l'exemple de ces enthousiastes exagérés qui, non contents d'annoncer les bienfaits du virus vaccin, ont prétendu que la vaccine, toujours plus active, toujours plus forte, finirait par garantir l'espèce humaine contre toutes les maladies.

La vaccine n'est point infaillible, la vaccine n'est plus aussi efficace qu'elle l'était il y a cinquante ans. Ces deux assertions sont très-faciles à comprendre.

Et d'abord, tout s'use dans ce monde ; l'existence matérielle comme les forces intellectuelles, les peuples et les générations, les coutumes et les choses.

Maintenant, qu'il me soit permis de bien faire observer que la vaccine, au milieu de ses plus beaux triomphes, au moment où l'Europe entière proclamait sa constante efficacité, n'était point toujours infaillible. Jenner lui-même en prévient dans son ouvrage, et les observateurs qui ont marché sur ses traces, c'est-à-dire qui ont le plus creusé cette importante question, ont déclaré que certaines constitutions étaient réfractaires à toutes les tentatives de vaccine.

Ce que j'ai dit dans mon *Cours d'hygiène* et dans plusieurs autres dissertations des idiosyncrasies, c'est-à-dire des singularités de tempérament, des bizarreries vitales exceptionnelles, doit servir à faire comprendre la répulsion de certains individus pour la vaccine et l'inutilité dans certains cas donnés des inoculations du virus vaccin.

Et puis, la vaccine, quoique régénérée de temps en temps par l'opération du cow-pox, devient moins préservatrice, moins efficace, parce que, puisque tout s'use dans ce monde, les générations s'usent aussi. A mesure que l'intelligence humaine fait des progrès, les hommes semblent diminuer de force et de résistance; les nécessités d'existence deviennent sans cesse plus multipliées, plus complexes; les carrières sont encombrées, les obstacles augmentent avec la foule, il n'est plus possible de vivre aussi tranquilles, aussi calmes que vivaient jadis nos aïeux; alors on se démène, on se débat, on dépense en vingt-quatre heures l'activité qui aurait suffi jadis pour toute une semaine. Or c'est au détriment de l'organisme; de cette presse, de ces mille difficultés proviennent les constitutions forbues, les familles maladives, et quand le père et la mère se portent mal, ils ne peuvent avoir des enfants qui se portent parfaitement bien. Certainement sous le rapport intellectuel nous vivons deux fois ce que l'on vivait il y a cent et deux cents ans. Mais, au point de vue matériel, organique, anatomique, la génération présente a manifestement perdu.

J'ai montré que pour devenir vraiment préservateur de la petite vérole le virus vaccin devait être non-seulement accepté, mais aspiré, travaillé, assimilé par chaque individu. Or ce travail et cette assimilation nécessitent une force vitale qui ne se rencontre pas toujours. Si l'aspiration du liquide préservateur, si son assimilation, surtout, n'a été qu'imparfaite, le vaccin n'est qu'imparfaitement antivarioleux.

Voilà pourquoi sans doute tant de gens vaccinés et chez lesquels le vaccin avait paru parfaitement réussir ont été pris, quelques années après, d'une petite vérole bien caractérisée. Voilà pourquoi, depuis quelques années, non-seulement on parle, mais l'on s'occupe activement de revacciner bien des gens.

XIII. — Revaccination

Il y a quinze à vingt ans que toute la France, stimulée par les nouvelles scientifiques venues de l'Allemagne, se préoccupa de la revaccination. On en parlait comme d'une découverte nouvelle. Autant on avait crié contre la vaccine à son apparition, autant on célébrait les avantages de la vaccine renouvelée.

Et puis, à côté des partisans, s'élevèrent les ennemis, et tout auprès des revaccinateurs se dressèrent les détracteurs de cette manœuvre.

— Mais tout cela n'était-il point imprudent, dangereux? Ne sait-on point que deux négations valent une affirmation, et, par conséquent, n'est-il point à craindre que deux opérations de vaccine, s'annihilant l'une l'autre, ne mettent les individus en danger d'avoir à subir la petite vérole? Comment croire que la revaccination soit profitable, puisqu'elle était irrationnelle, illogique? Vous inoculez le virus vaccin parce que vous prétendez qu'il affranchit de la petite vérole. Pourquoi? Parce que le vaccin, comme la sinistre maladie dont il est question, ne peut atteindre qu'une seule fois le même individu, et voilà que, sous prétexte de compléter vos manœuvres préservatrices, vous inoculez deux fois le vaccin. Non-seulement votre manœuvre n'est point raisonnable, mais c'est en quelque sorte tenter le mal et le faire venir tout exprès.

— Mais ne craignez-vous pas ceci ?

— Mais n'a-t-on pas à redouter cela ?

Pendant que s'élevaient toutes ces discussions, l'Allemagne répondait par des faits, par des preuves, c'est-à-dire de la façon la plus péremptoire. De par l'autorité supérieure, non-seulement dans la même année, mais à la même époque, tous les soldats furent revaccinés, et alors apparut la vérité dans tout son éclat, la raison se montra sous son jour véritable ; près des deux tiers des soldats revaccinés le furent avec profit, c'est-à-dire que la vaccine inoculée détermina, chez tous ces individus, les boutons lenticulaires et ombiliqués causés d'ordinaire par l'inoculation du virus vaccin ; donc ce virus était semé avec profit, germait avec bonheur et se développait d'une façon salutaire.

Alors en France, où tout est mode, habitude, usage, la revaccination passa à l'ordre du jour. Chaque famille fit venir son docteur en le suppliant de revacciner les grandes personnes comme les vieillards, les jeunes gens comme les petits enfants.

Le gouvernement lui-même, ému par les dissertations nouvelles, un peu effrayé de toutes les manœuvres médicales, s'adressa aux corps savants et mieux encore aux hommes de pratique et d'expérience, à tous les médecins des hôpitaux. On nomma des commissions, on accumula les rapports, on fit de nombreuses expériences et on répondit au pouvoir qui interrogeait à la façon des pythonisses, c'est-à-dire d'une manière tellement scientifique que le pouvoir, n'y comprenant rien, ne put prendre aucune décision, ne put lancer aucun avis profitable, ne put formuler aucune espèce de loi. — En vérité, n'est-ce point là le terrible fossé que montrent du doigt le plus magistralement, mais aussi le plus niaisement possible, tous nos instituts scientifiques et surtout toutes nos médicales académies ? Quels remèdes ont jamais trouvé ces illustres messieurs contre le choléra, contre le cancer, contre la suette ou contre la fièvre typhoïde? Oh! ils vous démontreront que le sang de certains animaux renferme des petits vers fort curieux à examiner au microscope. Ils rechercheront si quelque invention moderne n'a point déjà été mentionnée dans quelques ouvrages très-anciens, ils disserteront longuement sur les instruments chirurgicaux imaginés par leurs protégés ou sur des manœuvres opératoires mises en pratique par quelques-uns d'entre eux. Mais que leur importe les questions les plus plus importantes à la santé publique! le rapporteur est là qui marmotte dans sa cravate les renvois à des commissions ou les fins de non-recevoir. Pendant ce temps-là, ces messieurs se disent bonjour, vont émarger ou toucher leurs jetons de présence, et, quand ils sortent de ces réunions, ils ne cherchent point s'ils y ont été utiles ou non, ils se disent intérieurement :

— Allons, allons, nous sommes des personnages marquants dans ce monde, personne n'imaginera jamais de nous regarder comme des zéros; nous sommes des académiciens.

Quoi qu'il en soit, en dépit des savants et malgré leur paresse habituelle, la revaccination, venue de l'Allemagne, apparut à tout homme sensé comme une opération fort utile, comme une précaution salutaire de la plus haute importance, et, *sans approbation de l'Académie de médecine*, bon nombre de médecins se mirent à revacciner.

La déclaration est assez triste à faire, mais enfin elle peut être utile, et par conséquent nous ne devons point reculer : non-seulement il est sans danger de recommencer l'inoculation du virus vaccin, non-seulement cette opération est souvent utile, mais dans bien des cas elle est nécessaire.

Quand la vaccine a laissé des traces régulières et profondes, lorsque surtout elle a produit une fièvre générale, il y a lieu de penser qu'il n'est point indispensable de la renouveler au bout de quelques années ; mais, dans le cas contraire et quand surtout une épidémie de petite vérole vient à s'abattre sur les populations, les revaccinations sont urgentes, et je crois que les autorités gouvernementales feraient une œuvre vraiment philanthropique en contraignant tous leurs administrés à la revaccination.

Notez bien que jamais l'inoculation du virus vaccin n'a été dangereuse, ni par conséquent mortelle ; tandis qu'au contraire, mainte et mainte fois sa puissance préservatrice a sauvé la vie à bien des gens.

J'ai expliqué dans un autre travail que toutes les dispositions et prédispositions d'une organisation humaine se modifiaient à chaque septenaire, c'est-à-dire changeaient à peu près tous les sept ans. Eh bien, accordons deux septenaires, c'est-à-dire quatorze ans au pouvoir préservateur d'une vaccine qui n'a point considérablement remué les organisations sur lesquelles on l'a greffée, et, vers l'âge de quatorze à quinze ans, c'est-à-dire vers l'époque importante de la puberté, obligeons nos enfants, nos amis, notre entourage, à subir l'épreuve d'une vaccination nouvelle.

Si la vaccine ne prend pas, notre précaution était inutile, mais aussi elle est sans douleur et sans danger ! si au contraire le virus vaccin introduit sous l'épiderme parvient à déterminer quelques boutons caractéristiques, oh ! nous devons nous applaudir, nous venons de contracter un nouveau bail de bonne santé et prendre une assurance nouvelle contre le fléau de la petite vérole.

XIV. — La vaccine est une des plus belles conquêtes de l'art de guérir, et cependant!...

En vérité, quand on lit dans l'histoire toutes les difficultés opposées à l'introduction de la vaccine, quand on voit dans certains auteurs passés et même présents les objections destinées à entraver la marche de cette merveilleuse conquête, on se demande en toute humilité : Mais quelle est donc la méchanceté de notre nature, quelle est la petitesse de l'esprit humain?

Hélas! ce n'est point simplement au premier jour de son apparition que la vaccine trouva des ennemis et des détracteurs; tout récemment encore je parcourais un livre écrit pour annoncer, qu'à l'introduction de la vaccine en France nous devions les maladies terribles qui de loin en loin déciment les populations, les fièvres cérébrales, les fièvres typhoïdes, les scrofules, l'épilepsie, l'idiotisme et jusqu'au cancer. Franchement cela donne du courage à ceux qui rencontrent tant d'adversaires parmi les bavards scientifiques. Et, bien que l'on soit bafoué par des écrivains prétendus spéciaux, bien que l'on soit mal jugé par les praticiens en renom, on poursuit sa route, on marche sans crainte; un jour ou l'autre on atteint au but, car la vérité est comme le soleil, momentanément caché par des nuages orageux, elle finit toujours par verser sur le monde et sa bienfaisante lumière et sa fécondante chaleur.

XV. — La petite vérole et ses différents caractères.

La petite vérole est une maladie essentiellement contagieuse, plus ou moins inflammatoire, qui, d'ordinaire, n'attaque l'homme qu'une seule fois dans sa vie, et qui se caractérise par plusieurs périodes bien distinctes : période de fièvre, dite d'incubation; période d'éruption, c'est-à-dire apparition de boutons ou pustules affectant la forme d'une lentille, s'élevant çà et là sur toute la surface du corps humain, présentant à leur centre un petit renfoncement marqué d'un point noir, pustule se remplissant successivement d'un liquide gluant et limpide qui devient opaque et purulent, puis qui se concrète et tombe en écailles.

Comme la rougeole, dont nous parlions dans le chapitre précédent, comme la plupart de toutes les maladies dites contagieuses, la petite vérole semble le produit d'une graine de maladie qui tantôt entre par la peau extérieure, tantôt se trouve absorbée par les peaux humides, séreuses ou muqueuses qui tapissent les cavités intérieures du corps humain. Mais, ce qu'il y a de remarquable, c'est qu'une fois semée, acceptée, absorbée, cette graine, avant de lever, de pousser, se conduit à peu près comme toutes les graines possibles, c'est-à-dire qu'elle semble rester stationnaire et paraît s'endormir dans le mystérieux travail de la germination.

Tout à coup vient le réveil, une révolution intérieure se déclare, une fièvre insolite se dénonce, un petit volcan souterrain bouillonne et menace ; ce sont les avant-coureurs de la maladie, c'est l'annonce certaine de la maladie éruptive ; comme dans la rougeole, c'est la *période d'incubation*. Seulement la fièvre est plus intense, la langue est beaucoup plus irritée. Au lieu d'un simple larmoiement et d'un petit rhume du cerveau, le malade est pris d'une souffrance terrible dans les deux yeux, d'une sécheresse nasale bientôt suivie d'un gonflement intérieur et d'un mal de gorge tellement intense, que la simple déglutition de la salive devient manifestement douloureuse. Il y a plus, la langue devient parfois si limoneuse qu'elle fait craindre une fièvre muqueuse ou typhoïde. Les urines se montrent si extraordinaires qu'elles font croire à une maladie de vessie

Enfin le volcan fait explosion, la lave coule, c'est-à-dire que les boutons apparaissent, et, peu à peu, toute la peau du malade se recouvre de boutons caractéristiques, boutons pustuleux, ombiliqués, se remplissant d'une sérosité plus ou moins diaphane. Puis apparaît autour des boutons une auréole si exagérement inflammatoire, qu'elle fait croire à des flegmons, à des érésipèles : c'est la *période d'éruption*.

Peu à peu les boutons s'élargissent et se multiplient, le liquide limpide qu'ils renferment se ternit et devient suppuration, et puis cette suppuration s'épaissit, se dessèche, se concrète jusqu'à ce qu'enfin arrivent des croûtes, et puis leur chute, pour caractériser la quatrième période, *celle de la dessiccation*.

En vérité, je ne veux pas trop m'étendre sur la description méthodique de toutes ces phases diverses. Si analytique que je veuille être, j'arriverais bien vite à effrayer toutes les mères, et à représenter la petite vérole comme une maladie qui ne pardonne jamais.

Mais il faut en avertir : tous ces caractères, quoique représentés, se trouvent essentiellement modifiés par l'inoculation de la vaccine, et même la petite vérole tombant sur un individu qui n'a point été vacciné peut très-bien ne pas se montrer trop méchante.

Car, suivant les saisons et les tempéraments, suivant les circonstances et les individus, la petite vérole peut avoir deux manières de frapper, deux sortes d'explosions, deux marches bien différentes.

Si quelquefois elle est *confluente* et terrible, bien souvent elle est bénigne et *discrète*.

Dans la petite vérole confluente, les boutons sont si nombreux, si rapprochés les uns des autres, que la suppuration de toutes ces pustules s'entremêlant, finit par constituer une exsudation considérable, des plaies épouvariables et dangereuses, et partant une réaction vitale capable d'occasionner de sinistres accidents.

Au contraire, quand la petite vérole est discrète, les boutons qu'elle produit sont peu nombreux et ne déterminent à la peau qu'une très-faible inflammation; il en résulte par conséquent peu de fièvre générale, très-peu de désordres généraux.

Aussi rien ne se rapproche davantage de la petite vérole bénigne que cette affection bâtarde modifiée très-probablement par l'inoculation du virus vaccin que l'on appelle varicelle ou varioloïde. Là, plus d'auréole inflammatoire, très-peu de fièvre concomitante, pas le moindre désordre général.

Nous avons donc à examiner trois espèces de petite vérole :

La petite vérole confluente ;

La petite vérole discrète;

Et la varioloïde ou varicelle.

XVI. — Petite vérole grave ou confluente.

Puisque par mon titre seul je dénonce la gravité de cette maladie, j'avertis mes lecteurs qu'ils doivent mettre tout en œuvre pour la prévenir, comme pour l'adoucir et la médicamenter.

Or, pour prévenir la petite vérole, quelle qu'elle soit, le moyen le plus sûr, le plus efficace, le plus mathématiquement certain, est l'inoculation de la vaccine. J'en ai dit assez sur ce sujet pour me croire dispensé d'y revenir.

Mais quand la petite vérole doit être confluente, la fièvre qui l'annonce prend une telle intensité qu'il est urgent de chercher les moyens les plus prompts pour l'enrayer, pour l'adoucir, pour la combattre.

Plus un incendie est intense, plus il est désastreux. Au

lieu d'assouvir sa rage sur la maison, dans la localité où il s'est déclaré, il frappe en haut, il frappe en bas, il fuse partout, et s'il arrive dans des appartements où se trouvent des matières plus inflammables, non-seulement il y cause des pertes redoutables, mais il y acquiert une nouvelle force. En conséquence, il faut appeler tous les secours opposés d'ordinaire à ces tristes catastrophes. Vite des seaux, la chaîne! vite les pompes et les soldats courageux qui savent les manœuvres! De l'eau, de l'eau en quantité pour empêcher le feu de pénétrer dans les appartements qui contiennent les matières les plus inflammables, et pour prévenir la combustion de ces diverses localités; inondez-les si vous croyez la précaution nécessaire.

La fièvre causée par une petite vérole confluente non-seulement active tout le système circulatoire, mais, plus que toutes les autres fièvres, frappe spécialement sur les organes les plus impressionnables des individus; tantôt sur le cerveau et tout le système nerveux, tantôt sur le grand tube digestif et tous ses importants compartiments.

Il en résulte que, pour modérer cette espèce de combustion vitale, il ne suffit point d'abreuver, d'inonder de boissons délayantes l'organisme qui s'en trouve atteint, il faut encore empêcher les concentrations du côté de la tête, tâcher de modérer les perturbations du cœur, et surtout débarrasser l'appareil digestif de toutes les crasses ou saburres qui l'encombrent en pareille circonstance.

En d'autres termes il faut, par des onctions adoucissantes sur le cuir chevelu, faciliter la petite vérole dans cette région, et quelquefois même l'activer par l'application de vésicatoires volants sur la tête ou tout au moins sur l'occiput, c'est-à-dire sur la région postérieure du cou.

En d'autres termes, il faut tâcher d'enrayer les mouvements du centre de la circulation et l'activité de tout le système artériel, en faisant prendre des boissons nitrées, des tisanes renfermant au moins un gramme de nitre par carafe ou par grand pot.

En d'autres termes, enfin, il faut balayer tout l'intérieur du tube digestif à l'aide des médicaments qui sollicitent les vomissements et les évacuations inférieures.

XVII. — Petite vérole bénigne ou discrète.

C'est la plus commune. Il semble que l'inoculation du virus vaccin agisse non-seulement sur les individus, mais sur leurs descendants, sur leur postérité, sur leurs enfants. Autrefois les désastres de la petite vérole étaient tels que ce terrible fléau moissonnait, chaque année un quart ou un cinquième de nos populations. Maintenant, bien que la vaccine n'ait point été acceptée par tout le monde, quand la petite vérole se déclare, elle est bien plus souvent bénigne que confluente, et, quoiqu'elle ne soit pas toujours parfaitement discrète, elle est bien rarement mortelle.

La fièvre qui complique la petite vérole discrète, non-seulement ne doit pas être combattue, mais réclame en quelque sorte aide et protection. Pourquoi? parce que c'est sous l'influence fébrile qu'une maladie éruptive, rougeole ou petite vérole, scarlatine ou érésipèle, peut arriver à une suffisante expansion, parce qu'une maladie éruptive qui ne sort pas, c'est-à-dire qui n'apparaît point à la peau, se répercute souvent à l'intérieur et y cause les plus déplorables désordres; parce qu'enfin, de même qu'il faut à la graine mise en terre de l'air et du soleil pour germer, pousser, se consolider et produire; de même, il faut à la graine de maladie éruptive, jetée dans un organisme vivant, une fièvre capable de la faire sortir, s'étaler et se dépenser à l'extérieur.

Donc, contre la fièvre d'incubation, déterminée par une

petite vérole bénigne, il n'y a point de nitre, il n'y a point de vésicatoire à employer; j'admets un petit vomi-purgatif, parce que, donné avec précaution, il n'enrayera point la marche de la maladie, et qu'il pourra même en faciliter les évolutions.

XVIII. — Varicelle.

Celle-là n'a besoin d'aucune espèce de traitement. A son apparition, à sa première phase, elle survient si souvent sans fièvre, que maintes fois, les mères sont tout étonnées, lorsque, soumettant à l'examen d'un homme expérimenté quelques boutons survenus sur la peau de leurs petits enfants, elles apprennent que ces boutons sont des pustules caractéristiques, des produits incontestables de la varioloïde.

Non-seulement l'enfant ne s'est plaint d'aucun malaise, mais souvent il a mangé, il a dormi comme si rien ne lui était survenu; c'est parce que sa mère en l'habillant, sa bonne en le changeant de linge, ont remarqué quelques pustules, que l'on a cru prudent de consulter un médecin. Est-ce à dire que tout est perdu? que cette découverte doit faire peur, et que, pour avoir méconnu l'éruption d'une varicelle, on a fait courir à l'enfant des chances de plus graves maladies, de réels et pénibles dangers?

Non, vraiment non; la varioloïde n'est pas plus grave qu'une engelure et ne doit sembler jamais plus redoutable qu'un accès de migraine ou un simple débordement de bile.

Mais ce n'est point assez de rassurer; il faut, à chacun des degrés de la petite vérole, assigner son traitement.

XIX. — Traitement de la petite vérole confluente.

Sous prétexte de bravoure, ne commettons point d'imprudence. Quand un enfant ou une personne plus âgée se trouvent atteints d'une petite vérole qui prend des caractères manifestes de gravité, c'est-à-dire d'une petite vérole dont les boutons se multiplient au point de se confondre dans les auréoles inflammatoires, mettent toute la peau en turgescence et dont la fièvre, accompagnement obligé de toutes ces affections, est d'une intensité considérable, il faut aviser le plus promptement possible au moyen de faire soigner le malade par un homme expérimenté. Un médecin seul pourra dire s'il faut insister sur les purgatifs, s'il n'est point nécessaire d'opérer certaines dérivations, s'il est urgent d'accumuler les boissons délayantes; car c'est une rude et dangereuse bataille, et il faut un jouteur habile, un ferrailleur bien adroit, pour parer tous les coups de l'ennemi, et pour savoir le mettre en déroute.

XX. — Traitement de la variole discrète. — Existe-t-il des moyens d'empêcher la petite vérole de marquer?

La diète, le séjour au lit, les boissons adoucissantes, et puis de la patience et de la résignation, tels sont les moyens le plus ordinairement efficaces contre une petite vérole discrète, qui chatouille plutôt qu'elle ne frappe, et qui rarement occasionne le plus petit danger. C'est absolument comme pour la rougeole dont nous parlions un peu plus haut; il ne s'agit que de laisser à la maladie le temps de suivre doucement toutes ses évolutions et s'en rapporter à la nature, c'est-à-dire aux forces vitales d'une organisation vivante, pour rétablir la tranquillité et ramener un parfait équilibre.

Mais la petite vérole va produire des boutons terribles, des cicatrices bien disgracieuses! N'existe-t-il aucun procédé pour empêcher cette maladie de laisser à la peau son cachet indélébile, ses marques gaufrées, ses sillons, ou plutôt ses trous?

On a beaucoup vanté les onctions faites sur les boutons de la petite vérole avec la pommade connue en pharmacie sous le nom d'*onguent mercuriel*. J'ai vu des malades qui ne portaient aucune espèce de trace sur la figure et qui m'ont dit avoir conjuré les marques de la petite vérole par ce pharmaceutique moyen. C'est fort possible; mais j'avoue que je ne le recommanderai jamais. Le mercure porte si facilement à la bouche, et, dans le cas de petite vérole, la muqueuse de la cavité buccale et de tout le tube digestif est déjà si pâteuse, si manifestement impressionnée, que je craindrais de produire, par des onctions faites avec la pommade en question, cette maladie nauséeuse, ulcérante et fort pénible, que les nosologistes appellent stomatite mercurielle.

C'est tout au plus si je permettrais des frictions sur les boutons avec une pommade beaucoup plus bénigne, qui ne contient que du mercure doux et dont je me crois en droit de donner ici la formule.

Prenez :

Axonge purifié	16 gr.
Calomélas préparé à la vapeur	4

Mêlez très-exactement en remuant longtemps dans un petit mortier.

Pour mon compte j'ai empêché plusieurs fois des petites véroles bénignes et discrètes de laisser sur le visage, des malades qui les subissaient, des traces trop visibles et partant disgracieuses, sans le secours d'aucune espèce de médicaments. Je me suis dit : Chaque bouton de petite vérole peut être considéré comme un petit vésicatoire volant; au lieu de laisser arriver le liquide de ces pustules jusqu'à la purulence, et surtout jusqu'à la dessiccation, ouvrons chacun des boutons, et peut-être obtiendrons-nous une cicatrice invisible. Donc, avec une paire de ciseaux bien effilés, j'eus la patience d'ouvrir chacun des boutons qui se trouvaient sur le visage de mes patients. J'ouvrais circulairement, en ayant bien soin de laisser sur chaque bouton un épiderme préservateur; j'étanchais la sérosité à l'aide d'un vieux linge, et puis, toutes mes opérations faites, je couvrais la plus grande portion du visage avec des feuilles végétales graissées de beurre frais ou avec des linges bien fins enduits de sérat. J'ai si bien réussi, que je recommande cette manœuvre à toutes les mères dont les enfants se trouvent inopinément frappés d'une petite vérole qui n'est point confluente.

Croirait-on qu'un bon nombre de médecins ont indiqué, comme un des moyens les plus efficaces pour empêcher la petite vérole de maculer le visage, des lavages d'eau froide faits plusieurs fois sur la figure. De cette manière, disaient les praticiens, l'éruption varioleuse ne peut se porter vers cette région du corps, et il est facile de l'attirer vers les parties inférieures par des bains de pieds chauds ou des sinapismes irritants, qui appellent en quelque sorte et font sortir la matière variolique.

Rhasès conseillait de bassiner avec de l'eau salée les boutons de la petite vérole pour empêcher les marques indélébiles que laisse d'ordinaire cette méchante éruption.

Un autre médecin faisait plonger un petit sachet rempli de sel commun dans l'eau distillée de lentilles, et il recommandait de laver plusieurs fois le visage avec ce résolusif qu'il regardait comme infaillible.

J'ai dit eau de lentilles, et je ne veux point terminer cet article sans abattre d'un coup de pied un préjugé qui me paraît bien vermoulu. Il y a environ cinquante ans que l'on conseillait aux gens atteints de petite vérole, non-seulement pour boisson, mais pour liniment, la bénigne décoction de lentilles. Savez-vous pourquoi? Oh! je vous le donne en cent, je vous le donne en mille. Je m'en vais vous l'expliquer : vous ne le devineriez jamais.

Les praticiens de cette époque avaient fait ce raisonnement tout naïf : Le bouton et la croûte que produit la petite vérole ressemblent à une lentille, donc, pour en combattre les résultats, pour prévenir les marques désolantes que laisse d'ordinaire cette malheureuse maladie, il faut faire boire aux malades, quoi?... de l'eau de lentilles! il faut les obliger à laver leurs boutons desséchés, avec quoi?... de l'eau de lentilles! En vérité, je suis persuadé que du temps de notre père commun, que l'on nommait Adam, qu'à la suite du déluge et des enseignements du bon Noé, on ne pratiquait pas la médecine d'une façon si ridicule.

— Mais, monsieur, me disait une dame, ne vous étonnez pas des bons résultats du médicament que nous vous proposons. La farine ou fécule de lentilles contient des propriétés purgatives toutes spéciales, et, en combattant la constipation des individus menacés de petite vérole ou momentanément victimes de cette maladie, elle en prévient l'éruption, elle en modifie toutes les colères.

Oui, je l'avoue, la fécule de lentilles est purgative, par conséquent délayante; c'est pour cela que des industriels en ont fait un commerce en l'intitulant *erva-lenta*, ou, plus bizarrement encore, *révalencière*.

Mais la farine de lentilles n'a pas plus de propriétés médicamenteuses qu'une purée d'oseille ou un plat d'épinards, et je me demande comment il s'est trouvé assez de clients pour encourager et faire prospérer une industrie bâtarde qui vend un franc ou un franc cinquante centimes ce qui ne devrait être acheté que vingt ou trente centimes.

LA SCARLATINE

I. — On la prétend inconnue des anciens, elle a été méconnue par bien d'autres.

On n'en trouve, en effet, aucune espèce de description dans les écrits laissés par les antiques praticiens. Le grand Hippocrate lui-même ne lui a pas consacré le plus petit aphorisme, et il faut remonter jusqu'à 1578 pour trouver un ouvrage d'un médecin de Poitiers, qui parle de la scarlatine sous le nom de *fièvre pourprée, épidémique et contagieuse.*

Bien des auteurs plus modernes ont confondu la scarlatine avec la rougeole, la scarlatine avec le terrible mal de gorge que détermine cette maladie, c'est-à-dire l'esquinancie.

Il me paraît utile de rétablir la vérité et de montrer cette maladie sous son véritable jour. Si le mal était fugace, si l'affection dont il s'agit ne présentait aucune espèce de danger, oh ! mon Dieu, je laisserais régner les erreurs et les méprises.

Mais la scarlatine, non-seulement a des caractères qui lui sont propres et qui la distinguent de toute autre affection, mais surtout elle présente souvent des accidents qu'il faut combattre, des complications dangereuses dont les mères de famille doivent être prévenues.

II. — C'est une fièvre éruptive bien caractérisée.

Comme la petite vérole dont nous venons de nous occuper, comme la rougeole dont nous avons parlé un peu plus haut, la scarlatine est une fièvre éruptive contagieuse, souvent épidémique et qui affecte rarement deux fois le même individu. Mais l'éruption de la scarlatine n'est point celle de la petite vérole, là-dessus personne ne s'y trompera jamais ; l'éruption de la scarlatine n'est point celle de la rougeole, et il me paraît fort important d'indiquer les moyens de la bien distinguer.

Voyons d'abord quels sont les symptômes précurseurs, les signes avant-coureurs, ou, si vous aimez mieux un terme plus vulgaire, les annonces de la scarlatine.

Malaise général, fièvre, c'est-à-dire frisson et chaleur, maux de tête considérables, commencement de mal de gorge, et puis c'est tout.

Les préludes de la rougeole sont bien différents. Sans doute, il y a du malaise, de la courbature, de la fièvre et du mal de tête dans la période d'incubation, mais les yeux pleurent d'une façon caractéristique, le nez se trouve pris comme dans le plus désagréable corysa ; souvent on vomit ou tout au moins on a la bouche amère, la langue est limoneuse et saburrale, mais surtout on tousse, car le malaise est dans la poitrine au lieu de résider spécialement à la gorge.

Maintenant, si nous abordons la période d'éruption, nous trouverons bien d'autres différences. La rougeole produit des boutons étroits, proéminents, pointillés, d'un rose vif; la scarlatine amène des taches lie de vin qui d'abord ressemblent à de longues piqûres de puces, mais sont moins proéminentes que ces dernières. Disséminées au premier jour, peu à peu elles s'étendent et se multiplient, ne laissant entre elles que des intervalles peu considérables, à ce point que l'on dirait le corps d'un enfant atteint de scarlatine barbouillé du haut en bas avec du jus de framboises.

Tandis que la gorge est assez libre dans la rougeole, elle est exagérément enflammée dans la scarlatine. Tellement, que bien des auteurs ont prétendu que l'inflammation de la gorge était la maladie véritable, tandis que l'éruption faite à la peau n'était qu'un symptôme ordinaire de l'angine scarlatineuse.

Dans la rougeole, la langue est sale, saburrale, limoneuse, et c'est à peine si, sur ses bords comme à sa pointe, on aperçoit des traces rouges, signe certain d'une inflammation générale. Dans la scarlatine, la langue est rouge comme si on l'avait trempée dans une solution de carmin.

Enfin, la dessiccation de la rougeole ne ressemble en rien à la dessiccation de la scarlatine. Dans le premier cas, on trouve une peau qui farine et s'exfolie; dans le second, ce sont des plaques considérables d'épiderme qui se détachent tout à coup, et j'ai vu des enfants, en convalescence d'une scarlatine, retirer de leurs mains des morceaux de peau morte qui ressemblaient à des doigts de gants.

Donc il est impossible de ne pas distinguer la scarlatine de la rougeole.

III. — Deux symptômes sont à redouter dans la scarlatine.

Mais à quoi bon cette distinction laborieuse? que nous importe à nous toutes vos classifications médicales? La rougeole est une fièvre éruptive, la scarlatine est une fièvre éruptive; laissez-nous les confondre l'une avec l'autre, ne nous emmenez point dans vos taillis et broussailles scientifiques, laissez-nous sur le chemin clair de la vérité.

Je ne demanderais pas mieux que de laisser subsister la confusion que je viens de combattre, et d'abandonner les gens du monde à leur ignorance et à leurs erreurs ordinaires, mais j'ai constaté maintes fois les dangers de cette erreur, les graves inconvénients d'une confusion de cette nature, et c'est pourquoi j'ai cru nécessaire d'en avertir les mères de famille en leur disant : Regardez, examinez bien, mesdames, faites attention, ne vous trompez pas.

Dans la rougeole, en effet, sauf les accidents que j'ai dis déterminés par des saignées intempestives, par une alimentation imprudente ou par d'autres fautes hygiéniques, la maladie marche toute seule à sa résolution, et cela sans complication dangereuse, sans incidents trop pénibles, sans épisodes redoutables. Mais, dans la scarlatine, on voit surgir deux symptômes qui acquièrent parfois une telle gravité, que l'un et l'autre ont été successivement regardés par bien des écrivains spéciaux comme l'affection principale et les causes premières de tous les désordres généraux. C'est, d'une part, le mal de gorge, symptôme des premières périodes ; c'est, de l'autre, l'enflure générale de toute la peau, l'infiltration de tout le tissu graisseux, et parfois la production exagérée d'un liquide qui s'accumule dans les cavités internes et détermine tous les inconvénients des hydropisies. En un mot, c'est l'anasarque phénomène qui se produit ordinairement dans la dernière période de la maladie.

J'ai déjà bien parlé, à propos de la rougeole, des engorgements et infiltrations qui en étaient quelquefois la suite, mais ces désordres sont bien plus ordinaires et plus graves après la fièvre scarlatine, j'en donnerai plus bas l'explication.

Donc il ne faut point s'illusionner ; donc il ne faut pas

confondre, donc il est urgent de distinguer et d'agir ; car, si bien des auteurs ont dénoncé la scarlatine comme une fièvre dangereuse et mortelle, je suis persuadé que l'explication est celle-ci : on a trop souvent négligé le mal de gorge, si généralement déterminé par cette maladie, mais surtout on n'a pas su combattre l'infiltration hydropique qui en est tout mécaniquement la conséquence.

Décrivons, en peu de mots, les débuts, la marche et les caractères de la scarlatine, puis nous aborderons bien vite le chapitre important du traitement et tout le détail des soins à donner.

IV. — Début, marche, terminaison.

C'est au printemps, et quelquefois dans l'automne, que surgit la fièvre scarlatine, appelée par certains praticiens fièvre rouge, intitulée par le professeur Pinel, et par tous ceux qui l'ont précédé, angine scarlatineuse.

Tantôt les cas de scarlatine, semés çà et là, semblent causés par l'état de santé des individus qui en subissent les coups ; tantôt la fièvre scarlatine est épidémique, elle est dans l'air, dans la température ; elle semble apportée par des messagers invisibles, par des émanations atmosphériques, par des effluves inexplicables. Un premier enfant se trouve inopinément frappé, et aussitôt deux, trois, quatre, tout l'entourage, toute l'enfance de la localité éprouve des malaises précurseurs, se couvre de taches caractéristiques, en un mot, subit la maladie.

Je l'ai fait entrevoir dans le parallèle tracé au chapitre précédent, les premiers symptômes de la fièvre scarlatine, les avant-coureurs de cette affection, les signes précurseurs de cette maladie, sont des frissons avec des alternatives de chaleur, un mal de tête violent et soudain, un sentiment de courbature générale. Bientôt se déclare une soif inextinguible, soif d'autant plus pénible que la gorge se gonfle, devient douloureuse et rend toute déglutition difficile. Cette première période dure environ trois jours.

Alors on aperçoit çà et là la peau qui se boursoufle : de tous côtés se déclarent de taquinantes démangeaisons; bientôt le visage, puis le cou, puis la poitrine, et successivement les bras, puis les jambes, se couvrent de plaques rouges, irrégulières, représentant assez bien des figures de géographie. Ces taches, séparées au moment de leur apparition, s'élargissent, s'étendent, ne tardent point à se réunir, et se confondent souvent de manière à ne laisser sur le corps que très-peu de points blancs.

Vers le dixième jour, la couleur des taches change, s'épaissit en quelque sorte, c'est-à-dire que de rouge écarlate elles deviennent rouge foncé, lie de vin, presque violet. Mais, dès le septième jour, l'horizon s'égaye, le ciel se débarrasse, c'est-à-dire que les taches pâlissent, que tous les gonflements s'affaissent, et que le mal de gorge lui-même commence à s'apaiser. En vingt-quatre heures, la convalescence se déclare, c'est une espèce de changement à vue : hier, malade, gravement atteint; demain, convalescent, complétement débarrassé. Le petit enfant qui vient de subir une fièvre scarlatine semble tout à fait hors d'affaire.

Il n'en est point ainsi, cependant; car avec la convalescence commence la dessiccation, ou plutôt la desquamation dont j'ai parlé un peu plus haut. De toute la surface du corps se détache l'épiderme en écailles farineuses, et alors, on le conçoit, la peau devient d'une sensibilité excessive; le seul contact de l'air occasionne des sentiments douloureux, mais surtout, tous les vaisseaux qui serpentent à la surface du corps, vaisseaux lymphatiques ou sanguins; tous les tissus graisseux qui servent de doublure à l'enveloppe du corps humain, deviennent d'une suscepti-

15.

bilité dangereuse. Sous l'influence d'un courant d'air ou simplement d'une mauvaise digestion, tous ces vaisseaux se révolutionnent, et alors, les liquides lymphatiques s'exagérant, l'infiltration que les médecins appellent anasarque commence, puis se généralise. C'est à la figure que débute cette espèce d'hydropisie qui masque tous les traits du visage et en rend grotesques tous les contours. Bientôt, le doigt appuyé sur la peau des mains ou des pieds y cause une dépression qui ne s'efface qu'avec lenteur; peu à peu les jambes et les bras, puis le corps tout entier, s'infiltrent et se déforment.

Dans cet état, tout espoir n'est pas perdu; la maladie est devenue grave, il ne faut pas le dissimuler, mais le médecin et la nature peuvent encore rester victorieux.

V. — Conduite à tenir.

Le traitement de la scarlatine est aussi simple que celui de la rougeole et de la varioloïde, mais il exige des soins spéciaux pour les accidents dominants : le mal de gorge, symptôme qui accompagne la maladie à son début, et l'infiltration, qui trop souvent arrête ou vient compliquer la convalescence.

Comme pour toutes les maladies éruptives, il faut, dans la fièvre scarlatine, la diète, les boissons rafraîchissantes, le séjour au lit.

Comme dans toutes les maladies éruptives, il faut craindre les émissions sanguines, qui ôtent aux forces vitales les moyens d'aider à l'expansion qui doit se faire à la peau, et les manœuvres réfrigérantes, qui sont capables d'empêcher la maladie de sortir et peuvent la faire répercuter sur les entrailles ou le cerveau.

Oh! je sais très-bien que les partisans de la saignée faite à outrance ont vanté l'emploi de la lancette comme la manœuvre la plus efficace pour triompher des scarlatines les plus compliquées. Je sais aussi que des praticiens hardis jusqu'à l'exagération, des médecins anglais spécialement, ont prétendu que des bains froids, des lotions d'eau froide faites sur la peau pendant qu'elle est brûlante et rouge comme de l'écarlate, étaient la médicamentation la plus efficace contre la fièvre scarlatine. Tous ces messieurs prétendent avoir réussi, je ne le nie point; mais je regarde leur conduite comme assez imprudente, et j'estime que, dans la scarlatine des enfants, leurs manœuvres auraient eu d'assez mauvais résultats.

Il est à remarquer, en effet, que la plupart des succès remportés par les partisans de la saignée et par les sectateurs de l'eau froide ont été obtenus dans des cas de scarlatine déclarée chez des personnes d'un certain âge, chez des hommes mûrs, ou tout au moins chez des jeunes gens. Or, dans ces cas-là, les praticiens hardis dont il est question ont trouvé une force sanguine et surtout une puissance de réaction qu'ils ne trouveraient point chez des enfants, la chose est sûre. De même que j'ai permis la saignée par la lancette, dans les cas où la rougeole, entravée dans ses évolutions par une surabondance de circulation sanguine, ne pouvait faire efflorescence à la peau; de même je la permets dans certaines fièvres scarlatines tombant sur des individus exagérément sanguins.

Quant aux lotions d'eau froide faites en pareille circonstance, malgré ma propension à l'hydrothérapie, je déclare bien catégoriquement qu'elles me font peur, et qu'il faut compter sur une réaction bien vivace pour ne pas craindre d'empêcher par ces ablutions réfrigérantes l'apparition extérieure des boutons caractéristiques de la scarlatine.

VI. — Remèdes contre le mal de gorge.

Puisque le mal de gorge est le symptôme le plus douloureux de la fièvre scarlatine, il est sage de chercher à l'adoucir dès les débuts de cette maladie.

Pour cela, je conseille d'agir comme j'ai conseillé jadis de le faire contre tous les maux de gorge possibles.

Par des gargarismes légèrement astringents, faits avec du lait dans lequel on a mis bouillir une ou deux figues sèches, ou faits avec la décoction de ronces sucrée de miel rosat, ou enfin faits avec du sirop de mûres, coupé d'un peu d'eau tiède.

Mais surtout je recommande trois moyens vraiment spéciaux : le vomitif, les fumigations de la gorge et les douches de la gorge.

Ecoutez-moi bien.

Contre les maux de gorge ordinaires, contre l'inflammation des différents organes que renferme le gosier, le vomitif m'a toujours mieux réussi que les autres moyens, et voici l'explication que j'en donne : Le vomitif secoue son homme tout entier, il l'agite du centre à la surface; par conséquent, il a un effet expansif, il porte à la peau, il détermine une transpiration générale;—la transpiration est un puissant dérivatif, car elle appelle à la périphérie, à l'extérieur, une circulation, une activité qui, retirée de l'inflammation locale, forme une espèce d'antagonisme efficace, de telle façon qu'une nuit de transpiration peut guérir complétement un mal de gorge, absolument comme deux vésicatoires, l'un appliqué à la partie antérieure de la poitrine, l'autre appliqué à la région postérieure, peuvent enrayer et faire avorter une pneumonie.

Je sais bien qu'on ordonne d'ordinaire des bains de pieds très-chauds, des cataplasmes autour du cou, des gargarismes astringents, quelques sangsues, si le sujet est fort, un purgatif s'il y a constipation.

Les bains de pieds n'apportent qu'un soulagement momentané; les cataplasmes adoucissent un peu la douleur, mais, par leur chaleur même, ils appellent et retiennent une stase sanguine qui réagit sur la tuméfaction intérieure et l'augmente parfois d'une façon fort douloureuse; les gargarismes glissent sans effets suffisants, et les sangsues ne sont guère admissibles dans le cas d'angine déterminée par une fièvre éruptive, car, même contre les maux de gorge tout simplement inflammatoires, elles sont d'un assez pauvre secours.

En effet, après avoir dégorgé le détroit de l'arrière-bouche par le sang même qu'elles ont appelé pendant la succion, par les cicatrices irritantes que produit leur morsure, elles déterminent une fluxion plus redoutable peut-être que la fluxion inflammatoire qu'elles ont combattue.

A moins d'une raison fournie par le tempérament du malade et par l'état particulier de sa maladie, à moins de ce que nous appelons en médecine une *contre-indication*, je préfère le vomitif à tous les autres moyens; et l'émétique en lavage, c'est-à-dire cinq centigrammes d'émétique partagés en trois et pris dans trois verres d'eau, de quart d'heure en quart d'heure, réussit mieux que tous les autres médicaments.

Je sais bien qu'un vomitif est une chose désagréable à prendre, que l'acte du vomissement est une épreuve pénible à subir; mais quand il doit en résulter une prompte guérison, c'est lâcheté que de reculer devant un pareil moyen.

Le malade affecté d'un mal de gorge objecte souvent qu'il a mal à la gorge, et non à l'estomac, qu'il ne peut avaler qu'avec peine, et qu'il ne pourra pas vomir sans torture. Mauvaise objection, méchant prétexte. Bien souvent la gorge est prise, parce que le tube digestif est mal portant. On a dit que la langue était le miroir de l'estomac ; on aurait fort bien pu ajouter : non-seulement la langue, mais la gorge. Quant aux obstacles opposés au passage des liquides, de la salive même, avec un peu de courage on les surmonte facilement : le premier verre d'eau est le plus pénible à boire ; plus on boit ensuite, et plus les difficultés s'aplanissent.

En second lieu, je recommande des fumigations adoucissantes.

Dans tout ménage il y a des tasses ; dans tout ménage il y a un entonnoir de fer-blanc, l'entonnoir, d'ailleurs, est un de ces ustensiles qui s'emprunte sans scrupule, qui se prête sans difficulté ; car il ne court pas de péril. Eh bien, avec une tasse, un entonnoir et de l'eau chaude, vous avez à peu près tout ce qu'il faut pour faire une fumigation de la gorge, il ne s'agit plus que de se procurer des fleurs de mauve ou de tilleul, des feuilles de lierre ou tout simplement d'orties blanches. Je n'exagérais donc pas quand je parlais de centimes !

Maintenant, voici la manœuvre :

On met les fleurs dans la tasse (une bonne pincée) ; on verse sur les fleurs de l'eau bien bouillante, et c'est alors que, saisissant l'entonnoir par le goulot, tenant en bas la portion évasée, on en coiffe la tasse pleine.

L'eau bouillante s'assimile les propriétés adoucissantes ou astringentes des fleurs sur lesquelles on l'a versée ; puis, comme elle est bouillante, elle fume, c'est-à-dire qu'une certaine portion de cette eau passe à l'état de vapeur ; cette vapeur a nécessairement toutes les qualités de l'eau qui l'engendre, et, s'accumulant sous l'entonnoir, trouvant le goulot ouvert, elle y passe comme la fumée par une cheminée ou un tuyau de poêle.

On comprend très-bien qu'en mettant l'ouverture de

cette petite cheminée dans la bouche, les vapeurs qui en sortent vont imprégner et médicamenter le fond de la gorge. Ces fumigations peuvent se répéter plusieurs fois dans la journée : elles soulagent plus que les gargarismes, elles adoucissent mieux encore que les tisanes mucilagineuses ; et si elles n'apportent qu'un soulagement de courte durée, elles ont cela d'encourageant, c'est qu'elles sont parfaitement innocentes, elles ne peuvent causer la moindre complication, elles ne peuvent jamais faire de mal

Enfin, je recommande les douches de la gorge.

M. le professeur Récamier conseillait bien souvent contre le mal de gorge ce remède fort original, et qui produit les meilleurs résultats. Je le lui ai vu mettre en œuvre bien des fois avec un succès étrange, et la première fois, il y a près de dix-huit ans aujourd'hui, j'avoue que, devant un tel remède, je dilatai les yeux et j'ouvris la bouche à force d'ébahissement.

Nous visitions ensemble un malade atteint d'une angine des plus graves : le malade était menacé de suffocation, les extrémités déjà froides dénonçaient un commencement d'asphyxie. Récamier était rude jouteur, je vous l'ai dit bien souvent, et il se battait contre les maladies tant qu'il restait un souffle, une étincelle d'existence. Après avoir étudié et secoué le malade, après lui avoir fait avaler d'autorité une cuillerée de potion, le maître tâtait le pouls avec sollicitude, et il regardait avec anxiété.

— Crachez ! crachez donc, lui disait-il, tout en lui soutenant la tête et en lui présentant une cuvette.

Le pauvre malade ne pouvait pas ! et les mucosités s'accumulaient au fond de l'arrière-gorge et menaçaient d'étouffer le patient.

Récamier se promenait à grands pas dans la chambre, toute la famille du malade le regardait réfléchir, et moi j'admirais intérieurement cette ténacité médicale qui ne cèdait jamais qu'à la mort.

Tout d'un coup, Récamier se précipite dans un coin de la chambre : il avait aperçu par terre... — dirai-je le mot? ma foi, tant pis! — une vieille seringue! il s'empare brusquement de cet instrument, dont il tire énergiquement le piston. Tout le monde le regardait faire.

— Apportez-moi un seau d'eau! dit-il à la femme du patient.

— Monsieur!...

— Apportez-moi un seau d'eau! vous dis-je.

Il y avait une telle autorité dans l'accent du professeur, qu'il fut obéi bien vite; moi, j'écarquillais les yeux, je n'y connaissais plus rien.

Récamier, après avoir rempli la seringue, m'ordonna de prendre une cuvette et me la fit placer sous le menton du moribond. Tout en tenant cette cuvette d'une main, de l'autre je soulevai et je soutins la tête du malade.

— Ouvrez la bouche! ouvrez la bouche! cria le praticien.

Et le patient ayant ouvert la bouche, Récamier, à deux, trois pieds de distance, y darda un jet d'eau qui, pénétrant jusqu'à la gorge et n'y pouvant pas passer, retomba en nappe de chaque côté de la bouche. Mais aussi, qu'arriva-t-il? l'eau délaya les mucosités, les détacha et les entraîna au dehors, tant et si bien que le pauvre malade recommença à respirer.

— Ma foi, dis-je en sortant à mon digne maître, je n'avais jamais entendu parler d'un pareil moyen.

— Ce sont des douches de la gorge, mon ami; dans toutes les maladies de l'arrière-bouche, elles vous rendront d'importants services.

Je n'ai point oublié le conseil, et comme j'ai été à même d'en constater les bons résultats, je veux, quelque pittoresque que soit ce moyen, le populariser et le répandre.

Mes lecteurs auront déjà compris, j'en suis sûr, la manière de faire, la façon d'opérer, la mise en œuvre du médicament que je propose; mais en fait de remède on ne saurait être trop minutieux. On ne doit pas craindre les redites.

Pour *doucher* la gorge, il faut deux instruments : une seringue ou demi-seringue, ce qu'on appelle une seringue d'enfant est suffisante, et puis une cuvette ou mieux encore un plat à barbe.

Le patient place la cuvette sous son menton, et il ouvre la bouche bien grande.

C'est alors qu'une autre personne, à l'aide de la seringue préalablement remplie, se mettant à distance convenable, darde le liquide au fond de la gorge.

Le malade doit faire avec la gorge, — ou plutôt avec les organes que renferme la gorge, avec la luette, avec les piliers du palais, avec le palais lui-même, — les mouvements que l'on fait d'ordinaire quand on se gargarise. Il doit exécuter ce rrrrrra prolongé qui ressemble à un roulement de tambour, et de cette façon on évite l'attruchement et les nausées que le liquide pourrait déterminer. Ce mouvement d'ailleurs est nécessaire pour renvoyer au dehors le liquide qui s'écoule ainsi à mesure qu'il arrive, et qui, s'échappant par les deux angles des lèvres, va tomber dans la cuvette tendue pour les recevoir.

Ces douches de la gorge peuvent se faire avec de l'eau de guimauve, avec de l'eau et du lait, ou tout simplement avec de l'eau pure.

La température du liquide doit être douce, c'est-à-dire à peu près tiède, car il faut que son contact donne à la gorge un sentiment de fraîcheur.

VII. — Remèdes contre l'enflure scientifiquement appelée anasarque.

Et d'abord il est un moyen de la prévenir. Je l'ai dit : c'est la précaution d'éviter avec le plus grand soin tout ce qui pourrait commotionner la peau dépouillée momentanément de son épiderme.

Gare aux impressions des courants d'air! Un petit malade qui vient de subir la scarlatine doit garder la chambre une quinzaine de jours à partir du moment où il entre en convalescence, si l'on se trouve au milieu des chaleurs d'un printemps avancé ou d'un automne qui commence; s'il fait froid, au contraire, il doit rester séquestré au moins un mois.

Mais que faire pendant cette longue période?

Vous ferez transpirer vos jeunes convalescents, vous leur frictionnerez le corps entier avec un torchon de flanelle imbibé d'alcool camphré ou de vin aromatique, vous leur ferez prendre des bains un peu plus chauds qu'on ne les donne habituellement, et si, malgré toutes ces précautions, en dépit de toutes ces manœuvres, les fonctions normales de la peau ne se rétablissent pas complétement, vous pourrez employer ce que j'ai conseillé dans la convalescence de la petite vérole : les matelas bienfaisants de feuilles végétales, les cataplasmes efficaces confectionnés avec des feuilles de lierre, de poiré ou de choux.

— Mais nous avons eu beau prendre toutes les précautions possibles, l'infiltration est survenue, l'anasarque se déclare ; comment y remédier, comment en conjurer les fâcheux résultats?

Par deux manœuvres bien simples, qui consistent d'abord à augmenter considérablement la sécrétion urinaire, et qui consiste ensuite à faire sortir d'autorité le trop-plein des liquides dont le système lymphatique se trouve momentanément engorgé.

Cela revient à dire que, pour empêcher l'infiltration séreuse et lymphatique qui trop souvent succède à la fièvre scarlatine, il faut, tout en cherchant par des frictions à rétablir les fonctions transpiratoires de la peau, activer la sécrétion urinaire.

Il est une observation qui n'a point échappé aux médecins les plus superficiels et qui sera surtout comprise des personnes qui soignent ordinairement les malades, c'est que la sécrétion urinaire et la sécrétion de la sueur semblent destinées à mettre la circulation sanguine dans un parfait équilibre; l'une et l'autre se suppléent et se remplacent. Quand un individu transpire peu, il est soumis à une sécrétion urinaire fort abondante; mais aussi, quand la transpiration se généralise, quand de tous les pores de la peau sort un liquide qui sert de trop-plein à la circulation sanguine et remédie à la chaleur déterminée par la circulation du sang, la sécrétion urinaire est minime, rare, extraordinairement avare; ce que le sang fournit ici, il ne peut le donner là.

Il en résulte que plus un malade, convalescent de la fièvre scarlatine, voit s'augmenter les liquides urinaires, moins il a besoin de transpirer.

Mais il faut qu'entre ces deux sécrétions s'établisse une compensation hygiénique, médicamenteuse, et quand la peau d'un petit enfant qui a subi la fièvre scarlatine n'obéit pas aux excitations transpiratoires dont je parlais tout à l'heure, il est urgent d'activer la sécrétion urinaire par les boissons dites diurétiques.

Faites boire au petit malade de la décoction de queues de cerises, dans chaque carafe de laquelle vous aurez fait dissoudre un gramme de nitre. Donnez-lui, si vous voulez, le breuvage pharmaceutique composé d'infusion de fleurs de sureau et sucré avec le mélange bien connu qu'on appelle miel scillytique, et si vous n'avez point de transpiration, vous aurez au moins une sécrétion urinaire qui pourra la remplacer.

Hélas! hélas! on a suivi tous ces conseils, et malgré les courants d'air évités, malgré les frictions générales pratiquées avec des flanelles imprégnées de liquides alcooliques ou aromatiques, malgré les diurétiques les plus puissants, l'enflure, c'est-à-dire la maladie que j'ai appelée anasarque scarlatineuse, est définitivement déclarée. Comme je le disais un peu plus haut, il n'y a rien de perdu; la maladie peut se résoudre à l'aide du dérivatif puissant que j'indiquai contre l'enflure, suite ordinaire de la rougeole.

Vite des embrocations d'huile de Croton-Tiglion, vite des vésicatoires volants; mais, prenez-y bien garde, la fièvre scarlatine a rendu le malade extra-sensible, exagérément nerveux. Ayez soin, dans cette circonstance bien plus que dans toutes les autres, de recommander que les vésicatoires soient bien et dûment camphrés.

L'ÉRÉSIPÈLE

L'érésipèle consiste dans une inflammation superficielle de la peau. Cette inflammation se révèle par une légère enflure et une rougeur taillées en carte de géographie, c'est-à-dire fort irrégulières.

Cette méchante rougeur, têtue par caractère, voyageuse par tempérament, se plaît à se promener, une fois qu'elle est éclose, sur toutes les régions du corps, et spécialement dans les régions graisseuses ; elle les gonfle outre mesure, et souvent elle y détermine des abcès.

On a tout employé pour la circonscrire, pour lui barrer le passage, pour l'étouffer sur place; tout, depuis les pommades astringentes et adoucissantes, jusqu'aux caustiques, jusqu'au fer rouge. L'érésipèle se moque de tout et saute par-dessus toutes les barrières.

C'est qu'il faut bien dire aussi qu'il est le plus souvent produit, excité, nourri par une cause interne. On le voit le plus ordinairement causé par un embarras du tube digestif.

Quand les canaux de fonte qui portent dans tout Paris l'eau destinée à nos fontaines viennent à s'engorger, que fait l'administration sanitaire? Elle se hâte de les faire nettoyer; autrement certains quartiers, privés de l'eau habituelle, deviendraient arides et malsains.

Ainsi faut-il faire contre l'embarras intestinal qui produit l'érésipèle : purgatifs, vomitifs; on doit *balayer* de toutes les façons.

Et maintenant un mot sur les remèdes à appliquer contre la rougeur extérieure.

Point de cataplasmes : ils sont aqueux, résineux ou huileux, et ils aident à l'extension de l'érésipèle, qui n'y a déjà que trop de disposition.

Point de spiritueux (eau-de-vie camphrée ou autre), ils augmentent l'inflammation. C'est alimenter le feu local qu'il s'agit d'éteindre.

Point d'astringents ni de narcotiques, c'est-à-dire point d'eau blanche, point de laudanum. On a vu ces médicaments, appliqués sur des érésipèles, y déterminer la gangrène.

Ce qu'il faut, c'est une poudre sèche et tout à la fois adoucissante : de l'amidon, de la fécule de pomme de terre, ou tout simplement de la farine d'avoine ou de froment. On renouvelle matin et soir.

L'érésipèle, comme la rougeole, comme la scarlatine, est une maladie éruptive; comme elles aussi, il dure de sept à neuf jours. Il n'est guère dangereux que lorsqu'il complique une plaie profonde ou qu'il envahit la figure et la tête, surtout chez les enfants.

OREILLONS

C'est une maladie assez commune ; elle reste souvent sur le même malade sept jours, quatorze jours, trois semaines; en un mot, elle est d'une ténacité taquinante.

Elle s'annonce le plus ordinairement par une fièvre générale et un mal de tête assez bénin. Bientôt le patient sent une roideur derrière les mâchoires; quelquefois, peu apparent à l'extérieur, le gonflement des glandes situées au-dessous des oreilles empiète à l'intérieur, oppose à la déglutition (action d'avaler) un obstacle douloureux, et empêche presque totalement le jeu de la mâchoire. L'oreille interne, organe si délicat, si sensible, éprouve de cuisantes douleurs et suspend la plus grande partie de ses fonctions, c'est-à-dire qu'elle n'entend presque plus. Le plus souvent le gonflement produit par les oreillons est visible à l'extérieur.

Ce que la plupart de mes lecteurs ignorent, j'en suis sûr, ce qu'il importe d'apprendre à tous, c'est que la maladie des oreillons, qui n'a d'autre symptôme extérieur que le gonflement sus-mentionné, est presque toujours une maladie générale; bien plus, c'est une maladie éruptive, comme l'érésipèle, comme la rougeole, comme la scarlatine.

Que d'accidents j'ai vus survenir, faute de cette notion !

On se contente de mettre sur les parties tuméfiées des cataplasmes ou simplement un morceau de ouate ; on soutient le tout par une mentonnière, et puis l'on s'imagine avoir paré à tous les accidents ; on laisse sortir le malade, on le fait manger comme s'il était en bonne santé. Tout à coup les oreillons disparaissent. Bravo ! crient les ignorants, ils ont été promptement guéris, ceux-là ; mais presque immédiatement survient une fièvre grave, un embarras de poitrine et des douleurs cérébrales. La maladie est rentrée, elle est tombée sur quelque organe important.

Toutes les maladies éruptives, quelles qu'elles soient, si elles disparaissent tout à coup, causent des accidents considérables. Les mères de famille le savent ordinairement, mais trop souvent elles agissent comme si elles ne le savaient pas.

Enfin, il est important d'apprendre et de retenir que la convalescence de toutes les maladies dont nous venons de parler exige tout autant de soins et de précautions que les maladies elles-mêmes.

Je l'ai déjà dit, mais je crois devoir le répéter en terminant, après une rougeole, après un érésipèle, après les oreillons, les muqueuses et les séreuses, c'est-à-dire la peau interne, la peau qui tapisse l'intérieur du crâne, l'intérieur des poumons, du cœur, des intestins, etc., deviennent d'une susceptibilité excessive; le moindre courant d'air, un froid, un excès de table, peuvent déterminer des fluxions de poitrine, des fièvres cérébrales et de graves maladies d'estomac.

Certes, si tout le monde possédait les quelques notions que je viens d'esquisser rapidement, j'en ai la conviction, nous ne verrions pas, à chaque printemps, tant de petits enfants enlevés à la tendresse de leur famille ; pauvres fleurs flétries et fanées bien avant d'être écloses ! douces espérances que vient moissonner un impitoyable trépas !

Sans doute, tous ces petits anges quittent la terre pour s'en aller au ciel; mais ceux qui les aiment sont là qui restent et se désolent, et il ne faudrait point avoir de cœur pour ne point compatir à cette respectable désolation.

Post-scriptum.

Si nous voulions parler longuement de toutes les maladies qui tombent inopinément sur le jeune âge, nous aurions une route bien longue à parcourir, un champ considérable à toiser.

Nous en dirons quelques mots. — Sans cela, notre œuvre serait incomplète. — Mais, auparavant, nous voulons nous occuper d'une maladie essentiellement grave, d'une affection ordinairement pernicieuse, et d'autant plus dangereuse que les gens de l'art s'en occupent très-peu, je veux parler de la fièvre cérébrale. Nos lecteurs nous sauront gré, j'en suis sûr, de consacrer à cette maladie tout le chapitre suivant.

LA FIÈVRE CÉRÉBRALE

I. — C'est une maladie bien commune chez les petits enfants.

J'en ai donné l'explication au grand chapitre des convulsions de toute nature; j'ai montré que, la tête d'un enfant n'étant pas complétement développée pendant les premières années de l'existence, le cerveau et ses diverses enveloppes, le centre nerveux et tout son entourage, étaient d'une extrême susceptibilité.

Aussi la plupart des maladies du jeune âge se compliquent-elles d'accidents cérébraux; aussi des commotions, qui, dans un âge fort avancé, passent inaperçues, produisent-elles sur la tête des petits enfants un ébranlement considérable, et qui parfois devient désastreux.

J'ai cru bon de parler avec assez de détails, dans un ouvrage intitulé *La Santé des mères et des enfants*, des causes, des caractères, des dangers et du traitement de la fièvre cérébrale. En conséquence, j'ai feuilleté tous les auteurs qui me semblaient avoir dû traiter cette matière, ceux qui ont écrit sur l'hygiène du jeune âge comme ceux qui se sont spécialement occupés de toutes les affections des petits enfants. Nulle part je n'ai trouvé de chapitres consacrés à la fièvre cérébrale. Alors j'ai parcouru les livres plus généraux de thérapeutique et de nosologie ; rien ou presque rien sur le sujet. J'ai feuilleté tous les dictionnaires : dictionnaire en quinze, dictionnaire en vingt et un, dictionnaire en soixante volumes. Sauf un article de M. le docteur Foville, l'un des médecins les plus expérimentés que je connaisse, et une petite dissertation de M. Guersant, fort réputé dans l'art de soigner les maladies de l'enfance, je n'ai rien trouvé d'utile, rien découvert de précieux. Les deux auteurs que je viens de citer n'ont point traité de la fièvre cérébrale, mais bien de la méningite, c'est-à-dire de l'inflammation des diverses membranes qui enveloppent le cerveau et tapissent les anfractuosités. Ils ont eu raison, puisque la dénomination de méningite est l'expression savante, le titre scientifique de la maladie dont nous allons nous occuper. Mais on comprendra, je le pense, que je n'aie point suivi leur exemple. Quelle est la femme du monde, la mère la plus attentive, qui puisse retenir le mot de méningite, se préoccuper de cette maladie, et la soigner comme il convient. Quelle est la femme, au contraire, qui ne sache d'avance les caractères et les dangers d'une fièvre cérébrale. La fièvre cérébrale moissonne chaque année tant de petits enfants!

II. — La fièvre cérébrale peut être directe ou indirecte. Quels sont, dans le premier cas, ses symptômes et ses dangers?

J'ai souvent expliqué dans mes ouvrages que l'organe le plus impressionnable d'un individu était tout naturellement l'organe le plus souvent malade, et attirait toujours vers lui seul l'irritation généralement répandue dans tout l'organisme, les faiblesses insolites ou les symptômes inflammatoires.

L'organisation d'un enfant encore au berceau est tout

entière d'une délicatesse dont il est facile de se convaincre. Un coup de vent le blesse, produit un refroidissement, puis un catarrhe et des accidents fébriles qui ne sont pas sans danger. Une simple indigestion enflamme parfois tout le système intestinal; une peur, une chute, révolutionne presque immédiatement son cerveau.

Cette malheureuse susceptibilité provient de deux causes différentes : la première, c'est que les petits enfants, n'étant point suffisamment et complétement développés, se trouvent sans résistance, n'ont point toutes les forces vitales nécessaires; la seconde, c'est que les liquides organiques et les vaisseaux qui les contiennent se trouvent en proportion plus grande chez les enfants que chez les personnes plus âgées. Or, comme la circulation du sang parcourt le corps entier, comme la circulation de la lymphe est à peu près aussi générale, dès qu'il y a désordre dans ces deux sortes de circulations, dès qu'il survient un arrêt ou un bouillonnement dans ces deux espèces de liquides, le corps tout entier se ressent bien vite de cet accident. Voilà pourquoi les maladies éruptives sont si communes dans le jeune âge. Voilà comment la fièvre des petits enfants, quelque bénigne qu'elle soit, est toujours plus considérable que la fièvre ordinaire des grandes personnes.

Mais ce n'est pas tout, les accidents cérébraux, si communs dans la première enfance, non-seulement peuvent être expliqués par la délicatesse et la susceptibilité de la nature humaine aux premières années de la vie, mais ils sont motivés et souvent tout mécaniquement causés par l'état, encore imparfait, de la tête, c'est-à-dire de la boîte qui renferme la masse cérébrale. Outre les fontanelles, dont j'ai parlé à propos de l'*Hygiène du premier jour de la vie*, outre la surimpressionnabilité, que j'ai dénoncée à l'article des *Convulsions*, la tête du plus grand nombre des petits enfants est déformée et travaille à reprendre sa construction normale, ses dimensions naturelles. Or ce travail y nécessite l'emploi de certaines forces vitales, appelle à la tête un certain afflux sanguin ; et quand une fièvre générale active outre mesure toute la circulation du sang, et produit cette chaleur cuisante qui cause les inflammations, cette fièvre devient plus forte à la tête, puisqu'il y a plus de sang et plus de susceptibilité.

Les sympathies du cerveau avec les sensations de tous les autres organes, le contre-coup qu'il éprouve de toutes les commotions que subissent les différentes parties du corps humain, sont des particularités faciles à remarquer, même chez les grandes personnes.

Un homme courbaturé par une fatigue physique exagérée, non-seulement a mal dans les bras et dans les jambes, mais surtout a mal à la tête. L'inanition donne mal à la tête comme les digestions laborieuses, ou la réplétion trop grande de l'estomac ; enfin il est bien rare qu'une fièvre générale se déclare sans causer des douleurs de tête, des souffrances cérébrales.

Eh bien ! chez le petit enfant, à plus forte raison, par tous les motifs que j'énonçais tout à l'heure, la tête prend part à tous les malaises, à tous les désordres, à toutes les maladies. En sorte que la fièvre cérébrale, ou, si vous l'aimez mieux, l'inflammation du centre nerveux et de toutes ses enveloppes, peut être causée directement ou déterminée indirectement.

Pour vous faire bien comprendre le mécanisme de la fièvre cérébrale directement causée, laissez-moi attirer votre attention sur l'inflammation que détermine souvent au bout du doigt une piqûre d'épingle, l'introduction d'une épine, ou tout simplement cette contusion douloureuse que l'on appelle vulgairement un pinson.

Aussitôt la douleur produite, à peine l'épingle enfoncée dans les chairs, une dose de sang accourt vers la région blessée, à tel point qu'elle y produit du gonflement, de la rougeur et une chaleur anomale; par conséquent, il y a tension de la peau qui recouvre des tissus gonflés, c'est-à-dire plus gorgés de sang qu'ils ne devraient l'être. Cette tension produit de la souffrance, et c'est pourquoi vous entendez dire à bien des personnes atteintes de cette petite affection : J'ai la fièvre dans mon doigt.

On applique des cataplasmes, des résolutifs, et bien souvent on arrête le mal à son début, on met en déroute la petite maladie avant qu'elle ait pu produire d'autres désordres. Mais bien souvent aussi le mal résiste à tous les remèdes, et alors la douleur, la tuméfaction, la rougeur, la chaleur, vont en augmentant; la souffrance devient si aiguë, qu'elle détermine parfois une fièvre générale; il n'est pas rare de voir le mal blanc et le panaris causer une fièvre intense, des malaises d'estomac et des douleurs de tête assez considérables pour causer le délire! exemple frappant de la solidarité de tous les organes, des sympathies et réactions dont je parlais tout à l'heure.

Au bout de sept à neuf jours, quelquefois plus tôt, quelquefois plus tard, on aperçoit, au milieu de la rougeur du doigt enflammé, un point plus pâle et quelquefois tout à fait blanc; si on appuie légèrement sur ce point-là, on reconnaît facilement qu'il existe sous la peau une certaine dose de liquide; l'inflammation, au lieu de se résoudre, est arrivée à la période de suppuration. Il y a là un abcès qu'il faut ouvrir ou qui, à force de ronger, de se remuer et de s'étendre, finira par se faire un passage à l'extérieur et par s'ouvrir tout seul.

L'inflammation, frappant sur tout autre organe, sur n'importe quel autre tissu du corps humain, l'inflammation du poumon, l'inflammation des entrailles ou l'inflammation du cerveau, se conduit de la même manière, suit les mêmes phases que l'inflammation d'un doigt piqué ou contusionné; c'est-à-dire que, dès les premiers jours, il se porte vers le cerveau qui s'enflamme, comme vers le poumon ou vers les intestins attaqués par cette maladie, un afflux sanguin considérable, une chaleur exagérée, une fièvre toute spéciale. De là des douleurs, un engorgement et de grandes difficultés fonctionnelles. — Un doigt enflammé ne peut guère servir; la tête prise d'une fièvre cérébrale agit fort mal ou n'agit presque plus. En effet, sous l'influence de l'agglomération sanguine, le cerveau se trouve tellement pressuré, qu'il en résulte parfois tous les symptômes de la paralysie, ou bien, l'afflux sanguin n'étant pas très-considérable, mais la fièvre et par conséquent la chaleur se trouvant en excès, toute la masse cérébrale, chauffée, ébranlée, entre dans une surexcitation manifeste.

Alors les yeux s'allument et semblent lancer des flammes, tous les mouvements du corps deviennent saccadés et presque impétueux, l'intelligence est comme pervertie, c'est-à-dire que les idées se pressent et se confondent, puis s'échappent, informes, multipliées, à peine écloses : c'est le délire! le malade parle, crie, rit ou pleure, avec une vivacité désolante.

Bientôt à la loquacité, aux mouvements impétueux, aux yeux ardents, et à l'animation de tout le visage, succède une prostration complète; plus de voix; stupeur ou immobilité; les yeux deviennent ternes et bien souvent sont pris de contorsions caractéristiques, ils ne se ferment qu'à moitié, et, à travers les paupières ouvertes, on n'aperçoit plus que du blanc. La fièvre cérébrale a fait un pas de plus, elle devient terrible et dangereuse; car, si, malgré les médicaments employés, l'incendie ne s'apaise pas, c'est-à-dire si l'afflux sanguin, au lieu d'être détourné, stagne et marche à la suppuration, il n'y a plus d'espérance possible, plus de bonne conclusion à attendre.

Quand l'inflammation d'un doigt se termine par suppuration, les liquides produits par le travail suppuratoire arrivent toujours à corroder et à percer la peau, et finissent par sortir du corps humain et des régions où ils ont pris naissance. Mais comment une inflammation, passant par la période de stagnation et surtout par la période de suppuration, peut-elle se résoudre et se débarrasser normalement, quand elle naît, grandit, et suit toutes ses périodes sur un organe comme le cerveau, entouré d'une enveloppe cutanée tellement résistante qu'on l'a nommée cuir chevelu, circonscrite surtout par la boîte osseuse du crâne, qui, au point de vue physiologique, ne peut avoir aucune complaisance, qui n'épargne et ne fléchit jamais?

Donc la fièvre cérébrale, qui, non contente de déterminer la turgescence de tous les organes du centre nerveux, passe à la période terrible de la dégénérescence et de la suppuration, est une maladie qui devient forcément et tout mécaniquement des plus graves et des plus dangereuses.

III. — La fièvre cérébrale peut survenir par contre-coup.

C'est-à-dire qu'elle peut être produite par un effet indirect, et que, au lieu d'être cause, elle peut devenir symptôme, simple effet.

L'enfant, je vous l'ai dit, est doué d'une susceptibilité cérébrale considérable. A-t-il une engelure très-douloureuse, une digestion très-difficile, éprouve-t-il une commotion morale inattendue, immédiatement ou médiatement, la tête se prend, le visage s'émeut, la fièvre s'allume, une commotion cérébrale est manifeste.

Dès qu'une maladie éruptive, gagnée par l'influence de

la saison ou amenée par les effluves dangereuses d'une épidémie, dessine ses premiers symptômes, si elle tombe sur un enfant en bas âge, il est bien rare que la tête, le centre nerveux et toutes ses enveloppes n'en subissent point le contre-coup, et ne deviennent le siége d'une sorte de fièvre passagère qui, sans amener de grands dangers, présente certains inconvénients.

Peu importe la douleur de tête, les yeux plus ou moins allumés, l'intelligence plus ou moins nette. Ce à quoi il faut veiller surtout, c'est à la résistance vitale.

Eh bien, de deux choses l'une : ou la fièvre cérébrale indirecte causée par contre-coup peut s'éteindre inaperçue sans causer de grands désordres, ou bien, frappant sur des sujets exagérément susceptibles, extra-sensibles, elle peut déterminer des accidents inattendus.

Dans le premier cas, il est inutile de s'en occuper ; dans le second, le traitement est pressé, important, nécessaire, indispensable.

IV. — Moyens à employer, saignées, dérivatifs, purgatifs, etc.

Il est évident que la fièvre cérébrale, quelle que soit la cause qui l'ait amenée, doit être combattue énergiquement, j'oserais presque dire brutalement.

Le sang se porte exagérément à la tête, une fièvre toute locale s'organise vers le cerveau ; à l'aide ! au secours ! détournons cet afflux sanguin, tâchons de conjurer l'incendie qui menace.

Et d'abord il est tout rationnel et tout simple de retirer des grands vaisseaux, par la piqûre innocente d'une lancette, le trop-plein de sang que la fièvre fait bouillonner.

Si le sujet atteint de fièvre cérébrale est d'une constitution pauvre et qui fasse craindre de fâcheux résultats d'une saignée générale, il faut au moins une saignée locale, et je recommande l'application de deux ou trois sangsues bien vivaces à l'occiput, derrière la région sensible des deux organes de l'audition, immédiatement au-dessous des cornets acoustiques que forme le pavillon externe des oreilles.

Mais si la saignée générale, si la saignée locale, paraissent prématurées ou dangereuses, on comprendra l'importance d'une action dérivative exercée sur les membres inférieurs, c'est-à-dire les jambes et les cuisses, ou sur la dernière section du tube digestif. Avec des sinapismes ou des vésicatoires volants, on obtient facilement l'action dérivative que je réclame. Avec des purgatifs doux, mais efficaces, on arrive à la dérivation intestinale que je recommande tout spécialement.

V. — Bains d'affusions.

Disons d'abord comment se pratique cette manœuvre

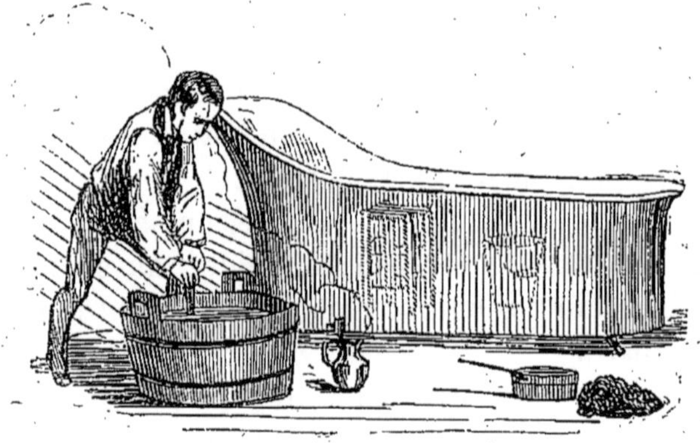

Préparatifs du bain d'affusions.

médicamenteuse, expliquons bien comment les affusions doivent être données.

Une affusion consiste à faire courir sur le corps la valeur de trois ou quatre seaux d'eau tempérée. Pour cela, il nous faut :

Une baignoire vide, ou bien un de ces grands baquets qui servent à la lessive ;

Un tabouret de paille ou de bois que l'on puisse mouiller sans scrupule ;

Un bain de pieds rempli de la proportion d'eau chaude nécessaire pour le pédiluve en question ;

Un petit baquet de blanchisseuse ou des terrines assez grandes pour contenir l'eau destinée à l'affusion ;

Une casserole de la capacité d'un à deux litres ; enfin un thermomètre qui puisse renseigner sur le degré réel de l'eau à employer.

On place le tabouret dans la baignoire vide, et le bain de pieds préparé, on fait asseoir sur ce tabouret le malade enveloppé d'un léger peignoir. Après lui avoir fait mettre les pieds dans l'eau chaude et avoir recouvert ce bain de pieds avec un morceau de flanelle ou un lambeau de couverture, on procède à l'opération.

On puise l'eau à l'aide de la casserole, et résolûment, coup sur coup, on la verse en nappe tantôt sur la tête, tantôt sur la poitrine, tantôt sur les épaules du patient. On doit ne se laisser arrêter ni par les soubresauts, ni par les plaintes du malade ; la docilité aux ordres du médecin est indispensable et la rigueur est souvent nécessaire. S'il a été prescrit une affusion de quatre ou cinq minutes, on ne doit point la remplacer par une affusion de deux ou trois.

A l'œuvre donc ! Courage au malade qui subit ! énergie chez la personne qui exécute !

Si l'eau contenue dans le baquet se trouve entièrement épuisée avant les cinq minutes ordonnées, on reprend une partie de l'eau tombée dans la baignoire, c'est-à-dire que l'on y plonge la casserole et qu'on prolonge ainsi pendant le temps voulu l'émouvante opération.

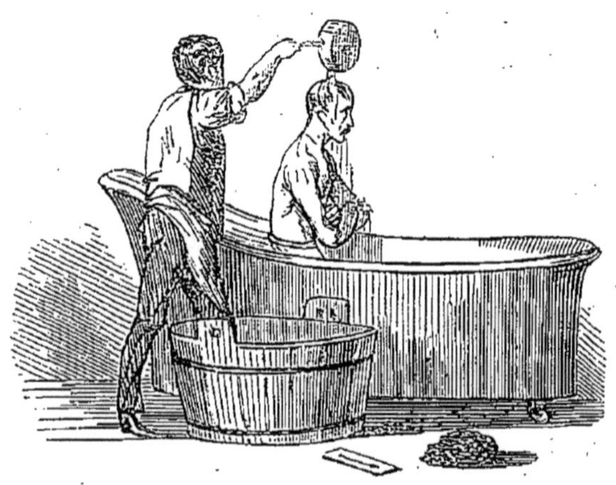

On puise l'eau à l'aide de la casserole, et résolûment, coup sur coup, on la verse en nappe sur la tête.

J'ai réclamé un tabouret et conseillé d'y faire asseoir le patient; car il serait trop fatigant pour lui de supporter l'affusion en restant debout, comme il serait fort incommode de la pratiquer s'il s'asseyait au fond de la baignoire. Dans cette situation, en effet, le bain de pieds serait difficile à prendre, et puis, les jambes, les genoux et les cuisses, se trouvant placés plus haut que le siége, ne pourraient avoir une part suffisante de l'affusion; l'eau jetée sur la tête et les épaules coulerait le long du corps, mais n'arroserait que les bras et le tronc.

On conçoit que, à la suite d'une affusion, il est fort important d'essuyer convenablement le malade qui vient de la subir; comme on doit désirer une prompte réaction, comme il est nécessaire que le malade puisse se réchauffer naturellement et bien vite, il est urgent, non-seulement de l'essuyer, mais de le frictionner et de frotter assez rudement pour faire rougir un peu la peau.

Si l'on a suivi les explications que je viens de donner, on saura parfaitement administrer un bain d'affusions, et c'est déjà un point fort important. Mais il me paraît nécessaire aussi d'en faire apprécier les services et la médicamenteuse efficacité. Pour cela, je cède la parole au docteur Foville, qui me semble avoir dignement élucidé la question :

« Les saignées générales, écrit-il, saignées larges, copieuses, multipliées, et les saignées locales plus ou moins nombreuses, pratiquées en même temps que des applications froides sont maintenues sur la tête, constituent un des meilleurs traitements que l'on puisse opposer à la fièvre cérébrale.

« Néanmoins, ce traitement me paraît le céder en efficacité à l'emploi combiné des saignées et des bains d'affusions.

« Les bains d'affusions ne sont connus que de nom par beaucoup de praticiens; préconisés par d'autres qui en ont fait un grand usage, ils restent, pour le plus grand nombre, tout à fait en dehors de leur arsenal thérapeutique; l'ignorance générale dans laquelle on se trouve sur le mode d'action de ces moyens n'est pas, avec la terreur que généralement ils inspirent, le moindre obstacle à la propagation de leur emploi.

« J'ai si souvent employé les bains d'affusions avec les résultats les plus favorables, que c'est pour moi un devoir d'entrer dans quelques détails à leur égard.

« Longtemps j'ai administré les bains d'affusions d'une manière irrégulière et empirique ; ce n'était, dans les premiers temps de ma pratique, qu'après avoir inutilement administré des moyens de traitement plus vulgaires que j'y avais recours. J'agissais d'ailleurs avec cette timidité qu'entretient nécessairement notre ignorance sur le mode d'action d'un moyen énergique. Mais enfin, ayant trouvé dans l'ouvrage de Harvey, sur la circulation du sang, un passage qui me parut propre à expliquer, au moins en partie, comment les bains d'affusions modifient nos organes, j'ai multiplié et régularisé l'emploi de ces bains, et en ai retiré les plus grands avantages.

« Les mouvements connus du sang dans l'organisme sont tels, que, par suite de l'application rapide et prolongée, un certain temps, d'eau froide à la surface du corps, il arrive bientôt de toute nécessité que le sang, refroidi à la surface, retourne refroidi au cœur, d'où il est lancé, encore refroidi, dans les régions les plus profondes de notre machine ; et le cerveau est si près du cœur, ses artères sont en communication si directe avec le ventricule aortique, qu'il doit, un des premiers, ressentir les effets de ce refroidissement à la périphérie du corps.

« Ce mode de refroidissement, bien distinct de la simple soustraction du calorique de notre corps par l'application du froid à l'extérieur, bien distinct aussi du refroidissement direct de la tête par l'emploi des divers réfrigérants sur cette partie, ne peut manquer d'être utile lorsqu'il est dirigé contre une inflammation dont les conséquences seront toujours fatales si l'on ne parvient à la faire avorter.

« Ce n'est pas pour provoquer une réaction qu'il faut recourir à l'emploi des bains d'affusions, mais bien pour éteindre directement l'inflammation des méninges.

« Il faut, pour obtenir cet effet, recourir aux affusions aussitôt qu'une saignée copieuse aura été pratiquée; employer d'abord de l'eau à dix-huit degrés, la verser largement pendant huit à dix minutes, ou même plus, s'il ne survenait un frisson général dans cet espace de temps.

« Constamment, on peut le dire, après l'emploi de ce moyen, le mal de tête est dissipé ou du moins considérablement amoindri, la bouche est humide, la soif calmée, et le pouls notablement diminué de fréquence et de force; le malade exprime le sentiment de bien-être qu'il éprouve. Il faut alors recommencer les applications froides sur la tête du malade, soigneusement essuyé et remis au lit, et le laisser aussi calme que possible.

« Il n'est pas rare qu'un sommeil paisible succède à l'emploi de ce moyen; mais, au bout de quelques heures, le plus souvent la douleur de tête, les symptômes fébriles, reparaissent; il faut au plus tôt combattre le retour de ces symptômes de recrudescence du travail inflammatoire par l'emploi des bains d'affusions, seuls, si les accidents inflammatoires sont plus modérés, aidés de la saignée s'ils sont encore très-intenses. Il faut ainsi réitérer plusieurs fois par jour l'usage des affusions, et, dans le plus grand nombre des cas, s'ils sont administrés d'assez bonne heure et secondés par l'usage des saignées assez copieuses, on triomphera de la fièvre cérébrale. »

Je crois bien qu'après des explications si limpides, si lumineuses, je n'ai plus rien à dire pour faire apprécier toute l'importance des bains d'affusions, employés contre la fièvre cérébrale.

Cependant il est nécessaire de prévenir que toutes ces secousses médicamenteuses sont bien mieux supportées par les grandes personnes que par les petits enfants. Et puis, la manœuvre opératoire est toute simple quand il s'agit de personnes raisonnables, mais elle devient très-difficile avec de pauvres petits êtres qui ne savent apprécier que les sensations présentes, et sont incapables de comprendre que, si on leur fait un peu de mal, c'est dans l'espérance de leur faire beaucoup de bien, c'est-à-dire de mettre en déroute une maladie redoutable.

Quel moyen de donner des affusions à un enfant de deux ou trois ans! Vous les ferez bien asseoir dans la baignoire vide; mais, dès la première projection d'eau tempérée, vous les verrez se redresser, crier et se débattre.

Aussi, pour combattre la fièvre cérébrale des petits enfants, après les saignées et dépuratifs recommandés plus haut, Récamier conseillait un moyen médicamenteux plus efficace encore que les bains d'affusions et plus inconnu, s'il est possible, de la plupart des médecins. Je veux parler des irrigations continues.

VI. — Irrigations continues.

Le problème est celui-ci :

Faire couler continuellement un filet d'eau froide ou tempérée sur l'une des régions du corps, et cela sans mouiller le reste du corps, sans laisser pénétrer d'humidité les vêtements du malade, c'est-à-dire son bonnet, sa chemise et son lit.

Je vous certifie que bien des praticiens seraient incapables de résoudre ce problème et fort embarrassés de toutes les difficultés qui entourent d'ordinaire cette manœuvre médicamenteuse. Et pourtant le moyen est si merveilleusement efficace, que je crois fort utile, non-seulement de l'indiquer aux mères de famille, mais de donner ici tous les renseignements nécessaires pour en faciliter l'exécution et vulgariser sa mise en pratique.

Oui vraiment les irrigations continues sont d'une efficacité surprenante quand on les dirige adroitement.

J'étais encore simple élève en médecine, mais déjà secrétaire de l'illustre Récamier, quand deux cas spéciaux, deux exemples bien remarquables, me firent apprécier toute la valeur de cette ressource.

Un matin, arrive dans le cabinet du grand maître un pauvre charretier dont la main tout entière avait été en quelque sorte broyée par l'une des roues de sa voiture. Récamier accueillit, examina cet homme, et l'envoya bien vite à l'Hôtel-Dieu avec ordre de faire entrer ce malade dans une salle que lui, doyen de tous les hôpitaux de Paris, était chargé de visiter, soigner et médicamenter chaque jour. Pendant que le malade se rendait à l'hôpital, Récamier appela un menuisier, et, séance tenante, il lui fit tailler et découper une planchette en forme de main, puis il descendit d'un rayon, où elle se trouvait placée, une fontaine à robinet qu'il avait fait confectionner tout exprès pour les irrigations. Munis de ces deux ustensiles, nous partîmes pour l'Hôtel-Dieu. Le pauvre charretier fut le premier malade dont voulut s'occuper l'illustre médecin. Déjà deux ou trois chirurgiens, entre autres MM. Bréchet et Blandin, envoyés par l'administration, étaient venus voir le patient; car ces messieurs de l'assistance publique ont des règlements auxquels ils prétendent, souvent bien à tort, faire plier les meilleures volontés.

Dans chaque hôpital de Paris, il y a service de médecine et service de chirurgie. Or il avait paru fort bizarre aux employés de l'Hôtel-Dieu que M. Récamier, chargé d'un service de médecine, ait fait entrer d'autorité, dans l'une des salles qui lui étaient confiées, un malade atteint d'une affection chirurgicale! et c'est pourquoi ils avaient envoyé deux des chirurgiens de l'établissement afin de bien constater qu'il ne s'agissait point d'un cas de médecine proprement dite. MM. Bréchet et Blandin avaient reconnu de nombreuses fractures, qu'en termes chirurgicaux on appelle *fractures comminutives*; l'un et l'autre avaient déclaré le cas des plus graves et proclamé que le seul moyen de salut était l'amputation. Le malade avait répondu qu'il aimait mieux mourir que de se soumettre à cette cruelle sentence. Quand nous arrivâmes avec Récamier, Bréchet était encore près du patient.

— Ah! ah! vous voudriez couper, monsieur l'opérateur? demanda l'illustre praticien au chirurgien qu'il avait devant lui.

— Mais l'opération me paraît urgente, répondit ce dernier.

— Je n'en veux à aucun prix! s'écriait le blessé.

— Nous vous en dispenserons, repartit Récamier avec bonté.

Puis, se retournant vers M. Bréchet :

Je veux vous montrer, monsieur le chirurgien, que pour guérir certaines blessures il n'est pas toujours nécessaire d'avoir recours à vos bistouris, à vos scalpels, à votre habile couteau.

Ce disant, Récamier prit la petite planchette de bois et la plaça sous l'organe blessé, puis, avec l'attention et la minutie d'un artiste, rapprochant tous les os rompus, toutes les chairs meurtries, fermant le mieux qu'il lui était possible les plaies béantes et multipliées de la main écrasée, il reforma en quelque sorte tous les doigts, et, enfin, il soumit toutes ces blessures aux irrigations continues d'une eau simple, légèrement dégourdie.

Quinze jours après, il appelait triomphalement MM. Bréchet, Blandin et consorts; car le succès avait dépassé toute espérance. La main tout entière était reprise sans la moindre menace d'inflammation, et quarante-huit jours ne s'étaient point écoulés que déjà le charretier, complétement guéri, demandait la permission de retourner à ses travaux.

Un autre jour, un forgeron accourut chez Récamier, à la suite d'un accident qui pouvait être bien désastreux. En coupant un morceau de fer rouge, l'une des portions lui avait sauté au visage et avait frappé sur l'un des yeux, dont elle avait manifestement cautérisé la cornée. Certes, il était bien à craindre que l'inflammation, suite ordinaire de toute cautérisation, ne compromît l'œil tout entier, et, vu la désorganisation d'une portion de la cornée transparente, bien des chirurgiens auraient déclaré cet organe de la vision à peu près perdu.

Récamier fit mettre cet homme sous les irrigations continues; pendant quinze jours et quinze nuits successifs, un filet d'eau tempérée coulant sur l'œil blessé prévint toute inflammation, et non-seulement l'organe ne fut point compromis, mais la cautérisation produite se cicatrisa si bien, qu'il n'en resta presque point de traces; bref, l'œil du forgeron fut littéralement sauvé.

Eh bien, ce qui s'est passé dans ces deux circonstances se reproduit souvent dans l'inflammation dangereuse qui caractérise la fièvre cérébrale; il n'est rien de plus efficace, à mon avis, pour juguler l'inflammation du cerveau, que les irrigations continues. C'est pour cela que je veux que toutes les mères de famille soient capables d'exécuter cette manœuvre médicamenteuse et puissent organiser, surveiller, en un mot pratiquer, si jamais il en était besoin, ces importantes irrigations. Tâchons donc de donner toutes les explications nécessaires, et entrons hardiment dans les plus minutieux détails.

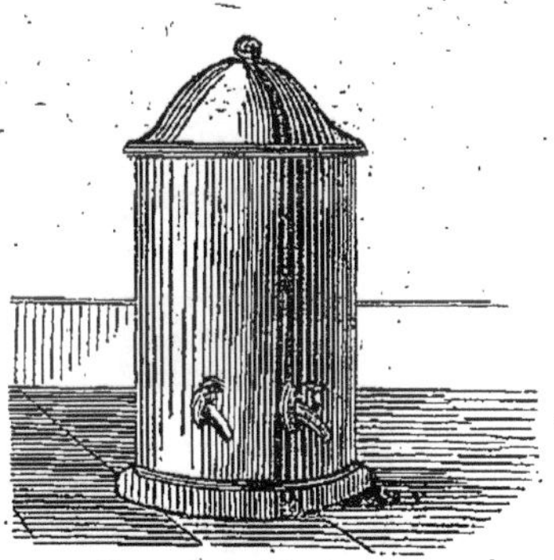

Fontaine à irrigations.

Pour organiser des irrigations continues, il faut un réservoir, une espèce de fontaine. Tout le monde n'a point à sa disposition une fontaine à robinet, analogue à celle que nous représentons; mais il est facile de trouver un seau auquel les fontainiers, le tourneur, ou même le menuisier, puissent adapter un robinet, soit en métal, soit tout simplement en buis.

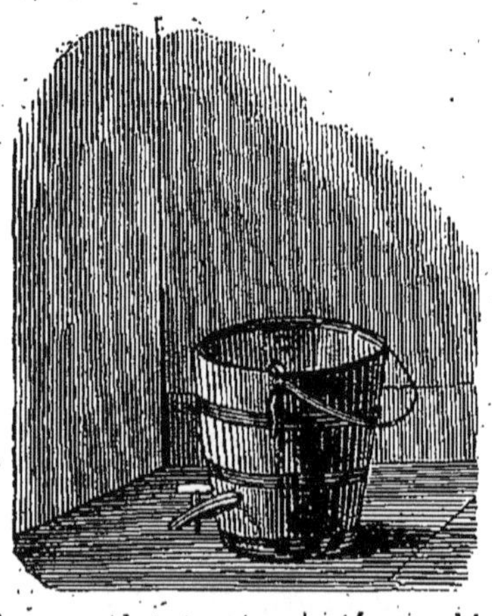

Seau ordinaire auquel se trouve adapté un robinet de buis.

Enfin, je suppose l'impossibilité de trouver un robinet

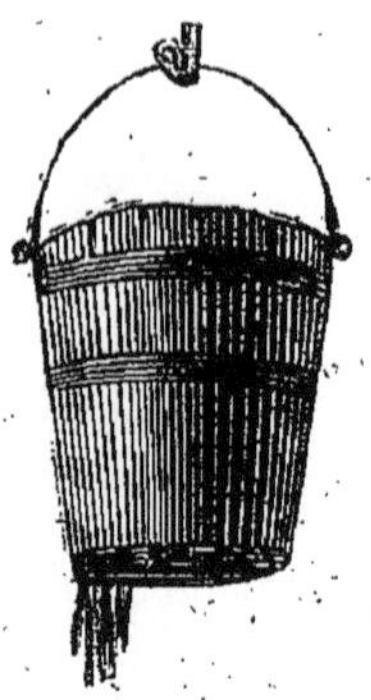

Seau suspendu percé d'un trou à sa partie inférieure et muni d'un bouchon de paille.

et des difficultés réelles pour l'adapter à un seau; il est

encore un moyen bien connu des femmes qui coulent la lessive : il suffit de pratiquer une ouverture quelconque à la partie inférieure du seau destiné aux irrigations, seau de bois ou seau de zinc, peu importe ; dans l'ouverture pratiquée au susdit ustensile, on introduit un bouchon de paille, suffisant pour empêcher l'eau de se précipiter en grande quantité, mais assez lâche cependant pour laisser au liquide un certain passage et lui permettre de tomber goutte à goutte.

Nous avons notre réservoir, notre fontaine ; mais nous avons besoin de bien d'autres préparatifs. Rappelons-nous le problème : faire couler un filet d'eau sur la tête d'un enfant couché, avec toutes les précautions nécessaires pour ne mouiller ni le reste du corps du malade, ni le lit dans lequel il se trouve.

Il nous faut deux chaises ; deux chaises de cuisine valent mieux que les belles chaises de salon ; il nous faut deux manches à balai, de la ficelle, un torchon de cuisine, une aiguille et du fil.

Vous placerez les deux chaises dans la situation où elles se trouvent sur la gravure ci-contre.

Pour empêcher que ces deux chaises ne s'écartent, on pose les deux manches à balai à peu près comme ils sont représentés, et on les maintient dans cette position à l'aide des ficelles que j'ai réclamées tout à l'heure.

Puis, sur chacune des chaises, on met de grosses pierres, des poids en fer ou des pavés. Enfin, d'un bâton à l'autre, on tend un torchon de cuisine plié en trois ou quatre que l'on peut arrêter avec des épingles, mais qu'il est beaucoup plus sage de coudre assez vigoureusement, pour qu'il ne puisse ni se détacher, ni trop fléchir.

Vous comprenez que, si l'on faisait tomber un jet d'eau sur la tête d'un malade couché sur un lit ordinaire, l'eau mouillerait non-seulement la tête du patient, mais le lit

17.

dans lequel il se trouve ; c'est pour prévenir cet inconvénient que nous avons préparé les deux chaises et notre

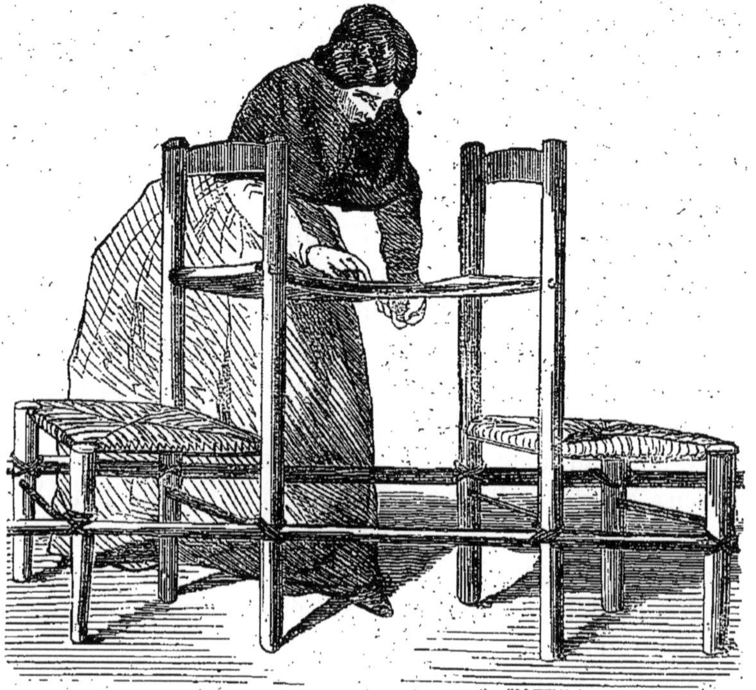

Préparatif des deux chaises et du torchon qui doit servir d'oreiller.

torchon tendu, car c'est précisément sur le torchon que nous allons faire poser la tête du patient.

Auparavant il faut habiller le malade et l'arranger de façon que l'humidité qui doit rafraîchir sa tête ne puisse envahir le reste de son corps. Pour cela, il suffit de garantir les épaules du petit malade avec une pèlerine de toile imperméable. Je dis pèlerine, parce que c'est un terme connu de toutes les mères de famille; mais qu'on n'aille point s'imaginer qu'il s'agit d'une pèlerine semblable à celles qui sont faites par les couturières, ou que l'on trouve toutes prêtes à être employées chez les marchands de confection.

Prenez un mètre de toile imperméable, taffetas gommé ou caoutchouc, pratiquez au milieu de cette toile une ouverture diagonale, une espèce de grande boutonnière, par laquelle vous ferez passer la tête de l'enfant, et la pèlerine est confectionnée. Il ne s'agit plus, pour la retenir bien en place, que d'en arrêter les plis et de la fixer avec quelques points de couture. C'est là ce qu'exécutent les deux femmes représentées dans la gravure ci-dessous.

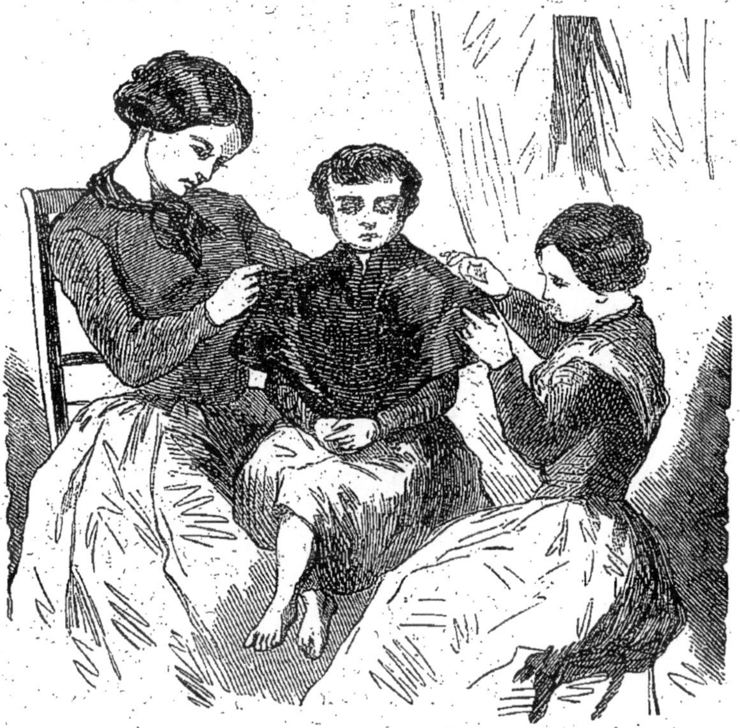

Il faut garantir les épaules du malade avec une toile imperméable.

Après avoir habillé l'enfant, il faut, en quelque sorte, habiller son lit, c'est-à-dire l'organiser de façon à l'empêcher d'être mouillé. Tous les tissus, quels qu'ils soient, tissus de laine, tissus de soie ou de coton, pompent l'humidité avec une rapidité incroyable. Ils font l'office de mèche trempée dans un liquide oléagineux, c'est-à-dire que, par le phénomène de la capillarité, un drap, une couverture, un matelas même, mis en contact avec de l'eau, la pompent, l'absorbent, se mouillent lentement de proche en proche, mais finissent par se mouiller tout à fait. C'est pour obvier à ce grave inconvénient qu'il est urgent de recouvrir la tête du lit comme on a couvert les épaules du malade, c'est-à-dire qu'il lui faut, à lui comme au patient, une sorte de bouclier de toile imperméable; c'est le préparatif indispensable de toute irrigation continue, préparatif qu'exécute la mère de famille représentée dans la gravure que nous recommandons à votre attention.

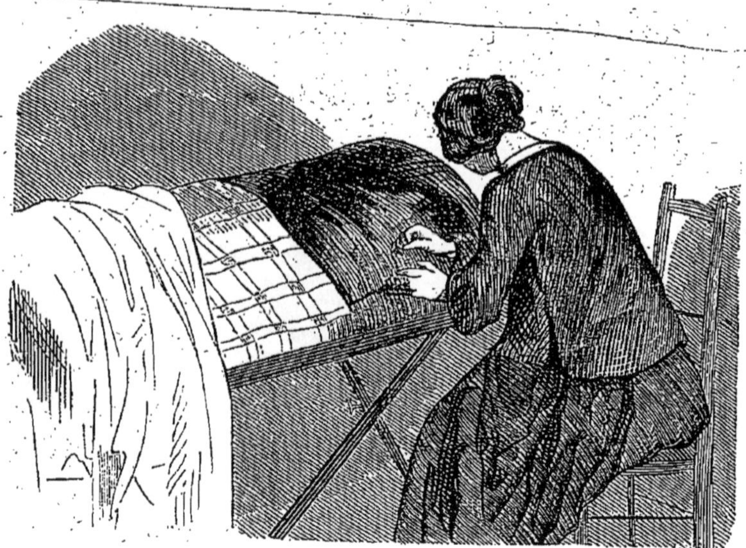

On doit garantir la tête du lit avec une toile imperméable.

Tout est prêt, le lit, le malade, la fontaine. Mais l'eau ne peut couler de la fontaine avec une abondance suffisanté que si cette fontaine est convenablement exhaussée; c'est pourquoi il nous faut une table, et non-seulement une table ordinaire, mais, par-dessus : des tabourets, une espèce d'échafaudage, une colonne, une table de nuit.

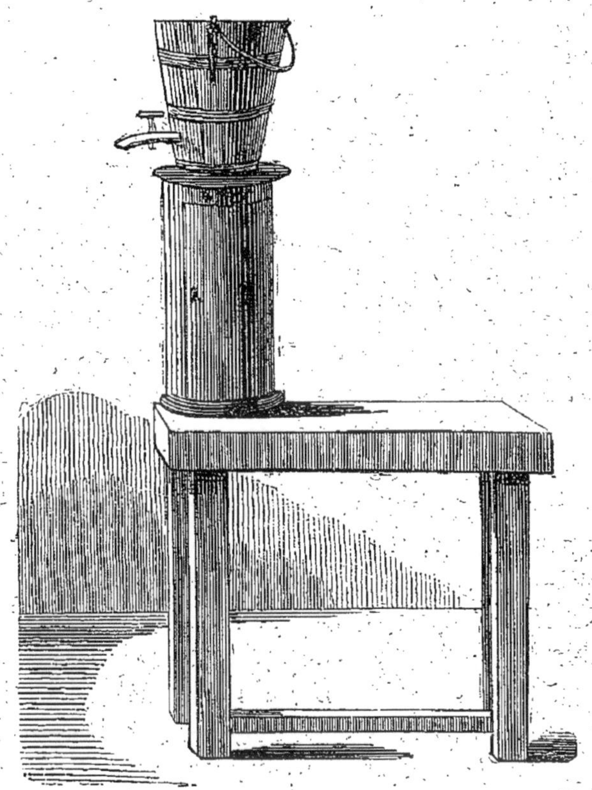

Fontaine exhaussée et mise en place pour donner le jet nécessaire aux irrigations.

J'ai fait représenter, dans toutes les gravures que j'ai crues nécessaires pour élucider mes explications, au lieu de couchette ou de berceau, de simples lits de sangle ; c'est qu'il faut vite en prévenir : le lit de sangle est le seul qui puisse convenablement servir pour la manœuvre des irrigations continues. Cette espèce de lit, en effet, n'a ni tête embarrassante, ni bordure plus embarrassante encore.

Quand le lit est bien préparé, le malade convenablement habillé, les chaises et leur *torchon-oreiller* mis en place, la fontaine exhaussée et prête à fonctionner, il ne s'agit plus que de procéder à l'exécution de cette manœuvre dite irrigation continue.

On couche le malade dans le lit calfeutré de toiles imperméables, on lui fait appuyer la tête sur le torchon tendu entre les deux chaises préalablement préparées, on approche la fontaine avec son soutien, son estrade; on ouvre le robinet, et l'irrigation est commencée. D'ordinaire, pour empêcher l'eau de jaillir et amortir l'agacement que produirait le jet du liquide sur la tête, on attache au robinet ouvert une bande de toile qui devient conductrice de l'eau, et, pour que le liquide fourni par la fontaine puisse se répandre sur toute la tête, couler et s'étendre sur toute la région douloureuse, on partage la portion inférieure de la bande conductrice en trois, quatre ou cinq lambeaux, et l'on étale tous ces lambeaux sur la tête du patient.

L'eau coule, l'irrigation marche; mais il faut savoir recueillir l'eau qui vient de servir à notre médicamentation, autrement toute la chambre du malade serait bien vite inondée, et non-seulement cette inondation serait désagréable, mais pourrait être pernicieuse.

Sous la tête du malade, entre les deux chaises au moyen desquelles nous avons présenté une espèce d'oreiller suspenseur, il est nécessaire de placer une terrine, un seau, un réservoir quelconque. L'eau qui coule sur la tête passe facilement à travers le torchon qui la soutient, et elle tombe tout naturellement dans l'ustensile préparé pour la recevoir.

Quand cet ustensile se remplit et menace de déborder,

on le vide à l'aide d'une casserole, tout en le laissant en place, et on en débarrasse tout le contenu en l'emportant dans un baquet que l'on fait jeter au ruisseau.

Ainsi, une fois les irrigations établies, comme elles doi-

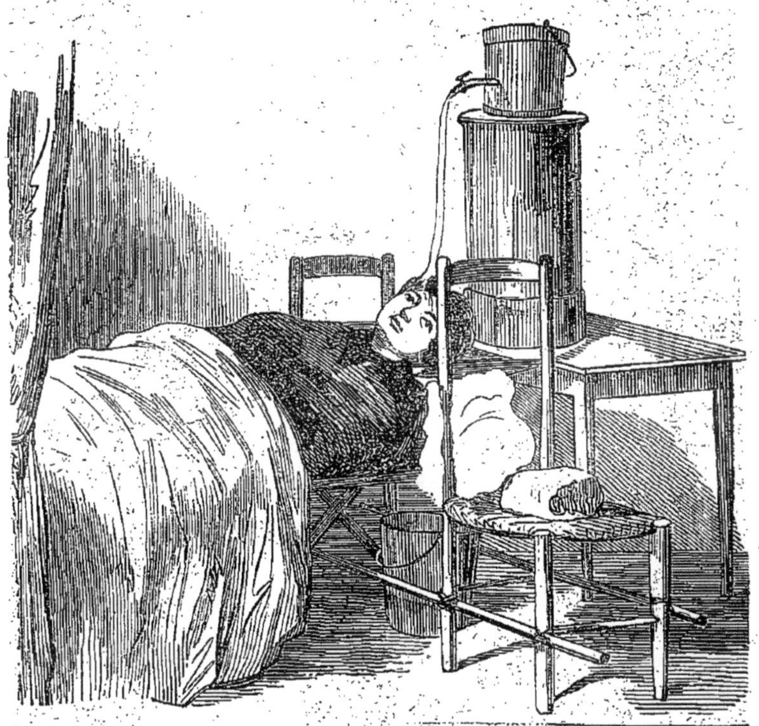

Irrigation qui fonctionne.

vent être continues sous peine de réactions dangereuses, on doit veiller à remplir la fontaine à mesure qu'elle s'épuise, comme on doit vider de temps en temps, à l'aide d'une casserole et tout en les laissant en place, la terrine, seau ou cuvette; en un mot, l'ustensile destiné à former récipient.

Je l'avoue, tous ces renseignements sont minutieux, la manœuvre des irrigations continues est fort délicate. Souvent il arrive que, malgré toutes les précautions prises, le malade se trouve mouillé et refroidi. Un morceau de che-

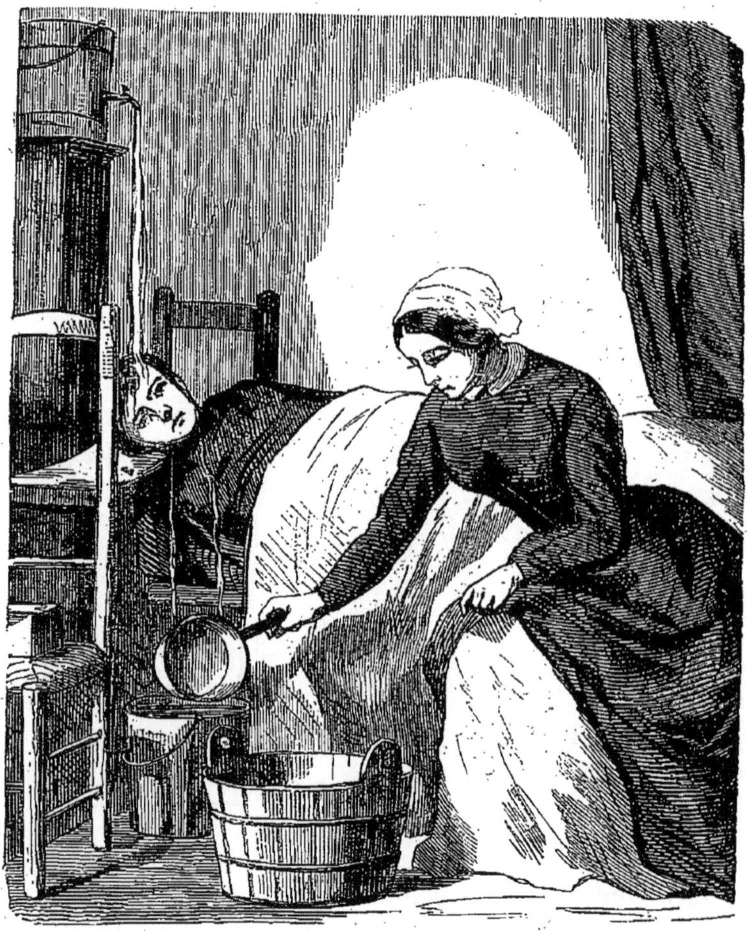

Moyen bien simple de prévenir le trop-plein et les inondations.

mise, une pointe de drap dépassant les toiles imperméables, suffisent quelquefois pour produire cet inconvénient. Il ne faut ni s'effrayer, ni se décourager, ni s'abattre. Les irrigations sont difficiles à établir. Qu'importe ? avec un peu d'attention, toutes les mères de famille peuvent en venir à bout. Les irrigations marchent mal, la fontaine coule trop ou pas assez : il est bien facile d'y remédier, ce me semble. Visitez le robinet, examinez le réservoir, en un mot, remédiez aux inconvénients.

— Grand Dieu! grand Dieu! le malade est mouillé, il a déjà du frisson, les irrigations vont le faire mourir!

— Du calme, allons, du calme; ne crions pas trop, et surtout ne nous troublons pas. Arrêtez momentanément les irrigations, changez le malade et placez-le dans un autre lit; puis, recommencez, en prenant toutes les précautions nécessaires pour que l'accident en question ne se répète plus.

Oh! si vous saviez combien de petits enfants, combien même de grandes personnes ont été sauvés par la manœuvre des irrigations continues! bien loin d'en avoir peur, vous étudieriez avec attention tous les détails que je viens de donner, et, quand surviendrait un cas de fièvre cérébrale, vous apprendriez vous-même à votre médecin le parti que l'on peut tirer cette efficace ressource.

DIVERSES MALADIES DU JEUNE AGE

I. — Généralités.

J'en ai averti dans l'avant-dernier chapitre, mon intention est, pour compléter ce volume, de passer en revue d'une façon succincte quelques autres maladies qui tombent sur les petits enfants.

Tout d'abord, posons trois grands principes. Je ne veux effrayer personne; mais, par devoir et par conscience, il me faut bien dire toute la vérité.

1° Toutes les maladies sont dangereuses aux premières années de la vie;

2° Le recours aux gens expérimentés est pressé, nécessaire;

3° Le trouble et l'effroi des parents sont des complications qu'il faut éviter.

II. — Danger des maladies chez les petits enfants.

J'aime les comparaisons. A tort ou à raison, je trouve que les comparaisons saisissent les intelligences et jettent une certaine lumière sur les questions les plus inconnues. Aussi, non-seulement j'en use, mais j'en abuse. C'est une petite manie qu'il faut me passer, comme on passe un travers à un ami.

Je comparerais volontiers l'enfant à l'une de ces nacelles légères qui, manœuvrées avec prudence, sillonnent les flots sans péril et courent sur les vagues avec la promptitude du petit oiseau qui fend les cieux. Qu'un vaisseau de ligne, qu'une frégate, qu'un gros bâtiment, subisse une de ces bourrasques journalières que les matelots appellent pittoresquement un *grain,* ils en éprouveront peut-être quelques mouvements plus vifs, plus précipités, mais ce sera tout. Que ce grain, au contraire, tombe sur le frêle esquif, je vous laisse à penser tous les dangers qu'il fera courir à cette chétive embarcation.

Un rhume, une crampe, une sensation trop vive, tout peut devenir funeste aux frêles natures des tout petits enfants. — Les larmes de la mère, le désespoir du père, ne peuvent arrêter le danger qui menace, ni amortir les coups du fléau qui vient moissonner.

On dit qu'un jour un lion, échappé d'une ménagerie, se jeta, rugissant, sur un petit enfant qui dormait tranquillement près de sa mère. La pauvre mère éperdue ne trouva qu'un moyen de se défendre : elle tomba à genoux devant l'animal carnassier, et elle l'implora avec ses cris et ses larmes. Ému par cette douleur maternelle, le lion lâcha sa proie, et, tout fier de sa clémence, se retira majestueux.

Qu'un lion se soit un jour laissé attendrir par des pleurs et des supplications, c'est possible; mais attendrir la maladie par des larmes, faire reculer par la douleur cet affreux squelette qu'on appelle la mort, n'y comptez jamais. Ainsi le plus sage est d'agir, le point essentiel est de combattre.

III. — Les conseils d'un homme d'expérience sont indispensables.

L'art de guérir, je dois vous l'avouer, est encombré de difficultés immenses; dans les maladies des enfants, ces difficultés se multiplient à faire trembler.

D'abord la maladie marche avec un train de chemin de fer; et puis l'enfant ne parle pas; il faut, sans le secours de ses renseignements, juger, décider, deviner en quelque sorte; mais surtout il faut agir, puisque le temps presse, puisque c'est peu de jours, peu d'heures souvent après les lugubres courriers qu'on appelle symptômes, que la mort elle-même vient frapper à la porte.

Quand un incendie menace de dévorer toute une maison, on ne demande pas simplement le secours de ses voisins, les avis de sa portière : on envoie chercher les pompiers. Dès qu'un petit enfant est malade, il faut au plus vite envoyer chercher le médecin.

— A quoi bon les avis d'un médecin? disait un jour une commère; puisque l'enfant ne parle pas, nous en saurons tout autant que lui.

L'enfant ne parle pas, c'est vrai, mais son pouls parle pour lui. On s'imagine souvent qu'un médecin n'explore l'artère que pour connaître le degré de la fièvre. Erreur, vraiment, erreur profonde! Le pouls, bien étudié, bien compris, indique non-seulement l'intensité du mal, mais souvent le siége de la maladie; il annonce les crises qui se préparent, il détermine les indications thérapeutiques à remplir; et puis dans les yeux, dans la peau, dans toute l'attitude du petit malade, il est des signes révélateurs, des symptômes importants à saisir, des indices qui peuvent éclairer.

IV. — Espérance cependant! Calme et tranquillité surtout.

Je vous ai dépeint les dangers, il faut bien que je vous montre l'espérance. Les petits enfants au berceau sont comme ces fleurs délicates qu'une pluie d'orage semble flétrir et tuer, mais que le moindre rayon de soleil fait refleurir de plus belle. Pour eux, tant qu'il existe un souffle, désespérer est défendu. Je comprends les craintes, j'admets les inquiétudes; mais le trouble et le découragement sont des écueils qu'il est bien urgent d'éviter.

Je vous ai comparé tout à l'heure un petit enfant à un frêle esquif qui vogue sur l'Océan, mais qui semble si délicat, qu'il paraît voguer par enchantement. Oh! si dans cet esquif surgissaient la peur et l'inquiétude; si les gens qui le montent, effrayés de ses mouvements, se penchaient brusquement d'un côté ou d'un autre, le naufrage en serait inévitable. Il ne faut point de terreur exagérée autour de vos enfants malades; il faut que le traitement prescrit par des hommes expérimentés soit exécuté avec confiance et avec sang-froid.

V. — Tranchées.

Une des premières maladies qu'éprouve l'enfant tout récemment venu au monde, c'est ce que l'on appelle vulgairement la colique, les tranchées. L'enfant crie, tortille ses membres, serre ses petits poings; son ventre devient dur et ballonné; quand les coliques se répètent fréquemment, l'enfant dépérit, et, sous l'influence des douleurs qu'il éprouve, il peut tomber dans des convulsions.

Traitement. — Tout d'abord il faut rafraîchir l'enfant par une tisane; on lui donne de temps en temps une cuillerée d'infusion légère de fleurs de tilleuls ou de camomille, avec un peu d'eau de fleur d'oranger. — On frictionne son ventre devant un bon feu, soit avec la main seule, soit avec un peu de flanelle; le mieux est d'imbiber cette flanelle d'huile de camomille camphrée ; enfin, on met des cataplasmes sur tout le ventre, on donne quelques bains tièdes, et, s'il est besoin, de petits lavements.

VI. — Constipation

Il n'est point une femme qui ne sache que les petits enfants, pendant les premiers jours qui suivent la naissance, rendent des selles noires, fétides, et plus ou moins abondantes; ces garde-robes sont occasionnées par l'évacuation nécessaire d'un détritus tout spécial que l'on appelle méconium.

Si cette évacuation n'a pas lieu, si le méconium, retenu pendant les premiers jours dans les intestins du petit enfant, ne sort point des anfractuosités du tube digestif, il y a trouble, il y a désordre. Non-seulement des coliques surviennent, mais bientôt une fièvre générale est allumée; le petit enfant, qui se sent mal à l'aise, ressemble au noyé qui se cramponne à tout ; il se cramponne après sa mère ou sa nourrice ; il demande et redemande le sein, et puis il se contracte de telle sorte, que l'on ressent, pour ainsi dire, toutes ses douleurs, toutes ses coliques.

Il est différents moyens capables de remédier à cette désolante constipation.

Traitement. — Bien souvent le premier lait, trempé du liquide que l'on appelle collostrum, finit par purger le petit enfant.

Mais, si ce purgatif naturel ne suffit pas, on peut avoir recours à un purgatif véritable. Ainsi dans une cuillerée d'eau chaude on peut jeter vingt à vingt-cinq gouttes du sirop laxatif, dit sirop de chicorée; on fait avaler au petit malade, et on répète deux à trois fois dans une même journée. Quand l'effet purgatif est produit, on en prolonge les bons effets en faisant boire au nourrisson, après chacune de ces allactations, quelques gorgées d'une boisson délayante; par exemple, une macération de bois de réglisse ou tout simplement de l'eau sucrée. Ces boissons, diminuant la consistance du lait, rendent les selles plus fréquentes et plus faciles.

On peut encore pratiquer de grasses et bienfaisantes embrocations sur la paroi abdominale du petit malade. L'embrocation pratiquée, on recouvre le ventre de flanelle et de toile imperméable, et il en résulte un calme instantané produit par une absorption salutaire.

Enfin, il est bon nombre de nourrices, bon nombre aussi de gardes-malades qui proposent, comme remède à la constipation, la petite manœuvre du suppositoir, c'est-à-dire l'introduction, à travers la porte inférieure de l'intestin, d'un morceau de beurre, de graisse ou de savon. Je n'ai rien à dire contre cette pratique, si ce n'est qu'il serait dangereux d'employer un savon trop fort, attendu que certains savons contiennent des sels alcalins trop agaçants.

VII. — Diarrhée.

Mais, au lieu de constipation, parfois une violente diarrhée se déclare, le nourrisson salit dix à douze couches par journée. Chez lui le tube digestif ressemble à un grand sac qui ne possède aucune des propriétés résistantes de la vie; aussitôt qu'il boit, l'estomac s'entr'ouvre, puis laisse passer dans l'intestin le liquide nourricier qui devait chez lui subir une importante transformation. Les intestins, devenus aussi paresseux que l'estomac, laissent passer et couler le lait tout aussi facilement que s'il s'agissai d'un liquide organique. Ce lait entraîne dans sa cours certains détritus, oubliés dans les anfractuosités du pet et du gros intestin, et, presque immédiatement après avoi teté, le nourrisson rend des garde-robes abondantes e manifestement indigérées.

Traitement. Il faut, entre chaque allactation, faire boir au nourrisson de l'eau de riz, dans laquelle on a soin d délayer une dose supportable de gomme arabique; i faut appliquer, non-seulement sur le ventre, mais sur l creux de l'estomac, des cataplames légèrement sinapisés mais surtout il est urgent d'avoir recours à de légers pur gatifs.

« Les coliques et diarrhées, dit le docteur Richard, le coliques et diarrhées que les enfants éprouvent, surtou dans les premières semaines qui suivent la naissance s'expliquent par la faiblesse et le défaut de contractilité de l'intestin, qui se laisse distendre comme une poche inerte au lieu de réagir sur les substances dont il est rempli.

« On vient en aide à cette faiblesse en donnant à l'enfant quelques laxatifs légers; par exemple, on lui donne à sucer un nouet-linge renfermant un peu d'électuaire de manne. Si l'enfant était âgé de quelques mois, on pourrait substituer à ce moyen quinze grammes d'électuaire de manne qu'on lui donnerait par cuillerée à café; ce son là des purgatifs bien doux qui ne peuvent irriter les surfaces intestinales, et dont on peut faire usage sans danger L'état particulier des tissus au premier âge, l'abondance des liquides dont ils sont imprégnés, les rend plus dociles à l'action des purgatifs que dans l'âge adulte. »

VIII. — Muguet (chancre millet).

Souvent on voit se développer dans la bouche des enfants qui tettent encore de petits boutons blancs qui ressemblent assez à la fleur de muguet; c'est de là que vient le nom donné à cette maladie; blanc d'abord, chaque bouton devient bientôt jaune, gris, brun, puis il se forme une croûte foncée qui tombe d'elle-même.

Ces boutons peuvent envahir tout le gosier, et la maladie devient souvent mortelle.

Traitement. Boissons adoucissantes, c'est-à-dire, lait coupé, eau de mauve, eau de gomme. De temps en temps, on adoucit la bouche en l'humectant avec un petit pinceau de linge trempé dans de l'eau de graine de lin. Diète absolue, grande propreté; les boutons du muguet ne sont que les signes d'un état inflammatoire général. Pour appeler le sang aux extrémités, on enveloppe les pieds de l'enfant de coton, et, par-dessus ce coton, on met une enveloppe de toile imperméable, du taffetas gommé, par exemple; quand les croûtes commencent à se former, on les humecte non plus avec une eau adoucissante, mais avec de l'eau d'orge mêlée d'un peu de miel rosat; il faut bien se garder d'arracher les croûtes, elles se reforment, et l'on prolonge ainsi la maladie.

IX. — Coqueluche.

Chacun connaît la coqueluche, cette maladie bizarre contagieuse comme une éruption, spasmodique comme une affection nerveuse, et dont le caractère spécial est une toux sifflante, toux revenant par quintes, par accès, et déterminant des vomissements de liquides filants et glaireux.

C'est une maladie que l'on doit diriger, pallier, adoucir, mais que l'on ne peut arrêter. Elle dure six semaines à deux mois. Je sais bien qu'on en a vu se prolonger trois à quatre et même six mois, mais c'est l'exception. Il est bien rare que l'on ait la coqueluche deux fois dans sa vie

Traitement. Pour un enfant atteint de coqueluche, j n'aime point le séjour renfermé et ennuyeux d'une chambre très-échauffée, car il faut faire attention que la coqueluche a un côté essentiellement nerveux. Je préfère qu'o fasse porter au petit malade un gilet de flanelle sur l peau et hors du lit seulement, afin de le mettre à l'abr des refroidissements et pour l'armer momentanémen contre les variations de température atmosphérique; s les quintes de toux empêchent le pauvre enfant de dormir, on lui fera boire le soir un lait de poule que l'o prépare non pas avec de l'eau pure, mais avec une infusion très-faible d'écorce de tête de pavot.

Si cela ne suffit pas, on pourra dans les plus grande crises donner une ou deux cuillerées à café de sirop de belladone.

Pour les complications, il faut avoir recours au médecin.

Comme les secousses de toux ébranlent la poitrine, on aura le soin, chaque soir, de la frictionner avec un corps gras, suif ou saindoux; un morceau de diachylum mis à demeure dans le dos y entretiendra une légère activité qu pourra diminuer d'autant les douleurs intérieures.

X. — Engelures.

L'engelure est une espèce d'inflammation qui se déclare aux extrémités du corps, aux doigts des mains et aux orteils des pieds, parfois même on en voit survenir sur le pied tout entier, spécialement à la région du talon.

Tout le monde sait cela, tout le monde sait également que l'engelure est produite le plus souvent par les frimats de l'hiver, par les froids humides de cette rigoureuse saison, par les passages incessants du chaud au froid. Inutile, par conséquent, d'expliquer minutieusement par quel mécanisme physiologique surgit la petite maladie dont nous nous occupons.

Sans doute, il est bon d'avertir que les tempéraments lymphatiques y prédisposent plus que les autres, qu'il est certaines engelures qui deviennent presque interminables, parce qu'elles sont entretenues par des vices constitutionnels comme les vices dartreux et scrofuleux. Mais, une fois ces avertissements donnés, il me semble qu'il n'y a plus qu'une chose à faire, indiquer les remèdes à employer, tracer succinctement le plan de conduite que doivent faire suivre à leurs enfants atteints d'engelures les mères sages et tant soit peu expérimentées.

Traitement. Ne craignez pas que je vous assomme d'une nomenclature fastidieuse et inutile, et que je rapporte ici tous les médicaments employés contre les engelures. Un compilateur fort ennuyeux, à mon avis, traitant la question des engelures, a indiqué quarante-huit remèdes à employer, sans préciser les cas où l'on devait choisir tel remède plutôt que tel autre. Il a mis tous ses lecteurs dans l'embarras, et j'ai la conviction que son travail a été peu profitable.

Je préfère bien mieux n'indiquer que deux ou trois médicaments éprouvés qui puissent être bien compris, bien exécutés, et par conséquent produire de satisfaisants résultats.

On peut distinguer dans la petite maladie de l'engelure deux périodes bien distinctes : période d'inflammation et période d'ulcération.

Dans la première, l'engelure apparaît avec tous les caractères de l'inflammation simple : rougeur, chaleur, douleur, ou plutôt démangeaison ; sur les doigts attaqués de cette petite maladie, on aperçoit çà et là des petites protubérances lisses, d'un rose vif, déterminant des cuissons fort pénibles, mais n'éprouvant aucune douleur à la pression.

Voici le traitement que nous avons indiqué bien des fois et qui a presque constamment réussi.

Prenez une ou deux cuillerées de farine de moutarde noire, délayez cette farine dans l'eau froide et faites une espèce de sinapisme que vous placez dans une gaze transparente, gaze de doublure ou gaze à rideaux.

Placez ce topique sur les régions atteintes d'engelures, laissez-le dix, quinze, ou même vingt minutes, en un mot, jusqu'à ce que la cuisson déterminée par ce remède devienne vraiment douloureuse.

Retirez, puis essuyez.

Renouvelez chaque soir cette petite opération, et, à moins des complications dont nous parlions plus haut, au bout de quatre à cinq applications, vous verrez les engelures complétement flétries, c'est-à-dire presque disparues, à peu près guéries.

Dans la seconde période, l'inflammation est arrivée à un degré plus pénible; le sang stagnant dans la partie malade s'est corrompu et a déterminé le phénomène de la suppuration : il en résulte une plaie, une espèce d'ulcère; je l'ai expliqué dans l'important chapitre de la fièvre cérébrale. Dès qu'il existe une seule gouttelette de suppuration sous la peau, cette gouttelette, rejetée à l'extérieur par l'organisme, corrode et finit par percer la toile vivante, c'est-à-dire le tégument cutané qui l'empêche de s'épancher à l'extérieur.

Il faut panser une engelure ulcérée comme une brûlure, comme un petit vésicatoire que l'on veut faire sécher tout de suite.

On prend de la ouate de coton cardée et l'on en recouvre toutes les plaies; le lendemain, avec des ciseaux bien affilés, on coupe de cette ouate les parties qui sont tachées par la suppuration et qui ne se trouvent point adhérentes à la peau. On a bien soin de ne point enlever la ouate qui adhère, et le plus souvent, quand cette ouate se détache, l'engelure ulcérée se trouve guérie. Si elle ne l'est point tout à fait, on recommence le pansement avec le coton.

Encore deux mots. Quand l'engelure ulcérée est entretenue par un vice de tempérament, un vice dartreux ou scorbutique, il est évident que, pour la guérir plus promptement, il faut au traitement local joindre un traitement général.

Enfin, puisque l'on connaît assez bien les causes déterminantes de la petite maladie dont nous nous occupons, il est sage de les écarter le plus possible; d'éviter, par conséquent, les chaussures légères par un temps humide, les transitions brusques du chaud au froid, etc., etc.

XI. — Les vers.

J'ai dit sur cette question à peu près tout ce qu'il était nécessaire d'en expliquer aux gens du monde, au sujet des convulsions déterminées par la présence des vers dans les intestins. Si je tiens à en reparler ici, c'est uniquement pour combattre le préjugé de bien des gens qui ne voient, dans toutes les maladies des enfants, que des affections vermineuses.

Qu'un enfant ait mal à la tête ou mal à l'estomac, ce que l'on appelle vulgairement mal au cœur, qu'il soit pris de coliques ou de diarrhées, qu'il maigrisse ou dorme mal, on attribue tous ces accidents à la présence des vers intestinaux. Alors, on donne contre-vers sur contre-vers, on examine scrupuleusement les garde-robes rendues, et, quand bien même on n'y trouve aucun des animaux accusés d'être les auteurs de toutes les maladies, on n'en reste pas moins persuadé qu'ils étaient la cause de tout le mal. On dit tout simplement que les vers sont fondus.

Il faut bien prendre garde, et ne jamais agir en pareil cas sans les avis préalables d'un médecin ; car les vermifuges employés intempestivement ne sont pas seulement inutiles, il sont nuisibles, c'est-à-dire qu'ils peuvent déterminer une trop forte irritation, puis de l'inflammation, puis une fièvre générale et les plus déplorables accidents.

XII. — Les poux.

On a prétendu que les poux étaient une espèce de sécrétion vivante, les détritus de l'animalité dans certaines circonstances données. Ce qu'il y a de certain, c'est que la malpropreté les engendre, et que les enfants sont sujets à une génération extraordinaire de ces insectes pendant toute leur jeunesse et particulièrement à l'époque de leur gourme.

Traitement. Vous entendrez bien des commères prétendre que les poux sont la santé des petits enfants, et le préjugé est tel, que l'on voit, de temps en temps, des mères imbéciles jeter deux ou trois des poux d'autrui dans les cheveux de leur nourrisson.

Ce préjugé nous vient sans doute des observations faites par des femmes inexpérimentées, qui ont vu des enfants couverts de poux, dont on les débarrassait instantanément, tomber tout à coup dans les plus graves maladies.

Ces conséquences sont facilement explicables : l'insecte parasite dont nous avons cru nécessaire de dire ici quelques mots, pendant son séjour dans les cheveux, y détermine des démangeaisons, et, par suite, un afflux sanguin fort considérable. En vingt-quatre heures, vous supprimez cette démangeaison, vous exposez l'enfant à une répercussion de l'afflux sanguin qui se tenait à la tête sur des organes intérieurs, sur le cerveau, par exemple, sur les entrailles ou sur les poumons.

Je l'ai dit déjà bien des fois, et je ne le redirai jamais assez, la nature humaine est ennemie des brusqueries et de la brutalité. C'est par de sages transitions qu'on en redresse les vices et qu'on la ramène à un état de santé parfaite.

Pour détruire les poux qui siégent sur la tête, il faut en peigner souvent les cheveux.

On peut imbiber le peigne d'huile grasse, et ce n'est qu'après avoir pratiqué cette manœuvre pendant quelque temps qu'il est permis, à mon avis, de saupoudrer les cheveux et la peau de la tête avec la poudre recommandée jadis par bien des praticiens, avec la semence de staphysaigre écrasée et convenablement pulvérisée.

XIII. — Déviations.

Je ne prétends pas faire ici un traité d'orthopédie : je n'en ai ni la place, ni très-probablement le talent ; je l'aurais tenté, si j'avais cru la discussion utile, indispensable. Mais mon avis bien formel est que, pour ce genre de maladie, qui dure la vie tout entière, qui fait le désespoir des familles, la désolation de ceux qui s'en trouvent malheureusement atteints, qui peut mettre une barrière à la carrière d'un homme, à l'avenir d'une jeune fille, l'affection doit être attaquée dès ses premiers symptômes, combattue dès qu'elle débute, et médicamentée, s'il y a lieu, par des hommes spéciaux.

J'ai voulu parler des déviations aux mères de famille, pour les prévenir contre les avis de toutes les commères et les fausses espérances.

— Soyez tranquille, ma chère, cela se redressera de soi-même.

— N'ayez pas peur, à l'âge de seize ans, moi, l'on me

disait bossue, j'ai mis des corsets rigides, ma mère m'a torturée, je dois le dire, dans des prisons de cuir sous prétexte de me redresser, mais enfin vous voyez que cela a réussi !

— Ne vous occupez donc pas des déviations de mademoiselle votre fille, bien chère madame ! Persuadez-vous bien que toutes les femmes sont toutes plus ou moins contrefaites, quatre-vingt-dix-neuf sur cent ont l'épaule droite beaucoup plus forte que l'épaule gauche. Mais la corsetière est là pour obvier à cet inconvénient.

— Pourquoi vous étonner de ce que votre fils ou votre fille qui grandissent se courbent un peu à droite, un peu à gauche? Ce phénomène tient au travail de la croissance ; les arbres les plus droits apparaissent souvent bossus à leurs premières années, et puis le travail de la végétation, la force de la nature, qui tient essentiellement à la rectitude, à l'équilibre, arrivent insensiblement à faire disparaître tout cela. Il en adviendra ainsi de vos enfants, soyez tranquille.

A toutes ces insuffisantes explications je dois opposer des renseignements vraiment scientifiques, et prévenir tous les parents, toutes les familles, contre des erreurs déplorables, contre des préjugés fort invétérés.

Procédons par axiome :

— Plus les muscles agissent, plus ils se gonflent, plus ils se développent, plus ils se fortifient.

— Quand un muscle, qui doit être contre-balancé par un autre, devient plus vigoureux que son antagoniste, nécessairement il attire à lui.

— La nature humaine, en sa qualité de nature vivante, a certaines analogies avec la nature végétale. Un arbuste peut être facilement redressé ; un grand arbre tortu et difforme reste forcément avec sa difformité.

Donc :

Il est urgent de traiter les déviations dès qu'elles apparaissent, dès les premiers symptômes qui les dénoncent. La déviation d'une jeune fille est plus difficilement guérissable que la déviation d'une enfant, de même que la déviation d'une femme devient bien plus incurable que la déviation d'une jeune fille.

Quand la déviation dépend de la faiblesse du système osseux, elle doit être traitée tout autrement que la déviation qui résulte de la révolte et de la tyrannie de certaines régions musculaires. Quand le corps humain se trouve déjeté d'un côté, parce que les membres de ce côté sont atrophiés et sans résistance, il devient fort ridicule de le vouloir redresser à l'aide d'un corset compresseur, espèce d'étau qui, par la compression qu'il imprime aux muscles trop faibles, les rend nécessairement plus faibles encore.

J'ai vu le professeur Récamier redresser bien des tailles compromises par des manœuvres gymnastiques ingénieusement ordonnées. Le côté gauche était trop faible, l'épaule de cette moitié, fléchissant sous le poids de la tête, laissait l'épaule droite s'élever d'une façon désastreuse; plus d'équilibre, partant plus de rectitude. Récamier recommandait aux personnes affectées de ce malheureux accident une gymnastique toute spéciale. — Vous n'agirez plus de la main droite, leur disait-il, vous vous servirez de la main gauche le plus souvent possible; deux et même trois heures dans la même journée, vous vous astreindrez à tourner une roue avec votre main gauche; vous portez corset, je ne vais point à l'encontre, mais vous ne le serrerez que très-peu.

Et cela réussissait très-bien.

FIN.

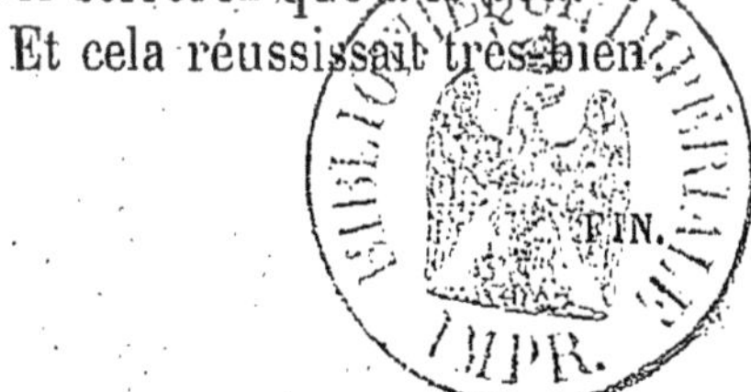

TABLE DES MATIÈRES

RECOMMANDATIONS DIVERSES.

SECONDE PARTIE.

Médecine maternelle.

CRIS ET LARMES DES PETITS ENFANTS.

GOURMES ET CROUTE LAITEUSE.

LES CONVULSIONS.

DU CROUP.

DE LA ROUGEOLE.

LA VACCINE ET LA PETITE VÉROLE.

LA SCARLATINE.

LA FIÈVRE CÉRÉBRALE.

DIVERSES MALADIES DU JEUNE AGE.

FIN DE LA TABLE DES MATIÈRES.

www.ingramcontent.com/pod-product-compliance
Ingram Content Group UK Ltd.
Pitfield, Milton Keynes, MK11 3LW, UK
UKHW020104200726
13856UKWH00002B/373